D. Oberle (Hrsg.)

Flussdiagramme zum Stex

Doris Oberle (Hrsg.)

Flussdiagramme zum Stex

Sicher von der Diagnose bis zur Therapie

2., neu bearbeitete Auflage

Unter Mitarbeit von: Lisa Link, Ulm, und Pia Maier, Heidelberg

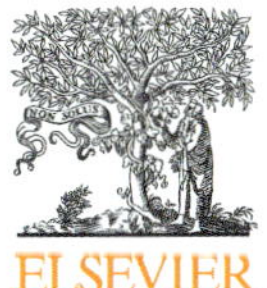

ELSEVIER

Elsevier GmbH, Hackerbrücke 6, 80335 München, Deutschland
Wir freuen uns über Ihr Feedback und Ihre Anregungen an books.cs.muc@elsevier.com

ISBN 978-3-437-42592-9

2., neu bearbeitete Auflage 2019

Wichtiger Hinweis für den Benutzer
Ärzte/Praktiker und Forscher müssen sich bei der Bewertung und Anwendung aller hier beschriebenen Informationen, Methoden, Wirkstoffe oder Experimente stets auf ihre eigenen Erfahrungen und Kenntnisse verlassen. Bedingt durch den schnellen Wissenszuwachs insbesondere in den medizinischen Wissenschaften sollte eine unabhängige Überprüfung von Diagnosen und Arzneimitteldosierungen erfolgen. Im größtmöglichen Umfang des Gesetzes wird von Elsevier, den Autoren, Redakteuren oder Beitragenden keinerlei Haftung in Bezug auf jegliche Verletzung und/oder Schäden an Personen oder Eigentum, im Rahmen von Produkthaftung, Fahrlässigkeit oder anderweitig, übernommen. Dies gilt gleichermaßen für jegliche Anwendung oder Bedienung der in diesem Werk aufgeführten Methoden, Produkte, Anweisungen oder Konzepte.

Für die Vollständigkeit und Auswahl der aufgeführten Medikamente übernimmt der Verlag keine Gewähr.
Geschützte Warennamen (Warenzeichen) werden in der Regel besonders kenntlich gemacht (®). Aus dem Fehlen eines solchen Hinweises kann jedoch nicht automatisch geschlossen werden, dass es sich um einen freien Warennamen handelt.

Bibliografische Information der Deutschen Nationalbibliothek
Die Deutsche Nationalbibliothek verzeichnet diese Publikation in der Deutschen Nationalbibliografie; detaillierte bibliografische Daten sind im Internet über http://www.d-nb.de/ abrufbar.

19 20 21 22 23 6 5 4 3 2

Um den Textfluss nicht zu stören, wurde bei Patienten und Berufsbezeichnungen die grammatikalisch maskuline Form gewählt. Selbstverständlich sind in diesen Fällen immer Frauen und Männer gemeint.

Planung: Veronika Rojacher
Projektmanagement und Herstellung: Alexander Gattnarzik
Redaktion: Michaela Mohr/Michael Kraft, mimo-booxx|textwerk., Augsburg
Satz: abavo GmbH, Buchloe
Druck und Bindung: Drukarnia Dimograf Sp. z o. o., Bielsko-Biała/Polen
Umschlaggestaltung und Titelabbildung: SpieszDesign, Neu-Ulm

Aktuelle Informationen finden Sie im Internet unter **www.elsevier.de**.

Vorwort

Die erste Auflage dieses Buches hieß „Flussdiagramme zum Hammerexamen" und wurde 2007 veröffentlicht. Seitdem hat sich in der Lehre wieder vieles verändert und auch das Hammerexamen wurde – glücklicherweise – wieder abgeschafft. Daher rührt der neue Titel. Geblieben ist aber das symptomorientierte Vorgehen, das auch für die spätere Arbeit in Klinik und Praxis essenziell ist. Leitsymptom und typische Begleitsymptome führen zu Verdachtsdiagnosen. Weitere diagnostische Schritte zur Bestätigung der Verdachtsdiagnosen werden aufgezeigt und das therapeutische Vorgehen kurz umrissen. Dabei haben wir in der Neuauflage versucht, dem medizinischen Fortschritt der letzten zwölf Jahre gerecht zu werden. Alle bestehenden Flussdiagramme wurden gründlich überarbeitet, wobei wir uns an den aktuellen Leitlinien orientiert haben. Die Diagramme wurden neu geordnet, und zwar nicht mehr strikt nach Fächern, sondern von „Kopf bis Fuß". Um das Lernen zu erleichtern, haben wir zudem die Verdachtsdiagnosen nach Häufigkeit geordnet. Diagnosen, die oft gestellt werden, stehen demnach immer oben und seltene unten. Des Weiteren sind 25 neue Diagramme aus den Themenbereichen Sinnesorgane, Haut, Unterhaut, Lymphknoten, Blut, Körpertemperatur, Hals, Stimme, Sprechen, Sprache, Neugeborenenperiode, Wachstum und Entwicklung hinzugekommen, die in der ersten Ausgabe unterrepräsentiert waren.

Dieses Buch eignet sich insbesondere zum Rekapitulieren von Lehrinhalten im Rahmen der Prüfungsvorbereitung zum mündlichen Staatsexamen.

Danken möchte ich ganz herzlich meinen Koautorinnen Dr. Lisa Link und Dr. Pia Maier, die sich mit Herzblut der Überarbeitung der schon bestehenden und dem Entwurf der neuen Diagramme widmeten, Veronika Rojacher, von der die Idee einer Neuauflage stammt und die sich mit großem Enthusiasmus für deren Realisierung einsetzte, Alexander Gattnarzik, der dieses Projekt ganz ausgezeichnet koordiniert hat, und Dr. Holger Köhler, meinem Mann, der mich wie immer tatkräftig unterstützt hat.

Hofheim am Taunus, im Frühjahr 2019
Dr. med. Dr. rer. biol. hum. Doris Oberle, MSc

Adressen

Dr. med. Dr. rer. biol. hum. Doris Oberle, MSc.
Referat Pharmakovigilanz S1
Paul-Ehrlich-Institut
Bundesinstitut für Impfstoffe und biomedizinische Arzneimittel
Federal Institute for Vaccines and Biomedicines
Paul-Ehrlich-Str. 51–59
63225 Langen

Dr. med Lisa Link
Medizinische Klinik III
Universitätsklinikum Ulm
Albert-Einstein-Allee 23
89081 Ulm

Dr. med. Pia Maier
Zentrum für Kinder- und Jugendmedizin
Universitätsklinikum Heidelberg
Im Neuenheimer Feld 430
69120 Heidelberg

Die Diagramme wurden erstellt/bearbeitet von:

Lisa Link: 2.22, 2.23, 3.9, 8.7

Pia Maier: 1.2, 1.3, 1.4, 1.6, 1.7, 3.1, 3.3, 3.4, 3.5, 3.6, 3.7, 3.8, 3.12, 3.13, 3.14, 4.2, 4.3, 4.4, 6.3, 6.5, 6.7, 6.8, 7.12, 10.10, 11.3, 11.4, 11.6

Doris Oberle: 1.5, 1.8, 1.9, 2.3, 2.4, 2.11, 2.12, 2.21, 2.24, 2.25, 3.11, 5.7, 6.1, 7.1, 7.2, 7.3, 7.6, 7.9, 7.21, 7.22, 8.4, 9.1, 9.3, 9.4, 9.6, 9.7, 9.8, 10.1, 10.3, 10.4, 10.5

Doris Oberle und Lisa Link: 1.1, 2.7, 2.17, 2.20, 3.2, 3.10, 3.15, 4.1, 5.1, 5.2, 5.3, 5.4, 5.5, 5.6, 5.8, 6.2, 6.4, 6.6, 6.9, 7.4, 7.5, 7.7, 7.8, 7.10, 7.11, 7.13, 7.14, 7.15, 7.16, 7.17, 7.18, 7.19, 7.20, 8.1, 8.2, 8.5, 8.6, 10.2, 10.6, 10.7, 10.8, 10.9

Doris Oberle und Pia Maier: 2.1, 2.2, 2.5, 2.6, 2.8, 2.9, 2.10, 2.13, 2.14, 2.15, 2.16, 2.18, 2.19, 8.3, 9.2, 9.5, 10.11, 11.1, 11.2, 11.5, 11.7, 11.8

Abkürzungen

Symbol

γ-GT	γ-Glutamyl-Transferase
β-hCG	β-Humanchoriongonadotropin

A

A.	Arteria
Aa.	Arteriae
ABCDE	Aussehen, Begrenzung, Colour, Durchmesser, Erhabenheit
ABVD	Adriamycin + Bleomycin + Vinblastin + Dacarbazin
ACC	Acetylcystein
ACE	Angiotensin-Converting-Enzym
ACh-R	Acetylcholin-Rezeptor
ACTH	adrenocorticotropes Hormon
ADCA	autosomal-dominante zerebellare Ataxie
ADHS	Aufmerksamkeitsdefizit-/Hyperaktivitätsstörung
ADI-R	Autism Diagnostic Interview-Revised
ADOS-G	Autism Diagnostic Observation Schedule-Generic
ADS	Aufmerksamkeitsdefizitstörung
AEP	akustisch evozierte Potenziale
AFP	α-Fetoprotein
AG	Atemgeräusch
AGLT	Acidified Glycerol Lysis Time
AGS	adrenogenitales Syndrom
AHV	Armvorhalteversuch
AK	Antikörper
ALS	amyotrophe Lateralsklerose
ALT	Alanin-Aminotransferase
AMA	antimitochondriale Antikörper
ANA	antinukleäre Antikörper
ANCA	antineutrophile zytoplasmatische Antikörper (pANCA: perinukleär; cANCA: zytoplasmatisch)
ANP	atriales natriuretisches Peptid
Anti-AChR-AK	Anti-Acetylcholin-Rezeptor-Antikörper
AP	alkalische Phosphatase
a.p.	anterior-posterior
APC-Resistenz	Widerstandsfähigkeit des aktivierten Faktors V (FVa) der Gerinnungskaskade gegenüber aktiviertem Protein C
APP	Akute-Phase-Protein
ASD	Vorhofseptumdefekt
ASL-Titer	Antistreptolysin-Titer
ASR	Achillessehnenreflex
ASS	Acetylsalicylsäure
AST	Aspartat-Aminotransferase
AT III	Antithrombin III
AUDIT	Alcohol Use Disorders Identification Test
AUG	Ausscheidungsurogramm
AV	arteriovenös
AVK	arterielle Verschlusskrankheit
AVNRT	AV-Knoten-Reentrytachykardie
AVRT	Atrioventrikuläre Reentrytachykardie
AZT	Zidovudin
A2	Aortenklappenanteil am zweiten Herzton

B

BB	Blutbild
BDI-II	Beck-Depressionsinventar
BEACOPP	Bleomycin, Etoposid, Adriamycin, Cyclophosphamid, Oncovin, Procarbazin, Prednisolon
BERA	Hirnstammaudiometrie (Brainstem Evoked Response Audiometry)
BGA	Blutgasanalyse
BHV	Beinvorhalteversuch
Bili	Bilirubin
BK	Blutkultur/en
BPH	benigne Prostatahyperplasie
BSG	Blutkörperchensenkungsgeschwindigkeit (Blutsenkung)
BSR	Bizepssehnenreflex
BWS	Brustwirbelsäule
BZ	Blutzucker

C

C1-INH	C1-Esteraseinhibitor
CA	Karzinom
Ca	Kalzium
CAGE	C = Cut down: „Haben Sie (erfolglos) versucht, Ihren Alkoholkonsum einzuschränken?“ A = Annoyed: „Haben andere Personen Ihr Trinkverhalten

	kritisiert und Sie damit verärgert?“ G = Guilty: „Hatten Sie schon Schuldgefühle wegen Ihres Alkoholkonsums?“ E = Eye Opener: „Haben Sie jemals schon gleich nach dem Aufstehen getrunken, um ‚in die Gänge zu kommen‘ oder sich zu beruhigen?“
cANCA	s. ANCA
cART	antiretrovirale Kombinationstherapie (combined antiretroviral therapy)
CCC	cholangiozelluläres Karzinom
CCP-Ak	Antikörper gegen „cyclic citrullinated peptide“
cCT	kraniale Computertomografie
Cd	Cadmium
CDT	Carbohydrat-defizientes Transferrin
CEA	carcinoembryonales Antigen
CED	chronisch entzündliche Darmerkrankungen
CERA	Hirnrindenaudiometrie (Cortical Evoked Response Audiometry)
CFTR	Cystic Fibrosis Transmembrane Conductance Regulator
CHE	Cholinesterase
Chol	Gesamtcholesterin
CHOP-R	Cyclophosphamid + Doxorubin + Vincristin + Prednisolon + Rituximab
CIN	zervikale intraepitheliale Neoplasie
CK	Creatinkinase
CMD	craniomandibuläre Dysfunktion
CML	chronische myeloische Leukämie
cMRT	kraniale Magnetresonanztomografie, kraniales Magnetresonanztomogramm
CMV	Zytomegalievirus
CO	Kohlenstoffmonoxid
COMT	Catechol-O-Methyl-Transferase
COPD	chronische obstruktive Lungenerkrankung (Chronic Obstructive Pulmonary Disease)
COX	Cyclooxygenase
CRH	Corticotropin-releasing Hormone
CRP	C-reaktives Protein
CPAP	Continuous Positive Airway Pressure
CPR	kardiopulmonale Reanimation
CSE	Cholesterin-Synthese-Hemmer
CT	Computertomografie, -tomogramm
CTG	Kardiotokogramm (-grafie)
Cu	Kupfer
CW	Continuous Waveform

D

DAA	Direct Antiviral Agents
DAT-SPECT	Dopamintransporter-SPECT
DCIS	duktales Carcinoma in situ
DD	Differenzialdiagnose
DEXA	Dual Energy X-ray Absorptiometry, Doppelröntgenenergieabsorptiometrie
DG	Darmgeräusche
DHEA(S)	Dehydroepiandrosteron(sulfat)
Diff.-BB	Differenzialblutbild (Blutbild mit Ausstrich)
DIOS	distales intestinales Obstruktionssyndrom
DIP	distales Interphalangealgelenk (Fingerendgelenk)
DM	Diabetes mellitus
DMARD	Disease Modifying Anti-Rheumatic Drug
DNA	Desoxyribonukleinsäure
DOPA	Dihydroxyphenylalanin
DRU	digitale rektale Untersuchung
DS	Druckschmerz
DSA	digitale Subtraktionsangiografie
DT	Diphtherie + Tetanus-Toxoid
DYT1–13	Dystonie-Gene 1–13

E

EBV	Epstein-Barr-Virus
EDE-Q	Eating Disorder Examination Questionnaire
EEG	Elektroenzephalografie, -enzephalogramm
EGFR	Epidermal Growth Factor Receptor
EK	Erythrozytenkonzentrat
EKG	Elektrokardiografie, -kardiogramm
EKT	Elektrokrampftherapie
ELISA	Enzyme-linked Immunosorbent Assay

E'lyte	Elektrolyte
EMB	Ethambutol
EMD	elektromechanische Dissoziation
EMG	Elektromyografie, -myogramm
ENG	Elektroneurografie
EO	endokrine Orbitopathie
EP	evozierte Potenziale
EPO	Erythropoetin
ER	Östrogenrezeptor
ERA	Electric Response Audiometry
ERC	endoskopische retrograde Cholangiografie
ERCP	endoskopische retrograde Cholangiopankreatikografie
ERG	Elektroretinografie, -retinogramm
ESWL	extrakorporale Stoßwellenlithotrypsie
ETG	Ethylglucuronid
ETS	Ethylsulfat
EUG	Extrauteringravidität
EUS	endoskopische Ultraschalluntersuchung

F

FACS	Durchflusszytometrie (Fluorescence Activated Cell Scanning)
FAP	familiäre adenomatöse Polyposis coli
FAST-Sono	Focused Assessment with Sonography for Trauma
FDG	Fluordesoxyglucose
Fe	Eisen
FE_{Na}	fraktionelle Natriumexkretion
FFP	Fresh Frozen Plasma (Gefrierplasma)
FNV	Finger-Nase-Versuch
fPSA	freies prostataspezifisches Antigen
FSH	follikelstimulierendes Hormon
$(F)T_3$	(freies) Trijodthyronin
$(F)T_4$	(freies) Thyroxin (= Tetrajodthyronin)
FTA-ABS	Fluoreszenz-Treponemen-Absorptions(test)

G

GABA	γ-Aminobuttersäure
GBS	Streptokokken der Gruppe B
GCS	Glasgow Coma Scale
GCS-E	Glasgow Coma Scale – Extended
GFR	glomeruläre Filtrationsrate
GH	Growth Hormone, Somatotropin
GI-Trakt	Gastrointestinaltrakt
GnRH	Gonadotropin-Releasing-Hormon (Gonadoliberin)
GOT	Glutamat-Oxalazetat-Transaminase
GPT	Glutamat-Pyruvat-Transaminase

H

HAES	Hydroxyethylstärke
HAMD	Hamilton Depression Scale
Hb	Hämoglobin
HbA1c	glykiertes Hämoglobin A1
HBV	Hepatitis-B-Virus
HCC	hepatozelluläres Karzinom
hCG	humanes Choriongonadotropin
HCV	Hepatitis-C-Virus
HDL	High Density Lipoprotein („gute" Cholesterinfraktion)
HDRS	Hamilton Depression Rating Scale
HER2	Human Epidermal Growth Factor Receptor 2
HF	Herzfrequenz
Hg	Quecksilber
HHV	humanes Herpesvirus
HIFU	hochintensiver fokussierter Ultraschall (High Intensity Focused Ultrasound)
Hkt	Hämatokrit
HLA	Human Leukocyte Antigen (menschliches Leukozytenantigen)
HNO	Hals-Nasen-Ohren
HNPCC	hereditäres nichtpolypöses Kolonkarzinomsyndrom
HOPS	hirnorganisches Psychosyndrom
HP	Helicobacter pylori
HPT	Hyperparathyreoidismus
HPV	humanes Papillomavirus
HRCT	High Resolution Computed Tomography (hochauflösende Computertomografie)
Hsre	Harnsäure
Hst	Harnstoff
HSV	Herpes-simplex-Virus
HWI	Harnwegsinfekt(e)
HWK	Halswirbelkörper

HWS	Halswirbelsäule
HWZ	Halbwertszeit

I

ICB	intrazerebrale Blutung
ICP	infantile Zerebralparese
ICR	Interkostalraum
IE	internationale Einheiten
EIN	intraepitheliale Neoplasie
IfSG	Infektionsschutzgesetz
Ig	Immunglobulin
IGF-1	Insulin-like Growth Factor 1
IIEF	International Index of Erectile Function
IL	Interleukin
i.m.	intramuskulär
INF	Interferon
INH	Isoniazid
INR	International Normalized Ratio
i.P.	im Plasma
IPSS	Internationaler Prostata-Symptomen-Score
i.S.	im Serum
ISG	Ileosakralgelenk
i.U.	im Urin
IUGR	intrauterine Wachstumsrestriktion (Intrauterine Growth Restriction)
IUP	Intrauterinpessar
i.v.	intravenös

J

JÜR	Jahresüberlebensrate

K

K	Kalium
KG	Körpergewicht
KHK	koronare Herzkrankheit
KHV	Knie-Hacken-Versuch
KI	Kontraindikation/en
Ki67	Proliferationsindex
KM	Kontrastmittel
KOH	Kaliumhydroxid
Krea	Kreatinin
KS	Klopfschall

L

LA	Lokalanästhetika
LAP	Leucinarylamidase
LCT	Laktase
LDH	Laktat-Dehydrogenase
LDL	Low Density Lipoprotein („schlechte" Cholesterinfraktion)
L-DOPA	Levodopa
LE	Lupus erythematodes
LH	luteinisierendes Hormon
LH-RH	LH-Releasing Hormon
LJ	Lebensjahr
LK	Lymphknoten
LKS	Lymphknotenschwellung
LM	Lebensmonat
LMWH	Low Molecular Weight Heparins
LpA	Lipoprotein A
LSD	Lysergsäurediethylamid
LWS	Lendenwirbelsäule
Lufu	Lungenfunktion

M

M.	Morbus; Musculus
MACS	Manual Ability Classification System
MAO	Monoamin(o)oxidase
MCL	Medioklavikularlinie
MCP	Metoclopramid; Metacarpophalangealgelenk
MCU	Miktionszysturethrografie
MCV	mittleres korpuskuläres Volumen (Mean Corpuscular Volume)
MELAS	Myopathie, Enzephalopathie, Laktatazidose, schlaganfallähnliche Episoden
MEN	multiple endokrine Neoplasien
MER	Muskeleigenreflex(e)
MERRF	Myoclonic Epilepsy with Ragged Red Fibers (Myoklonusepilepsie mit „zerzausten" roten Muskelfasern)
Mg	Magnesium
MGUS	monoklonale Gammopathie unklarer Signifikanz
MI	Myokardinfarkt
MIBG	Metajodbenzylguanidin
Mm.	Musculi
MM	multiples Myelom
MMST	Mini-Mental-Status-Test
Mn	Mangan
MNP	Mastitis nonpuerperalis
MPTP	Methyl-Phenyl-Tetrahydropyridin
MRA	Magnetresonanzangiografie, -angiogramm

MRC	Magnetresonanz-Cholangiografie, -gramm; kernspintomografische Darstellung des Gallengangs
MRCP	Magnetresonanz-Cholangiopankreatikografie; kernspintomografische Darstellung der Ausführungsgangsysteme der Leber und des Pankreas
MRCS	Medical Research Council Scale
MRT	Magnetresonanztomografie, Kernspintomografie, -tomogramm
MS	multiple Sklerose
MTX	Methotrexat

N

N.	Nervus
n.A.	nach Ausschluss
Na	Natrium
NA	Notarzt
NASCET	North American Symptomatic Carotid Endarterectomy Trial
NLG	Nervenleitgeschwindigkeit
Nn.	Nervi
NNH	Nasennebenhöhlen
NNR	Nebennierenrinde
NO	Stickstoffmonoxid
NOAK	neue orale Antikoagulanzien
NPH	Normaldruckhydrozephalus (Normal-pressure Hydrocephalus)
NSAR	nichtsteroidale Antirheumatika
NSE	neuronenspezifische Enolase
NvR	Neurofibromatose von Recklinghausen
NW	Nebenwirkungen
NYHA	New York Heart Association
NZK	Nierenzellkarzinom

O

o.p.B.	ohne pathologischen Befund
OAE	otoakustische Emissionen
OFT	Osmotic-Fragility-Test
ÖGD	Ösophagogastroduodenoskopie
oGTT	oraler Glukosetoleranztest
OP	Operation, Operationssaal
OSAS	obstruktives Schlafapnoe-Syndrom
ÖS	Ösophagussphinkter

P

p.a.	posterior-anterior
p.i.	post injectionem
p.m.	Punctum maximum
pANCA	s. ANCA
PANSS	Positive and Negative Syndrome Scale for Schizophrenia
PAP	prostataspezifische saure Phosphatase
pAVK	periphere arterielle Verschlusskrankheit
Pb	Blei
PCOS	polyzystisches Ovariensyndrom (Polycystic Ovaric Syndrome)
PCR	Polymerasekettenreaktion (Polymerase Chain Reaction)
PE	Probeexzision
PEA	pulslose ventrikuläre Tachykardie
PEB	Chemotherapie: Kombination aus Bleomycin, Cisplatin, Etoposid
PEG	perkutane endoskopische Gastrostomie
PEJ	perkutane endoskopische Jejunostomie
PET	Positronenemmissionstomografie, -tomogramm
PEU	postejakulatorischer Urin
PgR	Progesteronrezeptor
Ph	Phosphat
PIP	proximales Interphalangealgelenk (Fingermittelgelenk)
PKU	Phenylketonurie
PLAP	plazentare alkalische Phosphatase
PNL	perkutane Nephrolitholapaxie
PNP	Polyneuropathie
p.o.	per os
PPI	Protonenpumpeninhibitor
PRIND	prolongiertes reversibles ischämisches neurologisches Defizit
PRL	Prolaktin
PSA	prostataspezifisches Antigen
PSR	Patellarsehnenreflex
PTA	perkutane transluminale Angioplastie
PTCA	perkutane transluminale Koronarangioplastie
PTH	Parathormon
PTT	partielle Thromboplastinzeit
PUVA	Psoralen plus UV-A
PZA	Pyrazinamid

R

RAST	Radio-Allergen-Sorbent-Test
RAAS	Renin-Angiotensin-Aldosteron-System
RAPD	relativer afferenter Pupillendefekt
RDC-PA	Research Diagnostic Criteria-Preschool Age
RDQ	Reflux Disease Questionnaire
RF	Risikofaktor
RF	Rheumafaktor/en
RG	Rasselgeräusch
rHuEPO	rekombinantes humanes Erythropoetin
RLA	retroperitoneale Lymphadenektomie
RLS	Restless-legs-Syndrom
RMP	Rifampicin
RNA	Ribonukleinsäure
Rö	Röntgenuntersuchung
RPR	Radiusperiostreflex
RR	Blutdruck (nach Riva-Rocci)
RRF	Ragged Red Fibers
rTMS	repetitive transkranielle Magnetstimulation
rTPA	Recombinant Tissue Plasminogen Activator (rekombinanter Gewebsplasminogen-Aktivator, auch rt-PA)

S

s.c.	subkutan
SAAG	Serum-Aszites-Albumin-Gradient (Serumalbuminkonzentration geteilt durch Aszitesalbuminkonzentration)
SAB	Subarachnoidalblutung
SAE	subkortikale arteriosklerotische Enzephalopathie
SCC	Squamous Cell Carcinoma
SCLC	Small Cell Lung Cancer, kleinzelliges Bronchialkarzinom
SDH	subdurales Hämatom
SEP	(somato-)sensorisch evozierte Potenziale
SGA	Small for Gestation Age
SHBG	sexualhormonbindendes Globulin
SHT	Schädelhirntrauma
SIH	schwangerschaftsinduzierte Hypertonie
SISI	Short Increment Sensitivity Index
SKAT	Schwellkörperautoinjektionstherapie
SKIT	Schwellkörperinjektionstest
SLE	systemischer Lupus erythematodes
s.o.	siehe oben
SOFA	Sequential Organ Failure Assessment
Sono	Ultraschalluntersuchung
SP	saure Phosphatase
SPECT	Einzelphotonen-Emissionscomputertomografie (Single Photon Emission Computed Tomography), -gramm
SSEP	somatosensorisch evozierte Potenziale
SSNRI	Selective Serotonin Noradrenalin Reuptake Inhibitors (selektive Serotonin-Noradrenalin-Wiederaufnahmehemmer)
SSRI	Selective Serotonin Reuptake Inhibitors (selektive Serotonin-Wiederaufnahmehemmer)
SSW	Schwangerschaftswoche
STH	somatotropes Hormon
STD	sexuell übertragene Erkrankungen
s.u.	siehe unten
SVT	supraventrikuläre Tachykardie

T

TAVI	Transkatheter-Aortenklappen-Implantation
Tbc	Tuberkulose
TBS	Tachykardie-Bradykardie-Syndrom
TEE	transösophageale Echokardiografie
TENS	transkutane elektrische Nervenstimulation
Tg	Thyreoglobulin
TGA	transiente globale Amnesie
TG-Ak	Thyreoglobulin-Antikörper
THC	δ-9-Tetrahydrocannabinol
TIA	transitorische ischämische Attacke
TIPS	transjugulärer intrahepatischer portosystemischer Shunt
TK	Thrombozytenkonzentrat
TMS	transkranielle Magnetstimulation
TNF-α	Tumornekrosefaktor α

TOS	Thoracic Outlet Syndrome (Engpass der oberen Thoraxapertur)
TPHA	Treponema-pallidum-Hämagglutinationstest
TPO(-Ak)	Thyreoideaperoxidase(-Antikörper)
TPPA	Treponema pallidum-Partikelagglutination
TRAK	TSH-Rezeptorantikörper
TRH	Thyreotropin Releasing Hormone
Trigl	Triglyceride
Triple-H-Therapie	hypertensive hypervolämische Hämodilution
TRP-1	Tyrosinase-related Protein 1
TRUS	transrektaler Ultraschall
TSH	Thyreoidea-stimulierendes Hormon (Thyreotropin)
TSR	Trizepssehnenreflex
TTD	Threshold Tone Decay
TTE	transthorakale Echokardiografie, -kardiogramm
TUR	transurethrale Resektion

U

U. duodeni	Ulcus duodeni
U. ventriculi	Ulcus ventriculi
u.a.	unter anderem

V

V.	Vena
V.a.	Verdacht auf
VATS	Video Assisted Thoracoscopic Surgery, videoassistierte thorakoskopische Chirurgie
VDAR	Vitamin-D-abhängige Mangelrachitis
VEP	visuell evozierte Potenziale
VF	ventrikluäre Fibrillation
VIP	vasoaktives intestinales Peptid
VT	ventrikuläre Tachykardie
VUR	vesikoureteraler Reflux
Vv.	Venae
VZV	Varizella-Zoster-Virus

W

WH	Wachstumshormon
WS	Wirbelsäule

Z

z.A.	zum Ausschluss
Z.n.	Zustand nach
ZMK	Zahn, Mund, Kiefer
ZNS	zentrales Nervensystem
ZVD	zentraler Venendruck

Abbildungsnachweis

Grundlayout der Diagramme: Henriette Rintelen, Aktualisierung und weitere Anpassungen: abavo GmbH. Alle Grafiken © Elsevier GmbH, München.

Inhaltsverzeichnis

Benutzerhinweise

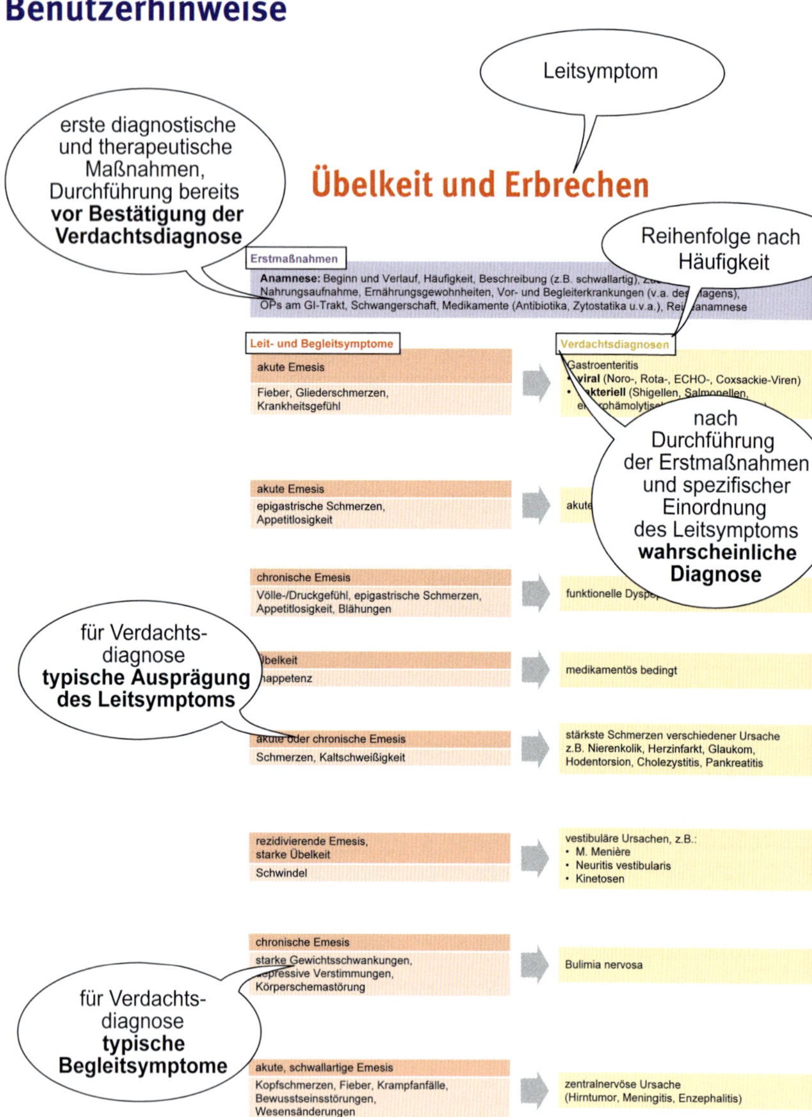

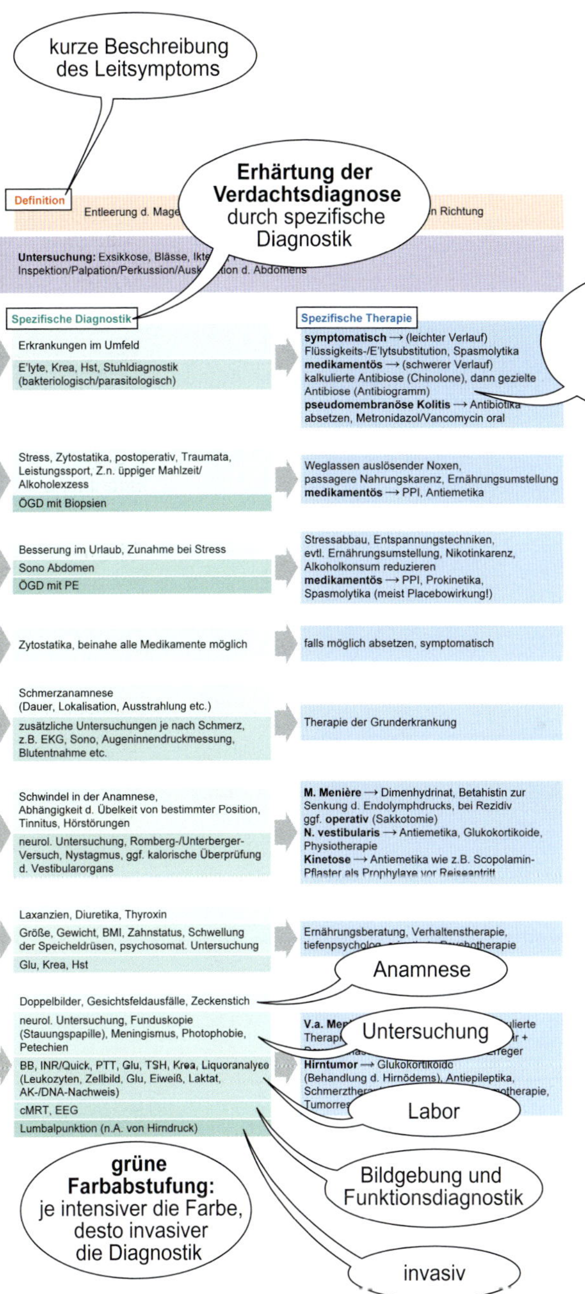
kurze Beschreibung des Leitsymptoms
Definition
Entleerung d. Mage
n Richtung
Erhärtung der Verdachtsdiagnose durch spezifische Diagnostik
Untersuchung: Exsikkose, Blässe, Ikte
Inspektion/Palpation/Perkussion/Ausk tion d. Abdomens
therapeutische Maßnahmen nach Bestätigung der Verdachts-diagnose
Spezifische Diagnostik
Spezifische Therapie
Erkrankungen im Umfeld
E'lyte, Krea, Hst, Stuhldiagnostik (bakteriologisch/parasitologisch)
symptomatisch → (leichter Verlauf) Flüssigkeits-/E'lytsubstitution, Spasmolytika
medikamentös → (schwerer Verlauf) kalkulierte Antibiose (Chinolone), dann gezielte Antibiose (Antibiogramm)
pseudomembranöse Kolitis → Antibiotika absetzen, Metronidazol/Vancomycin oral
Stress, Zytostatika, postoperativ, Traumata, Leistungssport, Z.n. üppiger Mahlzeit/ Alkoholexzess
ÖGD mit Biopsien
Weglassen auslösender Noxen, passagere Nahrungskarenz, Ernährungsumstellung
medikamentös → PPI, Antiemetika
Besserung im Urlaub, Zunahme bei Stress
Sono Abdomen
ÖGD mit PE
Stressabbau, Entspannungstechniken, evtl. Ernährungsumstellung, Nikotinkarenz, Alkoholkonsum reduzieren
medikamentös → PPI, Prokinetika, Spasmolytika (meist Placebowirkung!)
Zytostatika, beinahe alle Medikamente möglich
falls möglich absetzen, symptomatisch
Schmerzanamnese (Dauer, Lokalisation, Ausstrahlung etc.)
zusätzliche Untersuchungen je nach Schmerz, z.B. EKG, Sono, Augeninnendruckmessung, Blutentnahme etc.
Therapie der Grunderkrankung
Schwindel in der Anamnese, Abhängigkeit d. Übelkeit von bestimmter Position, Tinnitus, Hörstörungen
neurol. Untersuchung, Romberg-/Unterberger-Versuch, Nystagmus, ggf. kalorische Überprüfung d. Vestibularorgans
M. Menière → Dimenhydrinat, Betahistin zur Senkung d. Endolymphdrucks, bei Rezidiv ggf. operativ (Sakkotomie)
N. vestibularis → Antiemetika, Glukokortikoide, Physiotherapie
Kinetose → Antiemetika wie z.B. Scopolamin-Pflaster als Prophylaxe vor Reiseantritt
Laxanzien, Diuretika, Thyroxin
Größe, Gewicht, BMI, Zahnstatus, Schwellung der Speicheldrüsen, psychosomat. Untersuchung
Glu, Krea, Hst
Ernährungsberatung, Verhaltenstherapie, tiefenpsycholog
Anamnese
Doppelbilder, Gesichtsfeldausfälle, Zeckenstich
neurol. Untersuchung, Funduskopie (Stauungspapille), Meningismus, Photophobie, Petechien
Untersuchung
BB, INR/Quick, PTT, Glu, TSH, Krea, Liquoranalyse (Leukozyten, Zellbild, Glu, Eiweiß, Laktat, AK-/DNA-Nachweis)
cMRT, EEG
Lumbalpunktion (n.A. von Hirndruck)
Hirntumor → Glukokortikoide (Behandlung d. Hirnödems), Antiepileptika,
Labor
Bildgebung und Funktionsdiagnostik
grüne Farbabstufung: je intensiver die Farbe, desto invasiver die Diagnostik
invasiv

1 Sinnesorgane

1.1 Pupillenstörungen

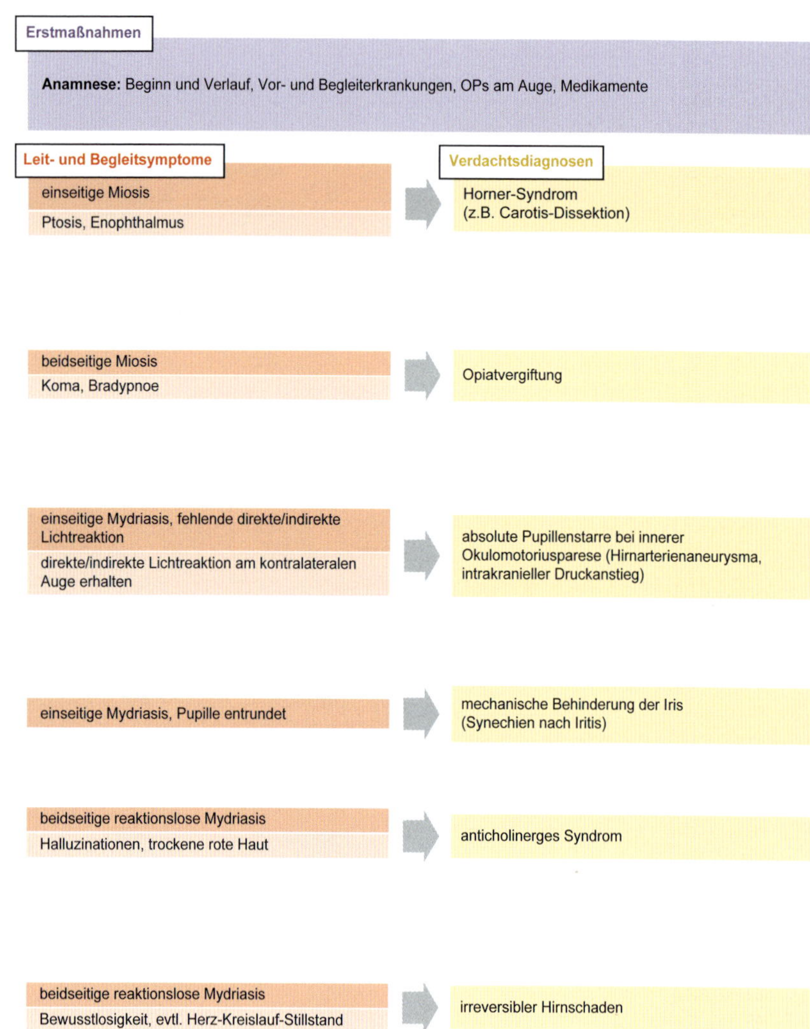

Definition

Störung der Pupillenfunktion, -form oder -größe

Untersuchung: direkte/indirekte Lichtreaktion, Anisokorie, Pupillometrie, Swinging-Flashlight-Test (RAPD), Nahreaktion (physiologisch: Akkommodation, Konvergenzbewegung, Miosis), Spaltlampenuntersuchung, Augenmotilität

Spezifische Diagnostik	Spezifische Therapie
Kopf-/Halsschmerzen, (Bagatell-)Trauma, Marfan-/Ehlers-Danlos-Syndrom fokalneurologisches Defizit, v. a. kaudale Hirnnerven Doppelsonografie, CT-/MR-Angiografie, MRT Hals	Antikoagulation
Opiatkonsum abgeschwächter Reflexstatus, Einstichstellen Drogenscreening	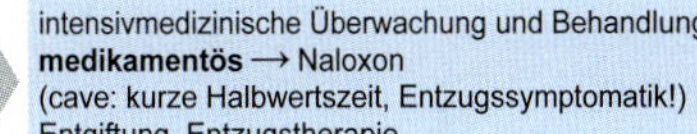 intensivmedizinische Überwachung und Behandlung **medikamentös** ⟶ Naloxon (cave: kurze Halbwertszeit, Entzugssymptomatik!) Entgiftung, Entzugstherapie
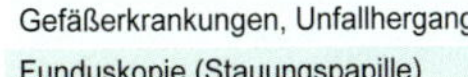 Gefäßerkrankungen, Unfallhergang Funduskopie (Stauungspapille) CT-/MR-Angiografie	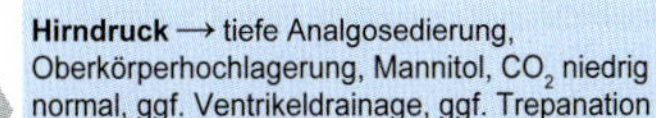 **Hirndruck** ⟶ tiefe Analgosedierung, Oberkörperhochlagerung, Mannitol, CO_2 niedrig normal, ggf. Ventrikeldrainage, ggf. Trepanation **Hirnarterienaneurysma** ⟶ Coiling (interventionelle Radiologie), Clipping (chirurgisch)
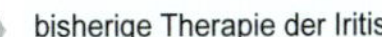 bisherige Therapie der Iritis	Weiterbehandlung entsprechend der Ursache
Einnahme von Antihistaminika, Atropin, Scopolamin, Tollkirsche, Trizyklika Fieber, trockene Schleimhäute, Tachykardie/-pnoe, Harnverhalt, Darmgeräusche ↓ EKG	Aktivkohle, Physostigmin
Fremdanamnese Babinski-Reflex NSE cMRT, EEG	kardiopulmonale Reanimation, Intensivüberwachung

1.2 Augenmotilitätsstörungen

Erstmaßnahmen

Anamnese: Beginn, Dauer, Verlauf, Tages(zeit)variabilität, Begleitsymptome, Vor- und Begleiterkrankungen, vorausgegangene OPs, Medikamenteneinnahme

Leit- und Begleitsymptome		Verdachtsdiagnosen
beidseitig intakte Augenbewegung, aber abweichende Sehachsen keine Doppelbilder bei binokularem Sehen, gleichbleibender Schielwinkel		Strabismus concomitans/Begleitschielen
Spontannystagmus Übelkeit		periphere vestibuläre Störungen
Augenbewegung in bestimmten Blickrichtungen eingeschränkt Doppelbilder bei binokularem Sehen, variabler Schielwinkel je nach Blickrichtung zusätzlich: - Ptosis und/oder Mydriasis und Akkommodationslähmung (N. oculomotorius) - Bielschowsky-Phänomen (N. trochlearis) - Einwärtsschielen ipsilateral (N. abducens)	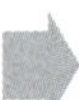	paretischer Strabismus
Blickparese zu einer Seite Déviation conjuguée zur Gegenseite		Schlaganfall
monokulare Adduktionsparese, dissoziierter zentrifugaler Nystagmus des abduzierenden Auges, erhaltene Adduktion bei Konvergenzreaktion ggf. Sehstörung, Sensibilitätsstörung oder motorische Beeinträchtigungen		internukleäre Ophthalmoplegie bei MS
Downbeat-Nystagmus Kopf- und Nackenschmerzen, ggf. Sensibilitätsstörung/Schwäche in Extremitäten oder Sprachstörung		Arnold-Chiari-Malformation Typ 1
episodenhafte Paresen eines oder mehrerer Augenmuskelnerven (III, IV, VI) pulsierender, zunehmender, meist einseitiger Schmerz am Auge und Kopf, ggf. Phonophobie, Photophobie oder Übelkeit		ophthalmoplegische Migräne (ophtalmoplegische kraniale Neuropathie)

Definition

außerhalb der Norm liegende Latenz, Metrik oder Dynamik von Augenbewegungen

Körperliche Untersuchung: Beobachtung der willkürlichen und unwilkürlichen Augenbewegungen

Spezifische Diagnostik	Spezifische Therapie
Kindesalter oder konstantes Schielen seit früher Kindheit Kopfhaltung, Lichtreflexbilder auf der Hornhaut, Cover-Test, Hess-Schirm-Test oder Tangententafel nach Harms (Bestimmung des Schielwinkels), Visusprüfung, Refraktionstest	Okklusionsbehandlung zur Vermeidung einer Amblyopie **langfristig** → Schiel-OP
benigner peripherer paroxysmaler Lagerungsschwindel, Neuritis vestibularis, M. Menière, vestibuläre Migräne Elektronystagmografie, kalorische Spülung, Hörprüfung	entsprechend der zugrunde liegenden Grunderkrankung
Schädel-Hirn-Trauma, DM, kranielle Ischämie, Aneurysma des Circulus willisii, Zunahme der Doppelbilder bei Blick in Zugrichtung des gelähmten Muskels Beobachtung der Kopfhaltung, Kopfneigetest nach Bielschowsky, Hess-Schirm-Test oder Tangententafel nach Harms (Bestimmung des Schielwinkels) cCT Angiografie	**Ausschluss akuter Notfälle** **akut** → bei Ausschluss akuter Notfälle ggf. Botulinumtoxininjektion in den antagonistischen Muskel **langfristig** → Optimierung der zugrunde liegenden Grunderkrankung (z.B. DM)
Arteriosklerose, Vorhofflimmern, arterielle Hypertonie, DM FAST-Test (Fazialisparese, Armparese, beeinträchtigte Sprache) cCT, cMRT, EKG, Echokardiografie, Duplexsonografie der Hirnarterien DSA	Lyse mit Alteplase innerhalb 4,5 h, ggf. mit mechanischer Thrombektomie
bekannte MS cMRT, cCT Liquordiagnostik Lumbalpunktion	**Im Schub** → Hochdosis-Glukokortikoidtherapie i.v./Plasmaseparation **verlaufsmodifizierende Therapie** → milder/moderater Verlauf: Dimethylfumarat, Glatirameracetat, INF-β, Teriflunomid oder Mitoxantron aktiver Verlauf: Alemtuzumab, Cladribin, Ocrelizumab, Natalizumab oder Fingolimod
mittleres Lebensalter Prüfung von Motorik, Gleichgewicht, Reflexen und Kognition/Gedächtnis SEP, MRT (nach kaudal verlagerte Kleinhirntonsillen, Hydrozephalus, Hydrosyringomyelie)	okzipitale Dekompression und/oder Shunt
Kindesalter, Beginn und Rückbildung der Symptome (zuerst Kopfschmerz, dann ispilaterale Ophthalmoplegie), Dauer der Kopfschmerzen (meist 3–7 Tage), Familienanamnese ggf. Mydriasis und Ptosis cMRT (z.A. einer Raumforderung)	**supportiv** → Bettruhe, Reizabschirmung, ggf. Antiemetikum (Domperidon); Spontanremission nach Tagen bis Wochen, ggf. Kortikosteroidgabe

1.3 Sehstörung

Erstmaßnahmen

Anamnese: akuter/schleichender Beginn der Symptome, Augenschmerzen, Augenrötung, Vorerkrankungen, Alter, Variabilität der Symptome, Natur der Sehstörung (Verschwommen-/Doppeltsehen, Sehausfall), Begleitsymptome, Familienanamnese, Medikamenteneinnahme

Leit- und Begleitsymptome		Verdachtsdiagnosen
meist beidseitige, progrediente Visusminderung Grau-in-grau-Sehen, veränderte Farbwahrnehmung, erhöhtes Blendungsempfinden, monokulare Doppelbilder, Myopie oder Hyperopie		Katarakt
häufig beidseitige, progrediente Visusminderung, Metamorphopsien, vermindertes Kontrastempfinden	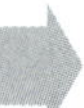	altersbedingte Makuladegeneration
Flimmerskotom mit Fortifikationsspektren Kopfschmerzen, Phonophobie, Photophobie, Übelkeit/Erbrechen	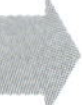	Migräne mit Aura
einseitige, akute Visusminderung starke Kopf- und Augenschmerzen, Übelkeit/Erbrechen, gerötetes Auge, mittelweite, entrundete Pupille	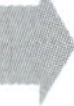	akutes Glaukom
meist beidseitige, progrediente Visusminderung und Gesichtsfeldausfälle Kopfschmerzen, ggf. pulsatiler Tinnitus und Abduzensparese	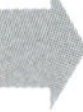	Pseudotumor cerebri
meist einseitige, akute Visusminderung, Gesichtsfeldausfälle (Skotome), Farbsinnstörung retrobulbäre Schmerzen mit Zunahme bei Augenbewegungen		Optikusneuritis
meist beidseitige Visusminderung Miosis, gerötetes Auge, dumpfe Schmerzen im Bereich des Auges/der Stirn		Uveitis anterior
meist einseitige, akute, kurzfristige Visusminderung bis Amaurosis fugax pulssynchrone Schläfenschmerzen, Claudicatio masticatoria, Abgeschlagenheit, B-Symptomatik, depressive Verstimmung		Riesenzellarteriitis

Definition

beeinträchtigte Wahrnehmung der tatsächlichen visuellen Informationen aufgrund veränderter Sehschärfe oder visueller Phänomene

Untersuchung: Inspektion des Auges, Akkomodationsprüfung, Pupillenstatus, Perimetrie, Ophthalmoskopie, Visustestung

Spezifische Diagnostik	Spezifische Therapie
meist höheres Alter, Vorerkrankungen (DM, dialysepflichtige Niereninsuffizienz, Trisomie 21, chronische Uveitis, Galaktosämie), Traumata (Prell- oder Perforationsverletzung), Röntgenstrahlung, radioaktive Strahlung, Infrarotstrahlung; Medikamenteneinnahme (Glukokortikoide, Miotika) Spaltlampenuntersuchung (grau-gelblich gefärbte Linse), Funduskopie	**kausal** → galaktosefreie Ernährung bei Galaktosämie; extrakapsuläre Kataraktextraktion mit Implantation einer Hinterkammerlinse **supportiv** → Therapieoptimierung einer zugrunde liegenden Erkrankung (z.B. DM)
höheres Lebensalter, Rauchen Amsler-Karte optische Kohärenztomografie Fluoreszenzangiografie	keine kausale Therapie verfügbar **supportiv** → Aufgabe des Rauchens, Edukation des Patienten zum Selbsttest mittels Amsler-Karte, **bei choroidalen Neovaskularisationen** → VEGF-Inhibitor-Injektion in den Glaskörper oder Verödungstherapie (photodynamische Therapie oder Lasertherapie)
Dauer der Symptomatik (< 60 min), migränetypische Kopfschmerzen (meist einseitig, 4–72 h, pulsierend/bohrend, Zunahme bei körperlicher Aktivität) neurologische Untersuchung ggf. cMRT	**akut** → medikamentöse Therapie (NSAR/Triptane oder Ergotamintartrat + Metoclopramid oder Domperidon) **Prophylaxe** → Lebensstilveränderung, aerober Ausdauersport, Biofeedback-Training, Muskelrelaxation nach Jacobson
Hyperopie, öfter höheres Alter, Medikamente (Mydriatika, Glukokortikoide), Familienanamnese Augapfelpalpation im Seitenvergleich (harter Bulbus), Tonometrie (erhöhter Augeninnendruck) Spaltlampenuntersuchung	**akut** → Augeninnendrucksenkung **medikamentös** → Mannitol i.v., Sympatholytika, Carboanhydrasehemmer, lokale Miotika **operativ** → Shunt-Herstellung (Iridektomie, Laseriridotomie) **supportiv** → NSAR
Adipositas, Geschlecht (öfter Frauen), gebärfähiges Alter (ca. 15.–45. LJ) Ophthalmoskopie (Stauungspapille), cMRT (z.A. intrakranieller Raumforderung) Lumbalpunktion mit Druckmessung	regelmäßige Lumbalpunktionen **bei Progredienz** → Fensterung der Optikusscheide oder Liquorshunt **Allgemeinmaßnahmen** → Gewichtsabnahme **medikamentös** → Acetazolamid, Furosemid oder Topiramat **supportiv** → NSAR
bekannte MS, Tuberkulose, Borreliose, Syphilis Swinging-Flashlight-Test, VEP, neurologische Untersuchungen cMRT, cCT Lumbalpunktion	**akut** → - hoch dosierte Glukokortikoid-Stoßtherapie - **bei Infektionskrankheiten** → antiinfektiöse Therapie i.v. (Breitspektrumantibiotikum oder Virustatikum) **Langzeittherapie bei MS** → verlaufsmodifizierende Therapie
M. Crohn/Colitis ulcerosa, M. Bechterew, Psoriasis-Arthritis, perforierende Verletzung des Bulbus Bindehautabstrich und -diagnostik (z.A./z.N. infektiöser Genese); ggf. BSG, CRP, HLA-B27 Spaltlampenuntersuchung	**akut** → bei nichtinfektiöser Genese: hoch dosierte Glukokortikoidtherapie, ggf. anschließende Umstellung auf Immunsuppressiva bei infektiöser Genese: antiinfektiöse Therapie **supportiv** → Lokaltherapie mit Mydriatika (zur Vermeidung von Synechien), NSAR
> 50. LJ Druckschmerzhaftigkeit der A. temporalis BSG, CRP, Kreatinkinase Duplexsonografie Biopsie mit Histologie	**akut** → Glukokortikoid-Stoßtherapie **Langzeitprophylaxe** → ASS (100 mg)

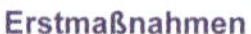

1.4 Exophthalmus

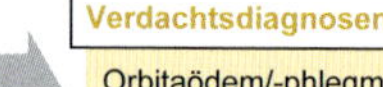

Erstmaßnahmen

Anamnese: Beginn, Dauer, Verlauf, Begleitsymptome, Vorerkrankungen, vorausgegangene OPs, Medikamenteneinnahme

Leit- und Begleitsymptome		Verdachtsdiagnosen
akut einsetzender, einseitiger Exophthalmus Schmerzen, Lidrötung, allgemeines Krankheitsgefühl, Fieber	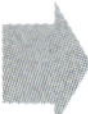	Orbitaödem/-phlegmone
akut einsetzender, ein- oder beidseitiger Exophthalmus Kopfschmerzen, epileptische Anfälle, Sensibilitätsstörung im Versorgungsgebiet des N. ophthalmicus und N. maxillaris (V1 und V2)	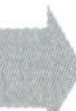	Sinus-cavernosus-Thrombose
allmählich progredienter, ein- oder beidseitiger Exophthalmus Lidretraktion, Lagophthalmus	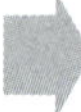	endokrine Orbitopathie
rasch progredienter, einseitiger Exophthalmus kaum Schmerzen, Lidekchymose		Neuroblastom
allmählich progredienter, einseitiger Exophthalmus Visusverschlechterung (Optikusatrophie), Schläfenkopfschmerz, Sensibilitätsstörung im Versorgungsgebiet des N. ophthalmicus (V1)		Keilbeinflügel-Syndrom
akut einsetzender, meist einseitiger Exophthalmus pulssynchrones Geräusch		Karotis-cavernosus-Fistel
akut einsetzender, einseitiger Exophthalmus starke Schmerzen		idiopathischer orbitaler Pseudotumor

Definition

Ventralverlagerung eines oder beider Augäpfel, gemessen von der lateralen Orbitakante zum Hornhautscheitel

Körperliche Untersuchung: Bindehautchemosis und -injektion, Palpation des Augapfels im Seitenvergleich, Untersuchung auf eingeschränkte Augenmotilität und Diplopie
Bildgebung/Funktionsdiagnostik: Sono, CT/MRT der Orbita

Spezifische Diagnostik	Spezifische Therapie
kürzliche Sinusitis, Zahnentzündung oder penetrierende Verletzung BB mit Diff.-BB, BSG, CRP, BK ggf. interventionelle Abszessdrainage	**operativ** ⟶ Herdsanierung in den Nasennebenhöhlen, Phlegmoneneröffnung **medikamentös** ⟶ hoch dosierte Breitspektrum-antibiotika i.v.
Entzündung des Gesichtes oder Mittelohrs, Sepsis, Schwangerschaft/Wochenbett, orale Kontrazeptiva, Zytostatika, Herzerkrankungen, rheumatische Erkrankungen, Polyzythämie, Sichelzellanämie, Thrombophilie in der Eigen-/Familienanamnese ausgeprägte Lidschwellung, gestaute episklerale Venen, Bewusstseinsstörung D-Dimere, ggf. CRP, Leukozyten, BK, Abstriche, ggf. Diagnostik auf Thrombophilie oder Vaskulitis cMRT/cCT mit Angiografie	**akut** ⟶ Antikoagulation für 3–12 Monate: Heparin und anschließende Umstellung auf Vitamin-K-Antagonisten, ggf. kathetergestützte lokale Thrombolyse **supportiv** ⟶ auslösende/begünstigende Medikamente absetzen, Hirndruck-Management (Oberkörperhochlagerung, ggf. kurzzeitige Hyperventilation, ggf. Kraniektomie), Antikonvulsiva bei epileptischen Anfällen, Schmerztherapie (Paracetamol/Opioide), **bei septischer Thrombose** ⟶ Antibiotikatherapie und Sanierung des Entzündungsherdes **langfristig** ⟶ ggf. Thrombophilie-Diagnostik
M. Basedow in der Eigen- oder Familienanamnese, Symptome einer Hyperthyreose (Gewichtsabnahme, Wärmeintoleranz, Durchfall, häufiges Schwitzen) Dalrymple-, Von-Graefe-, Stellwag-Zeichen TSH, fT_3 und fT_4, TRAK	**M. Basedow** ⟶ Euthyreose herstellen **supportiv** ⟶ Aufgabe des Rauchens, artifizielle Tränenflüssigkeit, Kortikosteroidgabe, Bestrahlung des Retrobulbärraums, chirurgische Verfahren (Lidkorrektur, Resektion von Fettgewebe der Orbita)
Kindesalter Vanillinmandelsäure/Homovanillinsäure im 24-h-Urin und Serum, NSE, Ferritin, LDH, Histopathologie auf N-myc-Amplifikation und 1p-Deletion MIBG-Szintigrafie Knochenmarkpunktion (z.A. Metastasen)	**nach Stratifizierung anhand prognostischer Faktoren (Tumorstadium, Alter des Patienten, Molekulargenetik)** ⟶ operative Tumorentfernung mit anschließender Chemotherapie und/oder Strahlentherapie, ggf. Hochdosis-Chemotherapie und autologe Stammzelltransplantation, ggf. MIBG-Therapie
Exposition zu ionisierender Strahlung oder Röntgenstrahlung, bekannte Neurofibromatose II ggf. aufgehobener Kornealreflex, Akkomodationsstörung, Ophthalmoplegie cCT/cMRT mit KM (Schneeball-Bild)	**operativ** ⟶ Entfernung von Tumor, Dura und verändertem Knochen **bei unvollständiger Resektion** ⟶ adjuvante Radiotherapie
Schädel-Hirn-Trauma, Aneurysmaruptur Messung des Augeninnendrucks (erhöht), Auskultation der Schläfenregion, Funduskopie periorbitale Duplex-/Doppler-Sonografie, cMRT/cCT mit Angiografie ggf. DSA	Fistelverschluss durch Ballonokklusion oder Metallcoils, ggf. neurochirurgischer Eingriff
höheres Lebensalter Diff.-BB, Auto-AK (u.a. ANA, ANCA), internistische Abklärung ggf. Biopsie z.A. einer Metastase/eines Lymphoms	**medikamentös** ⟶ Therapieversuch mit Kortikosteroiden

1.5 Tinnitus

Erstmaßnahmen

Anamnese: Beginn und Verlauf (akut/subakut/chronisch), ein-/beidseitig, Beeinflussung durch körperliche Aktivitäten, psychische Belastung, bestimmte Kopfhaltung, Schlafstörungen, Lebensqualität, Berufsanamnese, Lärmbelastung (Diskothek), Vor- und Begleiterkrankungen, OPs am Ohr, Medikamente

Untersuchung: HNO-Status, Weber, Rinne, RR-Messung

Labor: BZ, CRP, Präcalcitonin, kleines BB, Diff.-BB, Krea, Fibrinogenspiegel

Leit- und Begleitsymptome		Verdachtsdiagnosen
innerhalb von Stunden, meist einseitig auftretende Trias: Schwerhörigkeit, Ohrdruck, Schwindel, pelziges Gefühl um die Ohrmuschel (peridurale Dysästhesie)		Hörsturz
anfallartiger, niederfrequenter Tinnitus Drehschwindel, Hörminderung (meist einseitig, progredient), Druckgefühl am Ohr (Symptomentrias), Nystagmus		M. Menière
Schmerzen, Blutung aus dem Ohr		Trauma (Felsenbeinfraktur, Trommelfellperforation, Baro-, Explosionstrauma)
intermittierender, glockenartiger Tinnitus Schwindel, progrediente Schallleitungs- oder kombinierte Schwerhörigkeit		Otosklerose
puls-/atemsynchroner Tinnitus B-Symptomatik, Vertigo, Hörverlust		Raumforderung (Glomus-tympanicum-Tumor, maligner Tumor, Aneurysma)
einseitiger Tinnitus Schwerhörigkeit, Schwindel, Fazialisparese, Trigeminusneuralgie, Diplopie, Kopfschmerzen, Gangstörungen, Gleichgewichtsstörungen		Akustikusneurinom, Kleinhirnbrückenwinkeltumor

Definition

subjektive Wahrnehmung eines Tons oder Geräuschs ohne akustische Stimulation von außen

Bildgebung/Funktionsdiagnostik: Ohrmikroskopie, Tonaudiometrie, Bestimmung der Tinnituslautheit, Tympanometrie, Stapediusreflexe, Gleichgewichtsprüfung, OAE, Vestibularisprüfung, Doppler-Sonografie der hirnversorgenden Arterien

Therapie: Beruhigung

Spezifische Diagnostik	Spezifische Therapie
Stoffwechselerkrankungen funktionelle Untersuchung der HWS MRT Felsenbein, BERA, CERA (z.A. psychogene Taubheit)	systemische hoch dosierte Glukokortikoidtherapie, ggf. intratympanale Glukokortikoidtherapie
Serologie (Borrelien, Lues, HSV-1) Rö nach Schüller, MRT Felsenbein und Kleinhirnbrückenwinkel, AEP Videookulografie oder Elektronystagmografie mit kalorischer Prüfung	**akut symptomatisch** → Bettruhe, Antiemetika, Antivertiginosa (oral, i.v., Supp.) **akut invasiv** → Labyrinthanästhesie, Labyrinthausschaltung (mit Gentamicin) **langfristig** → salzarme Ernährung, Alkohol- und Kaffeekarenz, Betahistin **operativ** → Vestibulotomie, Labyrinthektomie
Art des Traumas, Tauchen CT Felsenbein, cMRT	OP
Familienanamnese, Schwangerschaften, Kontrazeptiva Gellé-Versuch, Sprachaudiogramm Rö nach Schüller, CT Felsenbein, tympano-kochleäre Szintigrafie	**medikamentös** → Antioxidanzien, Fibrinogenabsenkung durch Apherese (reduziert die Plasmaviskosität), hyperbare Oxygenierung, Natriumfluorid, Ca **operativ** → Stapedektomie, Stapedotomie Hörgerät
Auskultation der A. carotis sowie des Gehörgangs CT, Angio-MRT, Somatostatin-Szintigramm Biopsie, DSA	**Glomus-tympanicum-Tumor** → Embolisation, OP, Radiotherapie **maligner Tumor** → Operation, Chemo-, Radiotherapie **Aneurysma** → Gefäßchirurgie
Untersuchung der Hirnnerven Sprachaudiogramm, Elektronystagmografie, MRT Felsenbein/Kleinhirnbrückenwinkel, BERA Angiografie (z.A. vaskulärer Tumor)	OP mit intraoperativem Neuromonitoring (mikrochirurgische Entfernung des Tumors), Radiochirurgie, fraktionierte Radiotherapie

1.6 Hörstörung

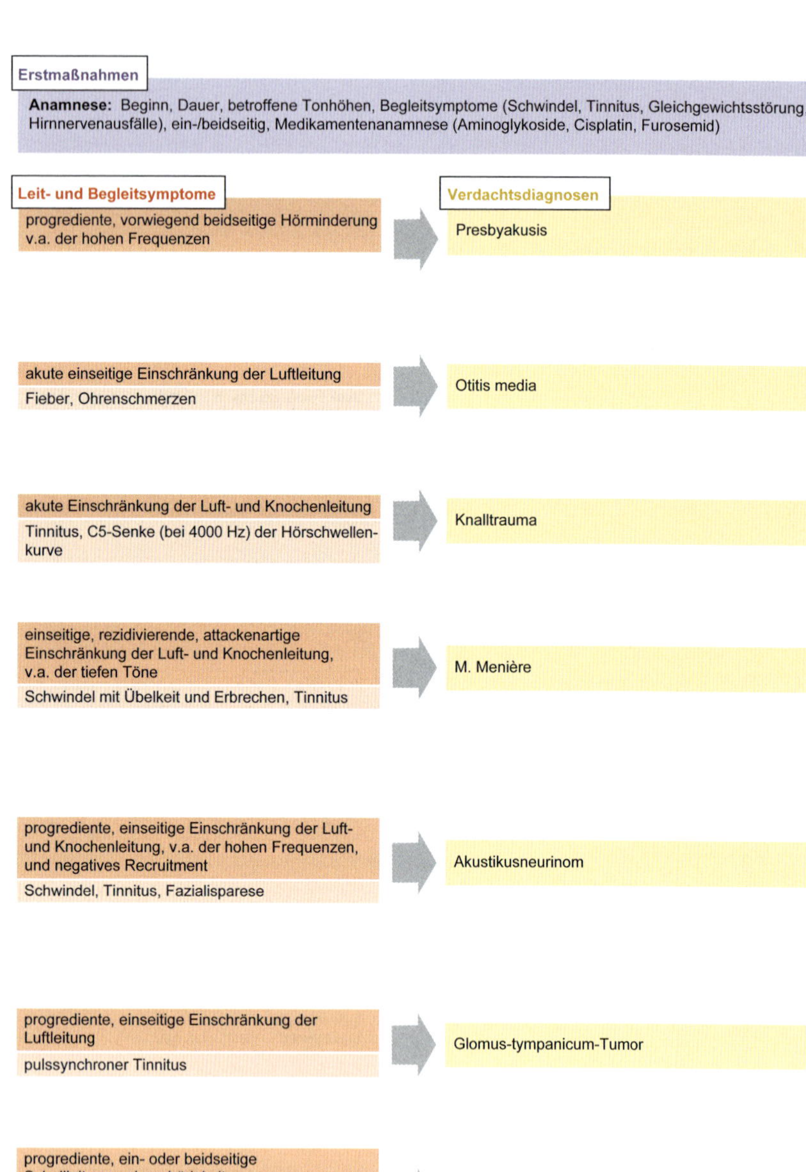

Definition

Störung der Schallleitung im Mittelohr, der Schallaufnahme oder -verarbeitung im Innenohr oder der Hörnervenfunktion

Untersuchung: Otoskopie, Stimmgabelversuch (Rinne-Test, Weber-Test), Tonschwellenaudiometrie, Sprachaudiometrie, überschwellige Audiometrie (SISI-Test, Fowler-Test), Impedanzaudiometrie (Stapediusreflexmessung, Tympanometrie)

Spezifische Diagnostik	Spezifische Therapie
höheres Lebensalter, beide Seiten betroffen, besseres Verstehen von tiefen Tönen, Unbehaglichkeit von geräuschvollen Umgebungen schlechte Sprachdiskrimination	keine kurative Therapie verfügbar **symptomatisch** → deutliches Sprechen mit tiefer Stimme, Hörgerät
Alter (oft Kindesalter), Infektzeichen gerötetes und vorgewölbtes Trommelfell, ggf. Trommelfellruptur mit Otorrhö	**symptomatisch** → abschwellende Nasentropfen (Xylometazolin), Schmerztherapie (Paracetamol, Ibuprofen), ausreichende Flüssigkeitsaufnahme bei V.a. auf **bakterielle Ursache** oder **RF** → Amoxicillin oder Cephalosporin der 2./3. Generation
kurze, akute Lärmbelastung (1–2 ms > 140 dB) überschwellige Audiometrie mit pos. Recruitment: SISI-Test (60–100%), Fowler-Test (pos.) TTD-Test (Schwellenschwund von 15–25 dB)	**medikamentös** → hoch dosierte systemische Glukokortikoidgabe
mittleres Lebensalter, fluktuierende Symptomatik überschwellige Audiometrie mit pos. Recruitment: SISI-Test (60–100%), BERA und AEP (normal), ggf. MRT	keine kausale Therapie verfügbar **symptomatisch** → akut: Bettruhe, Antivertiginosa langfristig: interventionelle Methoden (Gentamicinapplikation in das Mittelohr, Sakkotomie)
Neurofibromatose Typ II, Schwindel, Gangunsicherheit Spontannystagmus überschwellige Audiometrie mit negativem Recruitment: SISI-Test (0–15%), Fowler-Test (ggf. negativ), TTD-Test (Schwellenschwund > 30 dB), BERA, AEP (verzögerte Latenz), MRT mit KM Histologie	**bei sehr kleinen, asymptomatischen Tumoren** → Watch and Wait mit regelmäßigen Hörtests und Bildgebungen **solange Tumorgröße < 25 mm** → Radiochirurgie zur Tumorrückbildung und Progressionsverhinderung **kurativ** (indiziert ab einer Größe > 25 mm, progredientem Hörverlust oder Symptomen) → mikrochirurgische Tumorresektion mit intraoperativem Neuromonitoring (VII und VIII)
Herzrhythmusstörungen, Atemnot oder Gesichtsrötungen pulsierende, rote Vorwölbung des Trommelfells EKG, MRT mit KM, CT	**operativ** → Resektion, ggf. vorab Embolisation
Geschlecht (häufiger Frauen betroffen), leise Stimme, subjektive Hörverbesserung in lauten Umgebungen Gellé-Versuch (negativ), Impedanzaudiometrie (kein Stapediusreflex), ggf. MRT	 keine konservative Therapie verfügbar **operativ** → Stapedotomie oder Stapedektomie mit Stapesplastik, bei Ertaubung: Cochlea-Implantat

1.7 Gleichgewichtsstörungen

Erstmaßnahmen

Anamnese: akuter/schleichender Beginn der Symptome, Vorerkrankungen, Alter, Variabilität der Symptome, Begleitsymptome, Familienanamnese, Medikamenteneinnahme, Drogen- und Alkoholanamnese

Leit- und Begleitsymptome	Verdachtsdiagnosen
akute Gleichgewichtsstörung lallende Sprache, Enthemmung, Hautrötung	akute Alkoholintoxikation
progrediente Gleichgewichtsstörung beim Gehen/ Stehen verminderte Reflexe, distal symmetrische Hypästhesien, Burning Feet, Pallästhesien, Taubheitsgefühl	diabetische Polyneuropathie
akuter Drehschwindel, lagerungsabhängig Nystagmus, Übelkeit, Dauer < 1 min	benigner paroxysmaler Lagerungsschwindel
akuter Drehschwindel Tinnitus, Hörminderung	M. Menière
progrediente Gleichgewichtsstörung beim Gehen/ Stehen distal symmetrische Hypästhesien, Burning Feet, Pallästhesien, megaloblastäre Anämie, Babinski-Reflex, Hunter-Glossitis, paranoide Symptomatik	funikuläre Myelose
progrediente Gleichgewichtsstörung beim Gehen/ Stehen verminderte Reflexe, einschießende stechende Schmerzen, Sensibilitätsstörungen, Ataxie, Gummen, Condylomata lata	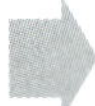 Syphilis

Definition

Störung der Fähigkeit, sich im Gleichgewicht zu halten – positionsabhängig (z.B. beim Stehen/Gehen) oder positionsunabhängig

Untersuchung: Inspektion des Gangs, des Stehens bei offenen und geschlossenen Augen, KHV, Romberg-Stehversuch, Unterberger-Tretversuch, Beobachtung der Augenbewegungen und Prüfung des Pupillenstatus

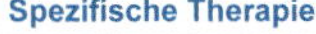

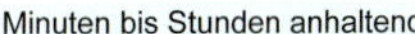

Spezifische Diagnostik	Spezifische Therapie
Alkoholanamnese Konzentration von Atem- und Blutalkohol, E'lyte, BZ, Drogenscreening	**symptomatisch** → je nach Schweregrad stationäre Aufnahme, Monitoring von Vitalparametern, Rehydratationstherapie, bei Erregungszuständen ggf. Haloperidol
langjährige DM-Erkrankung, Anzahl von Fußkomplikationen (offener Fuß), Schmerzempfinden Stimmgabeltest, Überprüfung von Berührungs- und Schmerzempfinden HbA1c	keine kausale Therapie verfügbar **Verhinderung der Progression** → Optimierung der DM-Therapie **symptomatische Schmerztherapie** → NSAR und/oder Pregabalin/Gabapentin/Amitryptilin
Auftreten bei schnellem Hinlegen, Drehen im Bett, rascher Kopfdrehung Provokationstest: Hallpike-Manöver	Befreiungsmanöver nach Epley oder Semont **supportiv** → Antivertiginosa
Minuten bis Stunden anhaltend diagnostische Kriterien nach der Bárány-Society, horizontaler Nystagmus (meist zur gesunden Seite) Weber-Test (Lateralisation ins gesunde Ohr), Rinne-Test (beidseits pos.), Tonschwellenaudiometrie (Tieftonschwerhörigkeit), überschwellige Audiometrie (pos. Recruitment)	**symptomatisch** → Bettruhe, Antivertiginosa **interventionell** → Sakkotomie, ggf. Gentamicinapplikation **Rezidivprophylaxe** → Betahistin
chronischer Alkoholabusus, Anorexie, vegane Ernährung, perniziöse Anämie, (subtotale) Gastrektomie, Zöliakie, M. Crohn, atrophische Gastritis, myelodysplastisches Syndrom/Leukämie diskreter Sklerenikterus, Blässe, gerötete Zunge, gedrückte Stimmung/psychotische Zustände, verminderte Oberflächensensibilität, vermindertes Vibrationsempfinden, Areflexie der unteren Extremität Vit.-B_{12}-Spiegel, Holotranscobalamin, Hämoglobin, MCV, MCH, Retikulozyten, Thrombozyten, Leukozyten, LDH, Bili, Blutausstrich, Anti-Parietalzell-AK und Anti-Intrinsic-Faktor-AK, Schilling-Test Ursachenabklärung: ggf. Gastroskopie mit Biopsie oder Knochenmarkbiopsie	**supportiv** → Physiotherapie **Progressionsprophylaxe** → Cyanocobalamin i.m., ggf. zusätzliche Folsäuresubstitution
Sexualanamnese, in der Vergangenheit: hartes Ulkus im Genitalbereich, generalisierte Lymphadenopathie oder polymorphes Exanthem Screeningtest: TPHA oder TPPA Bestätigungstest: FTA-ABS Aktivitätstest: IgM-ELISA	keine kurative Therapie der Demyelinisierung verfügbar **medikamentös** (Progressionsvermeidung) → Penicillin G i.v., bei Penicillin-Allergie: Ceftriaxon

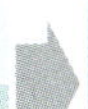

1.8 Riech- und Schmeckstörungen

Erstmaßnahmen

Anamnese: Beginn und Verlauf, Qualität (quantitativ/qualitativ/ein- oder beidseitig), behinderte Nasenatmung, atopische Diathese, Vor- und Begleiterkrankungen (Rhinitits, Influenza, neurologische, endokrinologische, psychiatrische Grunderkrankungen), SHT, NNH-OPs, berufliche Exposition gegenüber Stäuben, Lösungsmitteln, Cd, Medikamente (Cumarine, Streptomycin), Nikotin, Drogen, Alkohol

Leit- und Begleitsymptome		Verdachtsdiagnosen
Hyposmie behinderte Nasenatmung, Kopfschmerzen, Druckgefühl in den Nasennebenhöhlen	→	Rhinitis/Sinusitis/Polyposis nasi
Hyperosmie, Parosmie Erbrechen, Übelkeit		Schwangerschaft
Hyp-/Anosmie seit OP/Trauma/Infektion Schmerzen		posttraumatisch/-operativ/-infektiös
Hyp- oder Anosmie MS → Ataxie M. Alzheimer → zunehmende Demenz M. Parkinson → Rigor, Tremor, Hypomimie		neurologische Erkrankungen (MS, M. Alzheimer, M. Parkinson)
Geruchshalluzinationen akustische Halluzinationen (Stimmenhören), Paranoia		Schizophrenie
Hyp- oder Anosmie Persönlichkeitsveränderungen, progredienter Visusverlust, Gesichtsfeldausfälle, Kopfschmerzen		Hirntumoren (Meningeom, Kraniopharyngeom)
Anosmie seit Geburt Pubertas tarda, reaktive psychische Störungen		Kallmann-Syndrom

Definition quantitative oder qualitative Beeinträchtigung des Riechvermögens

Untersuchung: HNO-Status, Rhinomanometrie, Riechprüfung („Sniffin' Sticks", Riechtest nach Güttich), Schmeckprüfung vor und nach Abschwellen der Nase, elektrische Reaktionsolfaktometrie

Spezifische Diagnostik	Spezifische Therapie
Nasentropfenabusus Pricktest, nasaler Provokationstest, Zahnstatus, Umweltdiagnostik (z.A. toxische Ursache) Diff.-BB, CRP, BSG, RAST, Abstrich: Erregernachweis, Antibiogramm CT NNH	**entzündlich** → Antibiose, evtl. chirurg. Sanierung **allergisch** → Allergenkarenz, Antihistaminika, Hyposensibilisierung **anatomisch** → Verkleinerung der unteren Nasenmuschel bei Hyperplasie, Korrektur einer vorhandenen Septumdeviation, Polypektomie **chronisch** → Kortikoide, endonasale Anlage eines großen Kieferhöhlenostiums zum mittleren Nasengang
mögliche Schwangerschaft, Kinderwunsch, Verhütungsmethode, letzte Menses gynäkol. Untersuchung BB, E'lyte, β-HCG gynäkol. Ultraschall	keine
Trauma: genauer Unfallhergang, Anforderung OP-Bericht CT NNH	abwartende Beobachtung (Spontanremissionen), Rheologika, Kortikoide
Diplopie, Sensibilitätsstörungen, Vergesslichkeit, Bewegungsstörungen neurologische und ophthalmologische Untersuchung (V.a. MS), MMST-Test (V.a. M. Parkinson), Dopamintest (V.a. M. Parkinson) BB, E'lyte, Liquoranalyse (V.a. MS, M. Parkinson) CT NNH, cMRT, EEG, BERA (V.a. MS) Lumbalpunktion	keine Therapie der Riechstörung, Behandlung der Grunderkrankung
psychiatrische Exploration neurologische Untersuchung EEG	keine Therapie der Riechstörung, Behandlung der Grunderkrankung
neurologische und ophthalmologische Untersuchung Diff.-BB, CRP, BSG CT/MRT NNH und Schädel Biopsie	Therapie gemäß histologischem Befund: OP, Chemotherapie, Radiatio
Untersuchung der Pubertätsmerkmale (Stadien nach Tanner), Familienanamnese BB, TSH, fT_3, fT_4, GnRH-Test, Östradiol, Testosteron, DHEA, Genanalyse cMRT (fehlender Bulbus olfactorius), Rö linke Hand zur Bestimmung des Knochenalters, vaginale Sono	keine Therapie der Riechstörung, Substitution der Sexualhormone nach Geschlecht und Ausprägung (GnRH, Gonadotropine, Testosteron, Östrogen, Progesteron), genetische Beratung

1.9 Epistaxis

Erstmaßnahmen

Anamnese: Blutung (spontan, ein-/beidseitig, rezidivierend, schwallartig), Manipulation/Trauma, internistische Erkrankungen, Medikamente (Antikoagulanzien)

Untersuchung: Lokalisation der Blutungsquelle, RR, HNO-Status

Leit- und Begleitsymptome		Verdachtsdiagnosen
rezidivierendes Nasenbluten		idiopathisches Nasenbluten (v.a. bei Kindern)
„verstopfte Nase", gereizte Nasenschleimhaut, Druckgefühl über den NNH, Kopfschmerzen, Erkältungssymptome		Rhinitis sicca, Entzündung, Infektion (lokal, NNH)
einseitiges Nasenbluten behinderte Nasenatmung, einseitige putride Rhinorrhö, Juckreiz, Niesen, Fieber (bes. bei Kleinkindern)		Fremdkörper (Rhinolith)
Schmerzen nach vorausgegangenem Trauma, ggf. Liquorrhö, behinderte Nasenatmung, Hämatom		Nasenbohren (bes. bei Kindern), Septumperforation, Nasenbeinfraktur, Schädelbasisfraktur
Blut läuft an Rachenhinterwand herab, stundenlange, schwallartige Blutung Schwindel, Palpitationen, Ohrensausen, Präkordialschmerz, frühmorgendlich auftretende Kopfschmerzen		arterielle Hypertonie
rezidivierendes Nasenbluten Hämatome, Spontanblutung verschiedener Lokalisation, Petechien, LK-Vergrößerung, B-Symptomatik		Antikoagulanzien-NW, Thrombopenie, Koagulo-/Thrombo-/Vasopathie, Lebererkrankung, Leukämie, aplastische Anämie
eingeschränkte Nasenatmung, Mittelohrerguss, Schwellung der Halslymphknoten, Störung der Okulomotorik (Lähmung der Hirnnerven III–IV), B-Symptomatik		benigner/maligner Tumor im Bereich d. Nase/ NNH/Nasopharynx (juveniles Nasenrachenfibrom, Septumpolyp, Plattenepithel-CA, sinunasales Adeno-CA)

Definition Blutung aus Gefäßen d. Nasenschleimhaut (v. a. Locus Kiesselbachi)

Therapie: Beruhigung d. Patienten, Lagerung (Oberkörper hoch, Kopf vorn), Eiskrawatte, Säuberung d. Nase, Kompression d. Nasenflügel, Nasentamponade, Schleimhautabschwellung/-anästhesie, Elektrokoagulation, Kreislaufstabilisierung (z. B. Volumensubstitution, EK)

Spezifische Diagnostik	Spezifische Therapie
frühere Episoden BB, INR/Quick, PTT, BSG, CRP	symptomatisch
Nasentropfen-/Kokainabusus Abstrich, BB, CRP, BSG CT (NNH) Biopsie	lokale Salbenbehandlung, Nasenöl, systemische Antibiotika
Gegenstände, die in die Nase gesteckt wurden (v. a. bei Kindern) BB, BSG, CRP Nasenspiegelung, CT (Nasenhöhle)	Entfernung d. Fremdkörpers, Sanierung d. Infektionsherdes, Antibiose
genauer Verletzungshergang Untersuchung d. Hirnnerven Rö (Schädel seitl.), CT (NNH)	je nach Verletzung: **Nasenbohren** → symptomatisch **Septumperforation** → Septumverschlussplastik **Nasenbeinfraktur** → Nasengerüstreposition **Schädelbasisfraktur** → Sicherung der Vitalfunktionen, ggf. OP (Hirnnervenentlastung, Liquorfistelverschluss, NNH-Débridement), systemische Antibiotika
Antihypertonika RR Arm (re./li.), Auskultation (abdom. Strömungsgeräusch) BB, Hst, Krea, K, Glu, Hsre, Trigl, Chol, HDL, LDL, evtl. Metanephrine, Urinstatus, evtl. 24-h-Sammelurin (Katecholamine, Vanillinmandelsäure) EKG, TTE, Sono (Nierenarterien, Nebenniere)	medikamentöse RR-Senkung, OP (z. B. Gefäßunterbindung, Laserkoagulation), Therapie der Grunderkrankung
Antikoagulanzien, Familienanamnese, starke postoperative Nachblutung, B-Symptomatik, Leberhautzeichen, Alkohol Hepatosplenomegalie, LK-Vergrößerung Diff.-BB, Leberwerte, INR/Quick, PTT, BSG, Hsre, LDH, Analyse d. Gerinnungsfaktoren Sono (Leber, Milz, LK) Knochenmarkbiopsie	Therapie der Grunderkrankung, evtl. Substitution von Gerinnungsfaktoren, Vit. K, TK, EK, FFP
Gewichtsverlust, Fieber, Nachtschweiß, Berufsanamnese (Berufskrankheit: Adeno-CA d. Nase/NNH durch Buchen-/Eichenstäube) Diff.-BB, BSG, CRP Nasenspiegelung, cCT, cMRT (NNH) Biopsie	je nach Grunderkrankung: Angiografie mit Embolisation, OP, Chemo-/Radiotherapie

2 Kopf, Nervensystem

2.1 Atakische Störungen

Erstmaßnahmen

Anamnese: Beginn (plötzlich/schleichend/posttraumatisch) und Verlauf, Trauma (SHT), Begleitsymptome (z. B. Diplopie), Vor- und Begleiterkrankungen (z. B. Apoplex), Familienanamnese für ataktische Störung, Medikamente (Antiepileptika, Antihistaminika, Barbiturate, Lithium, Chemotherapeutika), Alkohol, Nikotin, Drogen

Leit- und Begleitsymptome		Verdachtsdiagnosen
Intentionstremor, Konzentrationsstörung, Distanzlosigkeit, depressive Verstimmung, Pallhypästhesien, distal-symmetrische Sensibilitätsstörungen	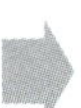	Alkoholabhängigkeit
Anämie (Vit. B_{12}, Vit. B_1), trockene Haut (Vit. E), Wundheilungsstörungen (Vit. E), Konzentrationsstörungen, Leistungsschwäche		Vitaminmangel (Vit. B_{12}, Vit. B_1, Vit. E)
distal beginnende, rasch progrediente symmetrische Paresen und Parästhesien, Blasen- und Darmstörungen, Hirnnervenausfälle (VII, IX, X), ggf. Diplegia facialis, progrediente Atemlähmung, Herz- und Kreislaufregulationsstörung		Guillain-Barré-Syndrom
kindliche Form → Ikterus juvenile Form → Hypokinese adulte Form → Tremor, dystone und choreatische Hyperkinesen, Gedächtnis-, Antriebs- und Affektstörungen		M. Wilson
Fallneigung, Hohlfußbildung, Skoliose, Kyphose, Dysarthrie		Friedreich-Ataxie
ggf. Parkinson-Symptome, Dystonie, Spastik, Schluckstörung, autonome Dysfunktion, Visusverlust, kognitive Störungen		spinozerebelläre Ataxie

Definition Störung der Bewegungskoordination

Untersuchung: Stimmgabeltest (Vibrationsempfinden), MER, KHV, FNV, Romberg-Stehversuch, Gangbild
Labor: BB, E'lyte, CRP, BSG

Spezifische Diagnostik	Spezifische Therapie
Alkoholanamnese (Konsummenge, Trinkmuster, zurückliegende Entziehungskuren), CAGE-Interview, AUDIT, Schlafstörungen, Potenzstörungen ggf. Muskelatrophie, Schwitzen, Teleangiektasien, Gynäkomastie akuter Konsum: Ethanol im Blut, Ethylglucuronid und -sulfat im Urin chronischer Konsum: γ-GT, ALT, AST, CDT, MCV, Folsäure, Vit. B_{12}, Vit. K, Vit. D, Ethylglucuronid in Haarproben Sono Abdomen	Alkoholabstinenz, Thiamingabe **medikamentös** → akutes Alkoholentzugssyndrom: Chlomethiazol oder Benzodiazepine, ggf. Antikonvulsiva; Rezidivprophylaxe: Acamprosat, Naltrexon oder Disulfiram **langfristig** → Entzugsbehandlung, Selbsthilfegruppe, supportive medikamentöse Therapie
Ernährung, Essstörung, Malabsorptionssyndrom, Z.n. Resektionen des terminalen Ileums bzw. des Magens, CED BB mit Diff.-BB, Vit B_{12}, Vit. B_1, Vit. E, AFP (z.A. Louis-Bar-Syndrom), Schilling-Test	Vitaminsubstitution je nach Bedarf
vorausgegangene virale oder bakterielle Infektion (Campylobacter jejuni, EBV, CMV, VZV, Mycoplasma pneumoniae) RR, Puls, Schockindex, verminderte/erloschene MER Serologie (z.B. Borrelien, HIV) Liquoranalyse (starke Eiweißvermehrung bei geringer Pleozytose = zytoalbuminäre Dissoziation), Gangliosid-AK (Anti-GM1-AK) motorische NLG (verlangsamt), EMG (Fibrillieren und pos. scharfe Wellen), EKG (eingeschränkte Herzfrequenzvariabilität) Lumbalpunktion	intensivmedizinische Überwachung der Herz-Kreislauf-Funktionen, ggf. Intubation und Beatmung, ggf. passagerer Schrittmacher, Blasenkatheterisierung, Thrombose- und Dekubitusprophylaxe, Physiotherapie **medikamentös** → hoch dosiert Immunglobuline i.v., ggf. Plasmapherese
Familienanamnese für M. Wilson Lebergröße und -konsistenz, Sklerenikterus, Spaltlampenuntersuchung des Auges (Kayser-Fleischer-Kornealring) Coeruloplasmin und Gesamt-Cu; Cu im 24-h-Urin, intravenöser Radio-Cu-Test, Penicillamintest, Genanalyse (Mutation auf Chromosom 13) Sono/MRT Abdomen, cMRT Leberbiopsie	keine kurative Therapie verfügbar **Initialtherapie** → D-Penicillamin oder Trientine **Erhaltungstherapie** → Cu-arme Diät, hoch dosiertes Zinksulfat **Ultima Ratio** → Lebertransplantation **supportiv** → genetische Beratung der Familienangehörigen
Familienanamnese für Friedreich-Ataxie HbA1c, BZ (assoziierter DM) Vit. E (z.A. Vitamin-E-Mangel) AFP (z.A. Louis-Bar-Syndrom) Genanalyse (Triplettmutation auf Chromosom 9) evozierte Potenziale, EKG (Kardiomyopathie), ENG (vorwiegend axonale, sensible Neuropathie)	keine kurative Therapie verfügbar **supportiv** → Physiotherapie, Ergotherapie, Logopädie, ggf. Riluzol, genetische Beratung der Familienangehörigen
Familienanamnese (dominante Vererbung), mittleres Lebensalter (30.–40. LJ) Molekulargenetik Neurografie, evozierte Potenziale	keine kurative Therapie verfügbar **supportiv** → Physiotherapie, Ergotherapie, Logopädie, ggf. Riluzol, genetische Beratung der Familienangehörigen

2.2 Muskelkrämpfe

Erstmaßnahmen

Anamnese: Beginn und Verlauf, Frequenz, Lokalisation, Tageszeit, Auslöser (Willkürinnervation), verstärkende und lindernde Faktoren (Entspannungsübungen), pos. Familienanamnese, Traumata, OPs, Vor- und Begleiterkrankungen (Stoffwechselkrankheiten), Schwangerschaft, Sport, Medikamente (β-Sympathomimetika, Cholinergika, Acetylcholinesterasehemmer, Statine, Ca-Antagonisten, Diuretika), Alkohol, Drogen, Alter (Zunahme von Muskelkrämpfen ohne vorherige Belastung)

Leit- und Begleitsymptome	Verdachtsdiagnosen
Wadenkrämpfe, Muskelzuckungen Übelkeit, Kopfschmerz, Schwindel, Konzentrationsschwäche, Herzrhythmusstörungen, vorzeitige Wehen in der Schwangerschaft	Mg-Mangel
isolierte Muskelfibrillationen, schmerzhafte tonisch-klonische Muskelkrämpfe, v.a. in großen Muskelgruppen (Waden, Oberschenkel, Gesäß, Abdomen) (= Hitzekrämpfe) starkes Schwitzen, Tachykardie, Kopfschmerzen, Müdigkeit	Na-Mangel

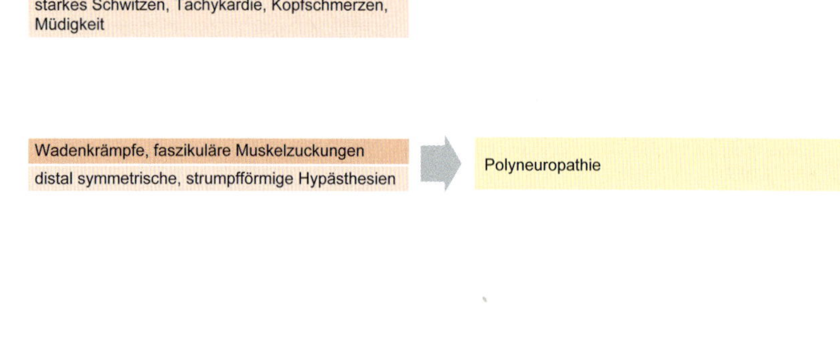

Leit- und Begleitsymptome	Verdachtsdiagnosen
Wadenkrämpfe, faszikuläre Muskelzuckungen distal symmetrische, strumpfförmige Hypästhesien	Polyneuropathie

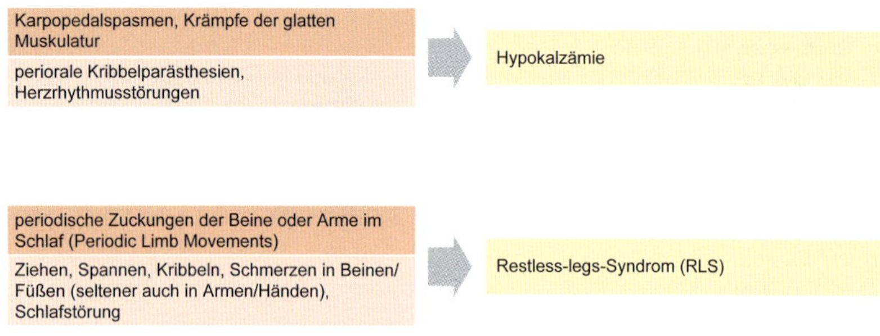

Leit- und Begleitsymptome	Verdachtsdiagnosen
Karpopedalspasmen, Krämpfe der glatten Muskulatur periorale Kribbelparästhesien, Herzrhythmusstörungen	Hypokalzämie
periodische Zuckungen der Beine oder Arme im Schlaf (Periodic Limb Movements) Ziehen, Spannen, Kribbeln, Schmerzen in Beinen/Füßen (seltener auch in Armen/Händen), Schlafstörung	Restless-legs-Syndrom (RLS)
Risus sardonicus, Trismus, Opisthotonus, Verstärkung durch sensible Reize Kopfschmerzen, motorische Unruhe, Parästhesien im Wundbereich, Fieber, Singultus, Tachykardie, arterielle Hypotonie, unbeeinträchtigtes Bewusstsein	Tetanus

Definition

selbstlimitierende, lokalisierte, unwillkürliche, schmerzhafte Kontraktionen von Muskeln (Fasern, einzelnen Muskeln oder Muskelgruppen) einer kurzen Dauer (Sekunden bis Minuten)

Untersuchung: neurologische Untersuchung, Inspektion und Palpation der Muskulatur in Ruhe (Zeichen von Faszikulationen, der Atrophie) und bei Willkürinnervation (Versuch der Provokation eines Krampfes), Händedruck, MRC-Skala (Einteilung der Paresegrade von 0 = keine Aktivität bis 5 = normal), Arm- und Beinhalteversuch, Diadochokinese, MER, Fremdreflexe, pathologische Reflexe, primitive Reflexe
Labor: BB, E'lyte, Ca, CRP, BSG, BZ, GOT, GPT, γ-GT, Krea, Hst, Hsre, CK

Spezifische Diagnostik	Spezifische Therapie
Schwangerschaft, Sport, Diäten, Stress, Insulintherapie Mg	**Ernährungsberatung** → Mg-reich sind Hülsenfrüchte, Vollkornbrot, Käse, Schokolade, Nüsse, Milch Mg-Substitution
Auftreten nach Muskelarbeit bei hohen Temperaturen mit starkem Schwitzen	Flüssigkeits- und E'lytausgleich
DM, Alkohol, Kontakt zu Gewerbegiften, chronische Erkrankungen gestörter Vibrations- und Lagesinn, MER an d. Beinen abgeschwächt Basis: Diff.-BB, Immunfixation, Bence-Jones-Proteinurie, TSH bei V.a. Alkoholmissbrauch: CDT, Vitamine bei V.a. DM: Nüchtern-BZ, oGTT, HbA1c bei V.a. Vaskulitis: ANA, RF, ANCA bei V.a. Intoxikation: Urintoxikologie ggf. molekulargenetische Untersuchung NLG (N. suralis), EMG ggf. Nerven- oder Muskelbiopsie	Noxenkarenz, Behandlung der Grunderkrankung, Physiotherapie, Vitaminsubstitution bei Mangel **medikamentös** → Amitriptylin (Antidepressivum) oder Carbamazepin oder Pregabalin (Antikonvulsiva), lang wirksame Opioide → zunächst Monotherapie, Evaluation der Wirksamkeit nach 2–4 Wochen
Nierenerkrankungen, nekrotisierende Pankreatitis, bei Neugeborenen: antikonvulsive Therapie der Mutter (Phenytoin, Phenobarbital), Schwangerschaft, Stillzeit, Hypoparathyreoidismus Chvostek-, Fibularis-, Trousseau-Zeichen, Hyperventilationsversuch Albumin, ionisiertes Ca, ggf. PTH, Vit. D und Lipase Sono Abdomen, EKG	**kausal** → Therapie der zugrunde liegenden Erkrankung **symptomatisch** → Ca-Substitution (akut: Kalziumglukonat i.v. oder Kalziumchlorid i.v., langfristig: Ca p.o.)
pos. Familienanamnese, Dopaminantagonisten, Antidepressiva (z.A. sekundäres RLS-Syndrom) RLS Severity Scale, Dopamintest (diagnostische Gabe von L-Dopa – pos. bei Besserung d. Symptome) Polysomnografie im Schlaflabor	**primäre Formen** → L-Dopa + Decarboxylasehemmer, einzeln oder kombiniert mit Dopaminagonist (z.B. Pramipexol oder Ropinirol) **sekundäre Formen** (Eisenmangelanämie, Urämie, Arthritis, Parkinson, medikamenteninduziert) → Behandlung d. Grunderkrankung bzw. Umstellung der Medikation
offene Wunde, Impfstatus klinische Diagnose, für weiteres Management: BGA EKG, Pulsoxymetrie, EMG (kontinuierliche Muskelaktivität, Fehlen/Verkürzung der Silent Period)	**chirurgisch** → Wunddébridement **Toxinneutralisierung und aktive Immunisierung** → Tetanus-Immunglobulin + Td-Impfung **supportiv** → Intensivüberwachung, Intubation und Beatmung (ggf. Tracheotomie), Sedierung (z.B. Propofol + Diazepam), Therapie der Muskelspasmen (Benzodiazepine), Therapie von Hypertonie und Tachykardie, Antibiotikatherapie (Metronidazol) **Prophylaxe** → Td-Impfung

2.3 Myoklonus

Erstmaßnahmen

Anamnese:
Beginn und Verlauf, Spontan- bzw. Aktions- oder Reflexmyoklonus, Lokalisation, fokal/generalisiert, rhythmisch/arrhythmisch, synchron/asynchron, Frequenz, Vor- und Begleiterkrankungen (Epilepsie, Apoplex), Trauma (SHT, WS-Fraktur), OPs, Medikamente (trizyklische Antidepressiva, Lithium), Alkohol, Drogen, Kontakt zu toxischen Gewerbegiften

Leit- und Begleitsymptome		Verdachtsdiagnosen
Zuckungen beim Einschlafen, Zuckung des Augenlids, Schluckauf	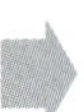	Einschlafmyoklonus, Lidmyoklonus, kurz dauernder Singultus
kurzzeitige, unwillkürliche Muskelkontraktionen an Arm-, Beinmuskeln und mimischer Muskulatur		essenzieller Myoklonus
rhythmisch/synchron, an Extremitäten/generalisiert, Reflex- oder Aktionsmyoklonus Stürze, Ataxie, willkürliche und unwillkürliche Bewegungen		posthypoxische Myoklonien
bilateral symmetrisch fokale/generalisierte Krampfanfälle, zerebelläre Ataxie, Schwerhörigkeit, Parästhesien, Kleinwuchs, progredienter Verlust kognitiver Fähigkeiten, Sehstörungen		Myoklonusepilepsie mit RRF (MERRF)
Kopfschmerzen, Erbrechen, passagere Bewusstseinsstörungen, Krampfanfälle, progredienter Verlust kognitiver Fähigkeiten, Sehstörungen, Schwerhörigkeit, Kleinwuchs		mitochondriale Enzephalomyopathie, Laktatazidose und schlaganfallähnliche Episoden (MELAS)

Definition

unwillkürliche, kurz dauernde Muskelkontraktionen (meist < 100–200 ms)
pos. Myoklonus → Bewegungseffekte
neg. Myoklonus → kurze Inhibition tonischer Muskelaktivität

Untersuchung: neurologische Untersuchung, Provokationstest, MRC-Skala (Einteilung der Paresegrade von 0 = keine Aktivität bis 5 = normal), Arm- und Beinhalteversuch, Diadochokinese, MER, Fremdreflexe, pathologische Reflexe, primitive Reflexe

Labor: BB, E'lyte, Ca, CRP, BSG, Glu, GOT, GPT, γ-GT, Krea, Hst, Hsre, Ammoniak, Cu, Coeruloplasmin, lupusassoziierte AK, CK, Laktat

Bildgebung/Funktionsdiagnostik: EEG mit EMG-Spur, SSEP, cCT/cMRT, MEG, Videoaufzeichnung

Spezifische Diagnostik	Spezifische Therapie
	physiologisch! Beruhigung d. Patienten, keine Therapie
Beginn in der Kindheit, Suppression durch Alkohol, pos. Familienanamnese, SSRI, Neuroleptika, L-Dopa	Anticholinergika, Benzodiazepine
Z.n. SHT, Z.n. Apoplex PET	Piracetam, Clonazepam, Valproinsäure, Primidon
pos. Familienanamnese (maternaler Erbgang) Fahrradbelastungstest (pathologischer Laktatanstieg), neuropsychologische Testung, internistischer Status CK-MB, endokrinologische Untersuchung der Hypothalamus-Hypophysen-Achse, Liquoranalyse, Genanalyse EEG mit Fotostimulation, 24-h-EEG, EKG, Elektromyografie und Neurografie Muskelbiopsie (RRF), Lumbalpunktion	symptomatische Behandlung, kalorisch ausgewogene Kost, antikonvulsive Behandlung mit Levitiracetam und Clonazepam, genetische Beratung
pos. Familienanamnese, rezidivierende schlaganfallähnliche Episoden vor dem 40. LJ, DM Fahrradbelastungstest (pathologischer Laktatanstieg), neuropsychologische Testung, internistischer Status CK-MB, endokrinologische Untersuchung der Schilddrüse und der Hypothalamus-Hypophysen-Achse, Liquoranalyse, Genanalyse EEG mit Fotostimulation, 24-h-EEG, EKG, Elektromyografie und Neurografie Muskelbiopsie (RFF), Lumbalpunktion	symptomatische Behandlung, kalorisch ausgewogene Kost, L-Arginin i.v., Kortison, Sumatriptan, antikonvulsive Behandlung, genetische Beratung, Sumatriptan

2.4 Opisthotonus

Erstmaßnahmen

Anamnese: Beginn und Verlauf, Frequenz, Auslöser, verschlimmernde/lindernde Faktoren, Begleitsymptome (Meningismus), Traumata (SHT), OPs (neurochirurgische Eingriffe), Vor- und Begleiterkrankungen (psychiatrische Erkrankungen), Medikamente (Neuroleptika), Alkohol, Drogen, psychosoziale Anamnese

Leit- und Begleitsymptome | **Verdachtsdiagnosen**

Meningismus, hohes Fieber, starke Kopfschmerzen, Übelkeit, Erbrechen, Empfindlichkeit gegenüber Licht, Lärm und Berührung, Verwirrtheit, Hörstörungen, makulopapulöse oder petechiale Exantheme

Meningitis

Arc de cercle

Augen oft geschlossen, Dauer oft > 2 min, variable Anfallsphänomene, häufig atonisch, oft verzögerte Reorientierung mit Gedächtnislücke für das Ereignis

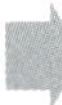

psychogener Anfall

Meningismus, Übelkeit, Erbrechen, plötzlich schwerster Kopfschmerz, Bewusstseinsstörung, Krampfanfall, neurologische Ausfälle

Subarachnoidalblutung (SAB)

Verstärkung d. Opisthotonus durch sensible Reize

Risus sardonicus, Trismus, Dysphagie, Kopfschmerzen, motorische Unruhe, Parästhesien im Wundbereich, Fieber, Singultus, Muskelsteifigkeit, Muskelspasmen, Laryngospasmus, Tachykardie, Hypertonie, Schwitzen

Tetanus

Definition

krampfartige Überstreckung der Rückenmuskeln mit bogenartiger Beugung des Körpers nach hinten

Untersuchung: neurologische Untersuchung, Meningismus, Brudzinski-, Lhermitte-, Kernig-, Lasègue-Zeichen, Reflexstatus, Muskeltonus, Puls, RR, Atemfrequenz, Temperatur, Bewusstsein (GCS), Funduskopie (Stauungspapille)
Labor: Diff.-BB, E'lyte, Ca, Glu, CRP, BSG, PTT, INR/Quick, GOT, GPT, Krea, Hst
Bildgebung/Funktionsdiagnostik: cCT/cMRT, EEG

Spezifische Diagnostik	Spezifische Therapie
Infektion (Coxsackie-, Enteroviren, EBV, Mumps-, Masernvirus, HSV 2, HIV, E. coli, Streptokokken Gruppe B, Listeria monocytogenes, Haemophilus influenzae, Meningo-, Pneumokokken, Pilze, Parasiten) pos. Kernig-Zeichen, Untersuchung Hirnnerven BK, Antibiogramm, Serologie, Erregernachweis, Liquoranalyse Lumbalpunktion	intensivmedizinische Überwachung, Dexamethason und Antibiotika i.v. **kalkulierte Antibiose** ⟶ Cephalosporine der Generation 3a (Ceftriaxon) in Kombination mit Ampicillin, spezifische Therapie bei Erregernachweis Meldepflicht!
psychatrische Vorgeschichte, psychiatrische Exploration Videoaufzeichnung	psychotherapeutische Gespräche
Familienanamnese für Gefäßkrankheiten Angiografie, transkranielle Doppler-Sonografie Lumbalpunktion, invasives Neuromonitoring	sofortiger Transport mit Notarzt in eine Stroke-Unit, Überwachung der Vitalfunktionen, Intubation und Beatmung, Überwachung und Kontrolle des arteriellen RR, Aneurysmaausschaltung **interventionell** ⟶ Coiling **chirurgisch** ⟶ Clipping bei Hydrozephalus Liquorableitung Behandlung von Fieber und Hyperglykämie
offene Wunde, Bisswunde, Impfstatus, psychatrische Vorgeschichte Auschluss von DD: Liquoranalyse, Harn und Serum auf Strychnin untersuchen, Anti-GAD-AK im Serum z.A. Stiff-Man-Syndrom, Untersuchung auf Rabies EMG Lumbalpunktion, 1 Amp. Biperiden i.v. z.A. Frühdyskinesie nach Neuroleptikagabe	Identifizierung der Eintrittspforte und Wunddébridement Neutralisierung des zirkulierenden Toxins und Immunisierung (humanes Tetanus-Immunglobulin + Tetanus-Toxid) supportive/symptomatische Therapie (antibiotische Therapie, Behandlung der Spasmen, Behandlung der vegetativen Symptome)

2.5 Reflexanomalien

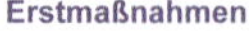

Erstmaßnahmen

Anamnese: Beginn und Verlauf, Begleitsymptome (z.B. Ataxie), Vor- und Begleiterkrankungen (z.B. DM), Traumata (z.B. WS-Fraktur), neurochirurgische OPs, Medikamente, Alkohol, Drogen, Kontakt zu Gewerbegiften

Untersuchung: Inspektion/Palpation der Muskulatur (Atrophie, Pseudohypertrophie), neurologische Untersuchung: Reflexstatus (MER, Fremdreflexe, pathologische Reflexe, primitive Reflexe, Jendrassik-Handgriff zur Reflexbahnung),

Leit- und Begleitsymptome	Verdachtsdiagnosen
Abschwächung/Verlust einzelner Reflexe LWS → Lumbalgie, Ischalgie HWS → Nackenschmerzen, Hypästhesie, motorische Ausfälle, Blasen-/Mastdarmstörungen	Bandscheibenprolaps
gesteigerte MER, Abschwächung d. Fremdreflexe, pathologische Reflexe Feinmotorikstörungen	Spastik
generalisierte Reflexabschwächung bis zur Areflexie Parästhesien, distal beginnende, symmetrische Paresen der Extremitäten, Blasen- und Mastdarmstörungen, Hirnnervenausfälle, progrediente Atemlähmung	Guillain-Barré-Syndrom
Anomalie d. Pupillenlichtreflexes, Hypo- bis Areflexie d. Beine (PSR, ASR), meist einseitig vegetative Störungen, erhaltene, aber verzögerte Konvergenzreaktion	Adie-Syndrom
generalisierte Reflexabschwächung bis zur Areflexie schmerzlose Muskelschwäche bis zur schlaffen Parese	Muskeldystrophie

Definition

Abweichung vom physiologischen Reflexstatus

Hirnnerven, Kraft, Händedruck, MRC-Skala (Einteilung der Paresegrade von 0 = keine Aktivität bis 5 = normal), Arm- und Beinhalteversuch, KHV, FNV, Diadochokinese, Sensibilität

Labor: BB, E'lyte, BSG, CRP, TSH (z.A. Hypothyreose ⟶ Reflexverlangsamung)

Bildgebung/Funktionsdiagnostik: cCT/cMRT, EEG, NLG, EMG

Spezifische Diagnostik	Spezifische Therapie
Trauma, Rotationsbewegung, schweres Heben, Sprung aus großer Höhe, chiropraktische Behandlung Bestimmung der Prolapshöhe durch: Fehlen einzelner Reflexe, Paresen von Kennmuskeln, Sensibilitätsstörungen, Klopfschmerzhaftigkeit, Lasègue-Manöver, Schweißsekretionstest (radikuläre Syndrome: normal, periphere Nervenläsion: vermindert), Bragard-Test, Kernig-Zeichen Rö, CT/MRT der WS	Physiotherapie, Wärmebehandlung, Stufenbett (LWS), Halskrawatte (HWS), keine Bettruhe, sondern schmerzadaptierte Bewegung **medikamentös** ⟶ NSAR, Neuraltherapie (Xylocain oder Lidocain i.c., paravertebral, epidural, periradikulär), Myotonolytika (Tetrazepam), interventionelles/operatives Vorgehen nur bei Konus-, Kaudasyndrom oder schweren motorischen Ausfällen! **interventionell** ⟶ perkutane Chemonukleolyse d. Nucleus pulposus mit Chymopapain **operativ** ⟶ Mikrodiskektomie (LWS), Foraminotomie bzw. Entfernung eines Bandscheibensequesters (HWS), Laminektomie (bei Wirbelkanalstenose)
Apoplex, Hirntumor, Querschnittslähmung, frühkindliche Hirnschädigung, ALS Muskeltonus erhöht, Taschenmesser-Phänomen, keine Muskelatrophien, Zunahme der Spastik mit Geschwindigkeit der passiven Durchbewegung	**Basistherapie** ⟶ Physiotherapie **medikamentöse Therapie** ⟶ Myotonolytika (z.B. Baclofen oder Tetrazepam), Botulinumtoxininjektionen i.m., intrathekale Infusionstherapie mit Baclofen
vorausgegangene Infektion (Campylobacter jejuni, EBV, CMV, VZV) Hirnnervenausfälle, Störung d. Tiefensensibilität, RR, Puls, Schockindex Serologie (z.A. Borreliose, HIV), Liquoranalyse (Eiweißvermehrung, ohne Pleozytose = zytoalbuminäre Dissoziation), Gangliosid-AK (Anti-GM1-AK) motorische NLG (verlangsamt), EMG (Fibrillationen und pos. scharfe Wellen), EKG (eingeschränkte Herzfrequenzvariabilität) Lumbalpunktion	intensivmedizinische Überwachung der Herz--Kreislauf-Funktion, ggf. Intubation und Beatmung, ggf. passagerer Schrittmacher, Blasenkatheterisierung, Thrombose- und Dekubitusprophylaxe, Physiotherapie **medikamentös** ⟶ hoch dosiert Immunglobuline i.v., ggf. Plasmapherese
Varizelleninfektion, Geschlecht (Frauen > Männer), Sehstörung, erhöhte Blendungsempfindlichkeit mittelweite, runde Pupillen (vs. Argyll-Robertson-Pupille: enge, entrundete Pupille), ophthalmologische Untersuchung (Spaltlampe), Konstriktion nach Pilocarpin 0,1% AT (cholinerge Supersensitivität)	keine spezifische Therapie erforderlich, Pilocarpin AT niedrig konzentriert bei starker Beeinträchtigung des Nahsehens
Familienanamnese für Muskeldystrophie beidseits pos. Trendelenburg-Zeichen, pos. Gowers-Zeichen, Scapula alata CK, Genanalyse EMG Muskelbiopsie	Physiotherapie, genetische Beratung ggf. Ataluren (Muskeldystrophie Duchenne) bei Beteiligung der Atemmuskulatur: Heimbeatmung

2.6 Rigor

Erstmaßnahmen

Anamnese: Beginn (schlagartig/schleichend) und Verlauf (schubweise/kontinuierlich/progredient), Trauma (z.B. Boxsport, SHT), verstärkende/lindernde Faktoren, Vor- und Begleiterkrankungen, Familienanamnese, Medikamentenanamnese (Antipsychotika mit Dopaminantagonismus), psychosoziale Anamnese, Alkohol, Nikotin, Drogen, Kontakt zu Gewerbegiften (Mn, CO, Pb, Hg, MPTP)

Leit- und Begleitsymptome		Verdachtsdiagnosen
Auftreten nach regelmäßiger Einnahme von Medikamenten mit Dopaminantagonismus	→	medikamentös induziertes Parkinson-Syndrom (Parkinsonoid)
beinbetonter Rigor, schubweise Verschlechterung kleinschrittiger Gang, Unsicherheit, Freezing, Startverzögerung, intakte mimische/manuelle Motorik, Gedächtnisstörungen bei zeitlicher Orientierung, Affektinkontinenz		subkortikale arteriosklerotische Enzephalopathie (SAE)
Hakim-Trias: breitbasiger Gang, Demenz, Harninkontinenz; Mimik, Gestik, sprachlicher Ausdruck reduziert, Antriebsverlust, Aufmerksamkeitsstörung, verminderte affektive Schwingungsfähigkeit		Normaldruckhydrozephalus
asymmetrischer Rigor asymmetrischer Ruhetremor, posturale Instabilität, kleinschrittiger Gang mit vorgebeugtem Rumpf, depressive Verstimmung, Mikrografie		M. Parkinson
Stupor, Mutismus, Katalepsie Gedankeneingebungen/-entzug/-ausbreitung, Wahnwahrnehmung, Wahn, akustische Halluzinationen		katatone Schizophrenie

Definition

muskuläre Hypertonie mit wächsernem Widerstand, die bei passiver Bewegung während des gesamten Bewegungsablaufs bestehen bleibt

Untersuchung: neurologische Untersuchung, Muskeltonus (Zahnradphänomen), „Spiegelinnervation" bei latentem Rigor (aktive Bewegungen werden mit der Gegenseite durchgeführt), Diadochokinese, Gangbild, Mitbewegungen, Hirnnerven, MER, Bewusstsein, Orientierung, mnestische Funktion, Grundstimmung und Antrieb

Labor: Diff.-BB, E'lyte, BSG, CRP, GOT, GPT, γ-GT, Krea, Hst, TSH

Spezifische Diagnostik	Spezifische Therapie
genaue Medikamenten- bzw. Drogenanamnese (u.a. Neuroleptika, Reserpin, Amphetamine) zur Abklärung einer Überdosierung oder CYP-Interaktion, Intoxikation Drogenscreening	Absetzen auslösender Medikamente, Umstellen von Präparaten, Anticholinergika (Biperiden) **Schizophrenie** → Dosisreduktion oder Umstellung der Medikamente auf atypische Neuroleptika **Drogenabusus** → Entzug
arterielle Hypertonie, DM, Wesensveränderung Funduskopie, negativer Dopamintest, neuropsychologische Tests, RR, Puls cMRT (multifokale, lakunäre oder diffuse Schädigungen der weißen Substanz)	**supportiv** → Logopädie, Ergotherapie, Physiotherapie **Progressionsvermeidung** → RR-Einstellung, Thrombozytenfunktionshemmer (ASS)
primär/idiopathisch: höheres Alter, Ausschluss sekundärer Ursachen (Subarachnoidalblutungen, Meningitis, SHT) Funduskopie, diagnostisches Ablassen einer größeren Liquormenge bei der Lumbalpunktion Liquoranalyse cMRT/cCT (symmetrische Erweiterung der inneren Liquorräume, äußere Liquorräume regelrecht) Lumbalpunktion	**operativ** → Liquorableitung über einen Shunt **alternativ** → wiederholtes Ablassen von Liquor durch Lumbalpunktionen
Schmerzen in Schulterregion, einseitiger Beginn der Symptome, Schlafstörung Zahnradphänomen, Bradydiadochokinese, pos. Dopamintest (Besserung der Symptomatik durch Gabe von L-Dopa) cMRT/cCT, ggf. DaTSCAN, ggf. FDG PET	keine kurative Therapie verfügbar **medikamentöse** Therapie des Dopaminmangels: ≤ 70. LJ → Dopaminagonisten > 70. LJ → Levodopa + peripherer Decarboxylasehemmer Wirkungsfluktuationen: zusätzlich COMT-Hemmer oder MAO-B-Hemmer, ggf. tiefe Hirnstimulation **supportiv** → Physiotherapie, Ergotherapie, Logopädie
Dauer der Symptomatik (> 1 Monat), Positiv- und Negativsymptome, Verhaltensveränderung, Knick in der Lebenslinie ggf. serologische Untersuchungen, Drogenscreening Ausschluss organischer Störungen: cCT/cMRT	**medikamentös** → Antipsychotika **supportiv** → Psychoedukation, Soziotherapie, kognitive Verhaltenstherapie, Familientherapie, stabiles Umfeld herstellen, EKT in Kurznarkose

2.7 Schwindel

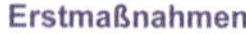

Erstmaßnahmen

Anamnese: Beginn und Verlauf, Charakter (gerichtet/ungerichtet, Schwank-, Dreh-, Liftschwindel), Häufigkeit, Dauer, Provokation (z. B. Schiffsreise), verstärkende/lindernde Faktoren, Fallneigung (Richtung), Übelkeit, Tinnitus, Hörstörungen, Vor- und Begleiterkrankungen (kardiale Erkrankungen, Infekte, Trauma), OPs, Medikamente (Antihypertensiva, β-Blocker, Diuretika), Alkohol, Nikotin, Drogen, psychosoz. Anamnese

Leit- und Begleitsymptome		Verdachtsdiagnosen
Schwankschwindel Schwarzwerden vor Augen, Ohrgeräusch beim Aufstehen		orthostatische Dysregulation
Schwankschwindel Sehstörungen, Übelkeit, Erbrechen		Kinetose
Drehschwindel Crescendo – Decrescendo, Dauer Sekunden bis Minuten, Übelkeit, Erbrechen		benigner paroxysmaler Lagerungsschwindel
Schwankschwindel subjektive Stand-/Gangunsicherheit		phobischer Schwankschwindel
Drehschwindel Decrescendo, plötzlich einsetzend, Dauer: Tage, Übelkeit, Erbrechen	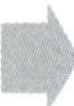	Neuropathia vestibularis
Drehschwindel Dauer: Minuten bis Stunden, Hörminderung, Tinnitus, Druckgefühl, Übelkeit		M. Menière
Schwankschwindel plötzlich einsetzend, Ataxie, Dysarthrie, Horner-Syndrom		Ischämie im vertebrobasilären Stromgebiet

Definition

Gleichgewichtsstörung

Untersuchung: Puls, RR, neurologische Untersuchung (Romberg-Stehversuch, Unterberger-Tretversuch, Spontannystagmus, Tiefensensibilität, KHV, FNV, Diadochokinese), HNO-Status inkl. Stimmgabeltest

Spezifische Diagnostik	Spezifische Therapie
Medikamente, Immobilität, Demenz, Parkinson, Diabetes Schellong-Test (Abfall RR > 20 mmHg im Stehen), Kipptischuntersuchung EKG	Auslöser meiden, Lagerung (Kopf tief, Beine hoch bei Synkope), Kompressionsstrümpfe, körperliches Training, physikalische Gegendruckmanöver, Volumen-/Kochsalzzufuhr ↑, ggf. α-Agonisten, Fludrokortison
Fortbewegung in einem Verkehrsmittel	**medikamentös** → Antiemetika, Antihistaminika oral/supp., transdermale Scopolamin-Pflaster **Prophylaxe** → Meiden von Alkohol, Kaffee, Nikotin; ideale Platzwahl
Auslöser: bestimmte Kopfbewegungen bzw. Lagewechsel rotatorischer Spontannystagmus bei Lagerungsmanöver zum unten liegenden Ohr	Canalithrepositionsmanöver nach Epley, Befreiungsmanöver nach Semont, Übungsprogramm nach Brandt-Daroff
situative Auslöser, Besserung bei Ablenkung keine Organmanifestation, Ausschluss anderer Ursachen für den Schwindel	**Psychotherapie** und **Verhaltenstherapie**
Spontannystagmus zur gesunden Seite, Fallneigung zur kranken, verstärkend: Bewegungen thermische Vestibularisprüfung: Unter- oder Unerregbarkeit d. kranken Seite Serologie (Borrelien, Lues, HSV 1) ENG	Bettruhe, Gleichgewichtstraining, Habituationstraining **medikamentös** → Sedierung, Antiemetika, Antivertiginosa, Glukokortikoide, bei pos. Serologie Antibiotika/Virostatika
Spontannystagmus zur gesunden Seite, Fallneigung zur kranken Seite, Kalorik: Erregbarkeit ↓ Audiometrie: Tieftonschwerhörigkeit, pos. Recruitment	salzarme Ernährung, Alkohol- und Kaffeekarenz **medikamentös** → Betahistidin, Diuretika, Dimenhydrinat **interventionell** → Labyrinthanästhesie, transtympanale chem. Labyrinthausschaltung mit Gentamicin **operativ** → Vestibulotomie, Labyrinthektomie
Vorhofflimmern, pAVK, Hypertonie, Adipositas, vertikaler/rotatorischer Nystagmus BB, BZ, INR, PTT cMRT (diffusionsgewichtet), extrakranielle Duplexsonografie	pharmakologische Thrombolyse, ggf. Embolektomie/Thrombektomie

2.8 Sensibilitätsstörungen

Erstmaßnahmen

Anamnese: Beginn (plötzlich/schleichend) und Verlauf (phasisch/progredient), Qualität (Störung d. Berührungs-, Schmerz-, Temperaturempfindens), Auftreten (dauernd/wechselnd), Vor- und Begleiterkrankungen (z.B. DM), Trauma, OPs, Medikamente, Nikotin, Alkohol, Drogen, Kontakt zu Giften

Leit- und Begleitsymptome		Verdachtsdiagnosen
distal symmetrische strumpfförmige Hypästhesien Burning-Feet-Syndrom Wadenkrämpfe, faszikuläre Muskelzuckungen		Polyneuropathie
brennende, nadelstichartige Schmerzen an der vorderen Oberschenkelaußenseite mit Taubheitsgefühl vegetative Störungen, Hypotrichose und Hauttrophikstörung im Versorgungsgebiet des Nervs		Meralgia paraesthetica (Nervenkompressionssyndrom des N. cutaneus femoris lateralis)
Ziehen, Spannen, Kribbeln in Beinen/Füßen (seltener auch in Armen/Händen) Besserung bei Bewegung, Verstärkung abends/nachts, Schlafstörung, periodische Zuckungen der Beine oder Arme im Schlaf (Periodic Limb Movements)		Restless-legs-Syndrom (RLS)
Parästhesien v.a. distal betont Paresen, Spastik, Ataxie, Sehstörung, Miktionsstörungen, depressive Verstimmung oder Euphorie		multiple Sklerose
ipsilateral: Tiefensensibilität ↓ kontralateral: Schmerz- und Temperatursinn ↓ ipsilateral spastische Parese		Brown-Séquard-Syndrom (halbseitige Querschnittslähmung bei Rückenmarkstumor)

Definition

Empfindungs- bzw. Gefühlswahrnehmungsstörung

Untersuchung: Oberflächensensibilität → Schmerz (Nadelstichprobe), Temperatursinn (heiß/kalt), Tastsinn (Druck/Berührung), räumliches Auflösungsvermögen (Zweipunktdiskrimination, Zahlenerkennen) Tiefensensibilität → Lagesinn (Bewegungsempfindung, Großzehe), Vibrationsempfindung (Stimmgabel); MER, Fremdreflexe, pathologische Reflexe, primitive Reflexe, KHV, FNV, AHV, BHV, Romberg-Stehversuch, Unterberger-Tretversuch, Gangbild

Labor: BB, E'lyte, CRP, BSG, BZ

Spezifische Diagnostik	Spezifische Therapie
DM, Alkohol, Kontakt zu Gewerbegiften, Familienanamnese gestörter Vibrations- und Lagesinn, MER an d. Beinen abgeschwächt Basis: Diff.-BB, Immunfixation, Bence-Jones-Proteinurie, TSH bei V.a. Alkoholmissbrauch: CDT, Vitamine bei V.a. DM: Nüchtern-BZ, oGTT, HbA1c bei V.a. Vaskulitis: ANA, RF, ANCA bei V.a. Intoxikationen: Urintoxikologie ggf. molekulargenetische Untersuchung NLG (N. suralis), EMG ggf. Nerven-, Muskelbiopsie	Noxenkarenz , Behandlung der Grundkrankheit, Physiotherapie, Vitaminsubstitution bei Mangel **medikamentös** → Antidepressiva (z.B. Amitriptylin), Antikonvulsiva (z.B. Carbamazepin oder Pregabalin), lang wirksame Opiode, topische Therapeutika (z.B. Lidocain-Pflaster) → zunächst Monotherapie, Evaluation der Wirksamkeit nach 2–4 Wochen
Schwangerschaft, medizinischer Eingriff (Knochenspanentnahme) Verschlimmerung der Beschwerden bei gestrecktem Hüftgelenk, Besserung bei Hüftbeugung	Meiden enger Kleidung und Hüftstreckung durch Unterpolstern d. Beines in der Nacht, Infiltration von Lokalanästhetikum am Durchtrittspunkt durch das Leistenband **operativ** → Dekompression/Durchtrennung des Nervs
Beschwerden in Ruhe, Linderung durch Muskeltätigkeit, pos. Familienanamnese, Dopaminantagonisten, Antidepressiva (z.A. sekundäres RLS-Syndrom), Fe-Mangel, Niereninsuffizienz RLS Severity Scale, Dopamintest (diagnostische Gabe von L-Dopa – pos. bei Besserung d. Symptome), Ferritin, Krea, Hst ggf. Polysomnografie im Schlaflabor	**primäre Formen** → L-Dopa, einzeln oder kombiniert mit Dopaminagonist **sekundäre Formen** (Eisenmangelanämie, Urämie, Arthritis, Parkinson, medikamenteninduziert) → Behandlung der Grunderkrankung bzw. Umstellung der Medikation
Reflexstatus: MER gesteigert, Fremdreflexe abgeschwächt, pathologische Reflexe Serologie (Borrelien, Lues), Liquoranalyse (lymphozytäre Pleozytose, oligoklonale IgG-Banden) cCT/cMRT, EEG, BERA Lumbalpunktion	**im Schub** → Hochdosis-Glukokortikoidtherapie i.v./ Plasmaseparation **verlaufsmodifizierende Therapie** → **milder/moderater Verlauf** → Dimethylfumarat, Glatirameracetat, INF-β, Teriflunomid, Mitoxantron **aktiver Verlauf** → Alemtuzumab, Cladribin, Ocrelizumab, Natalizumab, Fingolimod **supportiv** → Physiotherapie
Feststellung der Läsionshöhe (Orientierung an der oberen Grenze d. epikritischen Sensibilitätsausfalls) Rö/CT/MRT WS	**operativ** → Tumorektomie, Physiotherapie

2.9 Spastik

Erstmaßnahmen

Anamnese: Beginn (angeboren/erworben) und Verlauf (gleichbleibend/progredient), Händigkeit (dominante Hemisphäre), lindernde/verstärkende Faktoren, Vor- und Begleiterkrankungen (Stoffwechselkrankheiten, Apoplex, Tumor, Infektion), neurochirurgische OPs, SHT, Medikamente, Alkohol, Drogen, psychosoziale Anamnese
Untersuchung: Inspektion/Palpation der Muskulatur (Ziehen in den betroffenen Muskeln besonders in Ruhe, Streck- oder Beugesynergien durch leichtes Berühren), Taschenmesser-Phänomen bei passiver Bewegung, fehlende Muskelatrophie (typisch für Spastik), Lokalisation der Schädigung: spastische Hemiparese (oberhalb d. Pons),

Leit- und Begleitsymptome → **Verdachtsdiagnosen**

akute Spastik: Strecksynergismen

Fieber, Bewusstseinsstörung, Wesensveränderung, epileptische Anfälle

Herpes-simplex-Enzephalitis

chronische Spastik

epileptische Anfälle, ggf. geistige Retardierung dyskinetische Parese: Athetose, Dystonie, choreatische Bewegungen

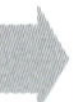

infantile Zerebralparese

chronische spastische Hemiparese: Arm-Beugespastik, Bein-Streckspastik

(Hemi-)Neglekt, homonyme Hemianopsie, Gleichgewichtsstörungen, Aphasie

Wernicke-Mann-Prädilektionsparese

progrediente Spastik

asymmetrische Paresen, zunehmende Muskelschwäche, Dysarthrie, Dysphagie, pathologisches Weinen/Lachen, Hypersalivation im Verlauf respiratorische Insuffizienz

amyotrophe Lateralsklerose

akute, rasch progrediente Spastik

rasche Demenzentwicklung und Wesensveränderung, Halluzinationen, Schlafstörungen, Ataxie, Sehstörungen, Myklonien

Creutzfeldt-Jakob-Krankheit

Definition

erhöhter Tonus der Skelettmuskulatur durch Pyramidenbahnschädigung

spastische Tetraparese (Halsmarkschädigung), spastische Paraparese (Schädigung des Brustmarks), MER ↑, Fremdreflexe ↓ (Bauchhaut-, Kremasterreflex), pathologische Reflexe (Babinski-, Oppenheim-, Gordon-Reflex), primitive Reflexe, unerschöpflicher Klonus (typisch für Spastik)

Labor: BB, E'lyte, CRP, BSG

Bildgebung/Funktionsdiagnostik: cCT/cMRT, EMG

Spezifische Diagnostik

vorausgehendes Prodromalstadium (hohes Fieber, Kopfschmerzen, Abgeschlagenheit), differenzialdiagnostisch: Auslandsreisen, Immunsuppression, Tierbisse

Blut: Leukozyten, CRP, Procalcitonin
Liquoranalyse: Protein, Glu, Laktat, PCR auf HSV-DNA

cMRT (frontotemporale Hyperintensität in T2), EEG

Lumbalpunktion

Spezifische Therapie

intensivmedizinische Überwachung
supportiv ⟶ Thromboseprophylaxe, Normothermie herstellen, bei epileptischen Anfällen: antikonvulsive Therapie, bei erhöhtem Hirndruck: Oberkörperhochlagerung, ggf. Steroidgabe; Physiotherapie, Logopädie, Ergotherapie
kausal ⟶ Aciclovir i.v. für 14 Tage (regelmäßige Kontrolle der Nierenwerte!)

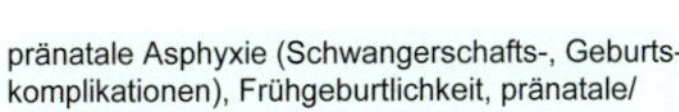

pränatale Asphyxie (Schwangerschafts-, Geburtskomplikationen), Frühgeburtlichkeit, pränatale/perinatale Infektionen oder Hirnblutungen

Lagereaktionen nach Vojta, Beobachtung des Gangbilds, Testskalen (u.a. GMFCS, MACS)

keine kurative Therapie verfügbar
supportiv ⟶ Physiotherapie nach Bobath und Vojta, konduktive Förderung nach Petö, Botulinumtoxininjektionen, psychotherapeutische Betreuung, Frühförderung

TIA, Minor Stroke, Apoplex, kardiale Vorerkrankungen

internistische Untersuchung, Pulsstatus, RR

Quick/INR, PTT

Karotis-Doppler, cMRT, EKG, Langzeit-EKG, 24-h-RR-Messung, TTE

keine kausale Therapie verfügbar
Sekundärprophylaxe ⟶ ASS 100 mg p.o., orale Antikoagulation bei Vorhofflimmern, Statin, operative Versorgung einer Karotisstenose, Einstellung kardiovaskulärer RF
supportiv ⟶ Physiotherapie, Logopädie, Ergotherapie, orthopädische Hilfsmittel, psychotherapeutische Betreuung

Familienanamnese

Muskelatrophie (Degeneration des 2. Motoneurons), Zungenatrophie mit sichtbaren Zungenfaszikulationen, ggf. Sensibilitätsstörungen, neuropsychologische Testung

Liquoranalyse, evtl. genetische Testung

EMG (Riesen-, Fibrillationspotenziale), NLG, Lumbalpunktion (z.A. entzündlicher Erkrankungen)

keine kausale Therapie verfügbar
supportiv ⟶ Physiotherapie, Logopädie, Ergotherapie, psychosoziale und -therapeutische Betreuung
symptomatisch ⟶ Heimbeatmung (respiratorische Insuffizienz), Anticholinergika (Hypersalivation), PEG (Dysphagie, Katabolismus), Baclofen (Spastik), Thromboseprophylaxe bei Immobilität, sedierende und schmerzlindernde Therapie
medikamentös ⟶ verlaufsmodifizierend: Riluzol

pos. Familienanamnese (15% autosomal-dominant)
Z.n. Transplantation v. Dura mater oder Kornea

Liquoranalyse (Protein 14-3-3, Tau-Protein, NSE)

EEG (triphasische Sharp Waves), cMRT (Signalverstärkung in den Basalganglien)

Lumbalpunktion

keine kurative Therapie verfügbar
Meldepflicht; ggf. genetische Beratung

2.10 Tremor

Erstmaßnahmen

Anamnese: Beginn und Verlauf, Alter, Qualität (Ruhe-, Halte-, Intentions-, Flapping-Tremor), Lokalisation (Finger, Hände, Kopf), Auslöser, verstärkende (z.B. Stress) und lindernde (z.B. Alkohol) Faktoren, pos. Familienanamnese, Vor- und Begleiterkrankungen (z.B. Stoffwechselerkrankungen), Trauma (SHT, Boxsport), neurochirurgische OPs, Medikamente (Lithium, Antiepileptika), Nikotin, Alkohol, Drogen, Kontakt zu Gewerbegiften

Leit- und Begleitsymptome		Verdachtsdiagnosen
plötzlich auftretender Tremor gesteigerte Affekte (Trauer, Verzweiflung, Wut), Herzrasen, Schwitzen, Bewusstseinseinengung, Übelkeit	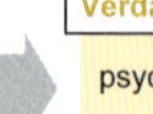	psychogener Tremor bei akuter Belastungsreaktion
meist bilateral symmetrischer Haltetremor (Hände), 5–9 Hz, nimmt bei Willküraktivität zu, im Alter Anstieg der Amplitude und Verminderung der Frequenz, ggf. zusätzlicher Kopftremor		essenzieller Tremor
hochfrequenter Tremor Palpitationen, Tachykardie, Gewichtsabnahme, Wärmeintoleranz, Diarrhö, Insomnie, Reizbarkeit		Hyperthyreose
asymmetrischer Ruhetremor, 5–7 Hz asymmetrischer Rigor, posturale Instabilität, kleinschrittiger Gang mit vorgebeugtem Rumpf, depressive Verstimmung, Mikrografie		M. Parkinson
Intentionstremor, 2–3 Hz skandierte Sprache, Sensibilitätsstörungen, Paresen, Spastik, Sehstörung, Miktionsstörung, depressive Verstimmung oder Euphorie		multiple Sklerose
Flapping-Tremor (Asterixis) kindliche Form → Ikterus juvenile Form → Hypokinese adulte Form → Tremor, dystone und choreatische Hyperkinesien, Gedächtnis-, Antriebs- und Affektstörungen		M. Wilson

Definition

unwillkürliche, rhythmische Kontraktionen antagonistischer Muskelgruppen

Untersuchung: Tremor ⟶ Lokalisation, Seitenverteilung (asymmetrisch/symmetrisch), Provozierbarkeit, Amplitude (feinschlägig/grobschlägig), Frequenz (niederfrequent 2–4 Hz, mittelfrequent 4–7 Hz, hochfrequent > 7 Hz), Muskeltonus, FNV, KHV, Reflexstatus
Labor: Transaminasen, E'lyte, Hst, Krea, BZ (z.A. Hypoglykämie), TSH, fT_3, fT_4
Bildgebung/Funktionsdiagnostik: ggf. EMG

Spezifische Diagnostik	Spezifische Therapie
Tod eines Angehörigen, Unfall, Gewalt	Herstellen einer geschützen Umgebung, Betreuung und aufbauende Gespräche durch psychologisch geschulte Mitarbeiter **medikamentös** ⟶ ggf. kurzfristige Gabe von Benzodiazepinen und/oder Schlafmitteln
pos. Familienanamnese, oft jüngeres Alter (Jugendliche, mittleres Erkrankungsalter: 40. LJ)	**medikamentös** ⟶ Propanolol und/oder Primidon
jodhaltige Medikamente (Amiodaron), Rö-KM, Familienanamnese Struma, Schwirren über der Schilddrüse TRAK, TPO-AK Sono und Szintigrafie Schilddrüse, EKG (z.A. von Herzrhythmusstörungen)	Absetzen auslösender Medikamente **initial konservativ** ⟶ medikamentös: Thyreostatika, ggf. + Propanolol **interventionell** nach Herstellen einer Euthyreose ⟶ operativ oder Radiojodtherapie bei M. Basedow ⟶ 12-monatige Thyreostatika-Therapie mit Auslassversuch, bei Versagen/Rezidiv interventionelle Therapie
Schmerzen in Schulterregion, einseitiger Beginn der Symptome, Schlafstörung Zahnradphänomen, Bradydiadochokinese, pos. Dopamintest (Besserung der Symptomatik durch Gabe von L-Dopa) cMRT/cCT, ggf. DaTSCAN, ggf. FDG-PET	keine kurative Therapie verfügbar Einstellen der Parkinson-Medikation, bei ausgeprägter Symptomatik trotz optimaler Einstellung: zusätzlich Biperiden **medikamentöse** Therapie des Dopaminmangels ⟶ ≤ 70. LJ ⟶ Dopaminagonisten > 70. LJ ⟶ Levodopa + peripherer Decarboxylasehemmer Wirkungsfluktuationen: zusätzlich COMT-Hemmer oder MAO-B-Hemmer, ggf. tiefe Hirnstimulation **supportiv** ⟶ Physiotherapie, Ergotherapie, Logopädie
bekannte MS MER gesteigert, Fremdreflexe vermindert, gestörte Sensibilität, motorische Schwäche, Babinski-Reflex Liquoranalyse (lymphozytäre Pleozytose, oligoklonale IgG-Banden) cMRT, evozierte Potenziale Lumbalpunktion	keine kurative Therapie verfügbar **im Schub:** Hochdosis-Glukokortikoidtherapie i.v./ Plasmaseparation **verlaufsmodifizierende Therapie:** milder/moderater Verlauf: Dimethylfumarat, Glatirameracetat, IFN-β, Teriflunomid, Mitoxantron aktiver Verlauf: Alemtuzumab, Cladribin, Ocrelizumab, Natalizumab oder Fingolimod **supportiv** ⟶ Physiotherapie, Logopädie
Familienanamnese für M. Wilson Lebergröße und -konsistenz, Sklerenikterus, Spaltlampenuntersuchung des Auges (Kayser-Fleischer-Kornealring) Coeruloplasmin und Gesamt-Cu; Cu im 24-h-Urin, intravenöser Radio-Cu-Test, Penicillamintest, Genanalyse (Mutation auf Chromosom 13) Abdomen-MRT, cMRT Leberbiopsie	keine kurative Therapie verfügbar **medikamentöse Initialtherapie** ⟶ D-Penicillamin oder Trientine **Erhaltungstherapie** ⟶ Cu-arme Diät, hoch dosiertes Zinksulfat **Ultima Ratio** ⟶ Lebertransplantation **supportiv** ⟶ genetische Beratung der Familienangehörigen

2.11 Zentraler Schmerz

Erstmaßnahmen

Anamnese: Beginn und Verlauf, Schmerzcharakter (brennend/stechend), -intensität, -lokalisation, -ausstrahlung, -frequenz, tageszeitliche Bindung, Dauer und Intervalle, Auslöser (Hitze/Kälte/akustische oder optische Reize), verstärkende und lindernde Faktoren, Begleitsymptome (B-Symptomatik), Trauma, OPs, Vor- und Begleiterkrankungen (Z.n. Apoplex), Medikamente, Nikotin, Alkohol, Drogen, psychosoziale Anamnese

Leit- und Begleitsymptome		Verdachtsdiagnosen
Hyperpathie, Schmerzcharakter vielgestaltig (brennend, bohrend, stechend) kontralaterale Hemihypästhesie, unwillkürliche Bewegungen der Finger bei Halten der Hand	→	Thalamusschmerz
langsame progrediente Entwicklung im 20.–40. LJ, Beginn mit fluktuierenden radikulären Schmerzen im Schulter-Arm-Bereich Ausfall der Oberflächensensibilität im Schulter-Arm-Bereich, Nystagmus, Dysphagie, Horner-Syndrom (Miosis, Ptosis, Enophthalmus), gestörtes Temperaturempfinden	→	Syringomyelie
radikuläre Schmerzen in der Schulter-Arm-Region, Nacken- und Kopfschmerzen segmentale Paresen des Schultergürtels, Schluckstöungen, apnoische Krisen, Stridor, Opisthotonus, Schwindel		Chiari-Malformation

Definition

durch Läsionen des ZNS, des Rückenmarks oder Gehirns bedingte Schmerzen, charakterisiert durch Allodynie (Schmerzauslösung durch nicht schmerzhafte Reize) bzw. Hyperpathie (verzögert einsetzender, den Reizort überschreitender Schmerz)

Untersuchung: Allgemeinzustand, Ernährungszustand, Hautveränderungen, Schonhaltung, Puls, RR, Atemfrequenz, Temperatur, neurologische Untersuchung (Pupillenreflex, Nystagmus, Meningismus, Hirnnerven, Reflexstatus, Oberflächen- und Tiefensensibilität, Koordination)

Labor: BB, E'lyte, CRP, BSG, INR/Quick, PTT

Spezifische Diagnostik

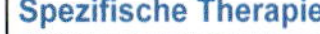

Spezifische Therapie

Z.n. Apoplex, entzündliche ZNS-Erkrankungen

Störung komplexer sensibler Leistungen, Störung der Lage- und Bewegungsempfindung

cCT/cMRT

→ Antidepressiva, Antikonvulsiva, Neuroleptika, Opioide
TENS, psychotherapeutische Verfahren, Biofeedback, progressive Muskelrelaxation

traumatische/vaskuläre Rückenmarkserkrankungen, spinale Arachnoiditis, intramedulläre Tumoren (sekundäre Höhlenbildung)

dissoz. Parästhesien an der Ulnarseite von Hand und Unterarm, schlaff atrophische Paresen an den oberen Extremitäten mit Areflexie an Hand und Unterarm, Hirnnervenausfälle, z.B. N. hypoglossus (Zungenatrophie), dissoz. Sensibilitätsstörung im Gesicht, fehlender Würgereflex, Funduskopie

Liquoranalyse

Rö WS → erweiterter Spinalkanal,
MRT HWS → Höhlenbildung im Halsmark,
cMRT → begleitende Fehlbildungen (Hydrozephalus oder Chiari-Malformation)
MEP, SEP

Lumbalpunktion

→ **Schmerztherapie** → Gabapentin, Carbamazepin, Amitriptylin
symptomatisch → Physiotherapie, begleitende Psychotherapie
operativ → Entlastung der Syrinx durch Einlage eines syringoarachnoidalen oder syringoperitonealen Shunts, bei begleitender Chiari-Malformation zusätzlich Foramen-magnum-Dekompression

mechanische, infektiöse, nahrungsbedingte oder toxische Schädigungen in der frühen Schwangerschaft

zerebellare Ataxie, Blickrichtungsnystagmus, Downbeat-Nystagmus mit Oszillopsien, Hirnnervenausfälle, Funduskopie

Liquoranalyse (z.A. MS)

cCT/cMRT, kraniozervikaler Übergang, gesamtes Myelon → Verlagerung von Kleinhirntonsillen in den oberen Zervikalkanal, Kaudalverlagerung der Medulla oblongata, Hydrozephalus infolge Liquorabflussbehinderung

Lumbalpunktion (DD: MS)

→ **Schmerztherapie** → Gabapentin, Carbamazepin, Amitriptylin
operativ → okzipitale Dekompression des Foramen magnum, bei Hydrozephalus Liquorableitung über einen Shunt

2.12 Dystonie

Erstmaßnahmen

Anamnese: Beginn und Verlauf (fokal/segmental/generalisiert/multifokal/eine Körperseite betreffend, primär/sekundär, Auslöser), Trauma, Vor- und Begleiterkrankungen (Hirnschädigungen), Familienanamnese für dystone Syndrome, Medikamente (Neuroleptika, Metoclopramid, Dopaminergika), Alkohol, Nikotin, Drogen, Kontakt zu Gewerbegiften

Leit- und Begleitsymptome / **Verdachtsdiagnosen**

tonische Blickdeviation, Blepharospasmus, Torticollis, Opisthotonus, oromandibulare, laryngeale Dystonie

neuroleptikainduzierte Dystonie (besonders bei Kindern)

Hemidystonie

gleichseitige Hemiparese, andere hyperkinetische Bewegungsstörungen

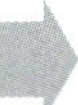

Stammganglienläsion (Infarkt, Tumor, SHT)

unwillkürliche Kontraktionen d. Mm. sternocleidomastoideus, trapezius und splenius capitis mit Drehen d. Kopfs zur Seite und nach hinten

deutliche Hypertrophie d. betroffenen Muskeln

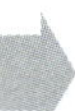

Torticollis spasmodicus (zervikale Dystonie)

(schmerzhafte) extrapyramidale Hyperkinesen, frühmorgendliche Fußdystonie

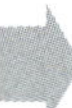

L-Dopa-Therapie bei M. Parkinson

meist beidseitig, Triggerung durch helle Lichtreize und räumliches Sehen (z.B. Autofahren)

Müdigkeit und emotionale Spannung

Blepharospasmus (Dauerkontraktion des M. orbicularis oculi)

schmerzhafte, unwillkürliche Kontraktion d. Mm. mentalis, oralis und masseter mit Kaumuskelkrampf (Trismus)

oromandibuläre Dystonie

Definition abnorme Haltung oder Bewegungen infolge unwillkürlicher Muskelkontraktionen

Untersuchung: neurologische Untersuchung (besonders Hirnnerven, Muskeltonus, MER)
Labor: BB, E'lyte, CRP, BSG, Glu (z.A. Hypoglykämie), Leber-, Nierenwerte, Gerinnung, Coeruloplasmin, Cu, Lues-Serologie, ANA, Schilddrüsen-AK, Urin: Cu, ggf. Genanalyse (bei idiopathischen Formen)
Bildgebung/Funktionsdiagnostik: cCT/cMRT, EEG

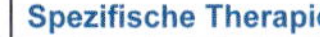

Spezifische Diagnostik	Spezifische Therapie
Anamnese d. Neuroleptikaeinnahme (MCP!), Dosierungen	**medikamentös** → Biperiden i.v.
Eigen- und Familienanamnese für Herz-Kreislauf-Erkrankungen (art. Hypertonie, Apoplex, Herzinfarkt), B-Symptomatik, Kopfschmerzen, Trauma	**medikamentös** → Botulinumtoxin **operativ** → Hochfrequenzthermokoagulation oder -elektrostimulation Physiotherapie, Wärmebehandlung, selten Kältebehandlung, wenn möglich Therapie d. Grunderkrankung
Geburtstrauma, HWS-Trauma, Diskushernie, iatrogene Läsion Bewegung d. Kopfes in Gegenrichtung (schmerzhaft eingeschränkt bei DD: Caput obstipum – muskulärer Schiefhals) MRT HWS	„geste antagonistique": Anlegen des Zeigefingers an das Kinn kontralateral zur Drehung d. Torticollis, Berühren d. Hinterkopfs **medikamentös** → Botulinumtoxin, Anticholinergika, Tetrabenazin, medikamentöse Kombinationstherapie, selektive periphere Denervierung, tiefe Hirnstimulation
Anamnese d. L-Dopa-Einnahme, tageszeitliches Auftreten d. Dystonie	**medikamentös** → Apomorphin i.v. bei schmerzhaften Dystonien **neurochirurgisch** → Pallidumstimulation bei Versagen d. medikamentösen Therapie
Verletzung, Verätzung, Infektion des Auges ophthalmologische Untersuchung Video-EEG (z.A. Absencen mit Blickwendung und Lidmyoklonien)	„geste antagonistique": Berühren d. Augenbrauen mit d. Zeigefinger **medikamentös** → Botulinumtoxin, Anticholinergika
nach Zahnextraktion ophthalmol. und zahnmed. Untersuchung	Logopädie **medikamentös** → Botulinumtoxin, Anticholinergika, Tetrabenazin, medikamentöse Kombinationstherapie

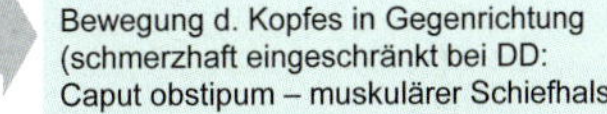

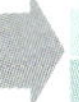

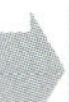

2.13 Krampfanfall

Erstmaßnahmen

Anamnese und Fremdanamnese: Alter, Beginn (akut/subakut/Initialschrei), Aura, auslösende Faktoren (Alkohol, Schlafentzug, vor dem Fernseher/Computer, Drogenabusus, Hypoglykämie), Erstereignis/frühere Ereignisse, Dauer des Anfalls (i.d.R < 2 min), Sturz, Zungenbiss, Bewegungsmuster (generalisiert/fokal), Einnässen/-koten, Augen (geöffnet!), Desorientiertheit nach dem Anfall, Vor- und Begleiterkrankungen (u.a. Fieberkrämpfe in der Kindheit, zerebrale Ischämie, Malignome, SHT, Eklampsie), Familienanamnese, Medikamente, Alkohol, Drogen, Berufsanamnese, Kontakt zu infektiösen Personen

Untersuchung: Puls, RR, Temperatur, Verletzungszeichen, neurologische/internistische Untersuchung (u.a. Evaluation auf fokale Symptomatik)

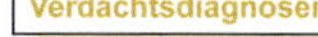

Leit- und Begleitsymptome	Verdachtsdiagnosen
tonisch-klonischer Krampfanfall mit typischen Stadien: - Aura - tonische Phase: Tonuserhöhung der Muskulatur mit Armelevation - klonische Phase: rhythmisches Muskelzucken - postiktale Phase: Terminalschlaf, Desorientiertheit, Amnesie für den Anfall tonische Phase: lichtstarre Pupillen, Mydriasis, Apnoe, ggf. Initialschrei	Grand-Mal-Anfall
meist im Schlaf auftretende tonische Gesichtskrämpfe, Manifestation im Kindesalter, keine Bewusstseinsstörung Sprachunfähigkeit, erhöhter Speichelfluss	Rolando-Epilepsie
durch strukturelle, metabolische Ursachen bedingter fokaler epileptischer Anfall, Manifestation meist jenseits des Kindes-/Adoleszenzalters Temporallappen → psychomotorische Symptome (typisch: Kaubewegungen, Schmatzen), mit Bewusstseinsstörung, bestehend aus 3 Stadien: Aura (meist olfaktorische Wahrnehmungen), psychomotorische Symptome, Phase der Reorientierung mit Amnesie für den Anfall Frontallappen → sensomotorische Symptome, keine Bewusstseinsstörung Parietallappen → sensible Symptome, ggf. Bewusstseinsstörung Okzipitallappen → visuelle Symptome (Halluzinationen), ggf. Bewusstseinsstörung Temporallappen: vegetative Veränderungen (Pupillengröße: Mydriasis, Herzfrequenz: Tachykardie, Schweißdrüsen: Schweißausbruch, Speicheldrüsen: Speichelfluss) Frontallappen: ggf. March of convulsion (Ausbreitung auf die gesamte Körperhälfte), Todd'sche Parese (postiktale Parese), „speech arrest", Blickdeviation zur gesunden Seite Parietallappen: ggf. March of convulsion (Ausbreitung auf die gesamte Körperhälfte)	 symptomatische fokale Epilepsie
kurze Bewusstseinspausen (Absencen) mit hoher Frequenz (bis zu 100/Tag), Manifestation im Kindesalter	 Pyknolepsie (Absence-Epilepsie des Kindesalters)
blitzartige myoklone/tonische Krämpfe der Arme mit Verschränken der Hände vor der Brust, bis zu 50 Mal pro Anfall oft geistige Retardierung	 Blitz-Nick-Salaam-Epilepsie (West-Syndrom)

Definition

epileptischer Anfall (Krampfanfall): zeitweise bestehende Veränderung der Reizschwelle der Neurone mit Neigung zu Entladung
Epilepsie: konstant bestehende erhöhte Epileptogenität

Labor: BZ, E'lyte, CK, ggf. Toxikologie, ggf. Liquoranalyse (bei Verdacht auf Enzephalitis)
Bildgebung/Funktionsdiagnostik: EEG, cCT/cMRT, ggf. Video-EEG
Therapie:
Allgemeinmaßnahmen: Schutz vor Verletzungen durch geeignete Lagerung, Behebung von Ursachen (z.B. Hypoglykämie)
Bei Status epilepticus stufenadaptiertes Vorgehen: Lorazepam i.v.; nach 10 min und anhaltender Symptomatik: Phenytoin oder Levetiracetam; nach 30–60 min und anhaltender Symptomatik: Narkose mit Thiopental oder Propofol
Prophylaxe: Trigger (Schlafentzug, Alkohol) meiden; ggf. medikamentöse Prophylaxe mit Antikonvulsiva

Spezifische Diagnostik	Spezifische Therapie
Triggerfaktoren, Hinweise auf sekundäre Epilepsie, ggf. Auftreten bevorzugt in der Aufwachphase ggf. lateraler Zungenbiss EEG: - in der tonischen Phase: Spikes in hoher Frequenz - in der klonischen Phase: Spikes mit Nachschwankung - in der postiktalen Phase: Grundrhythmusverlangsamung	bei zugrunde liegender Erkrankung (symptomatischer Anfall): Therapie der Grunderkrankung **Anfallprophylaxe** → Valproat, alternativ: Lamotrigin
Alter (Gipfel: 5.–9. LJ), Familienanamnese EEG (temporale Sharp Waves)	Besserung/Ausheilen mit Beginn der Adoleszenz
perinatale Hirnschädigung, metabolische Erkrankungen, Enzephalitis, Trauma, vaskuläre Hirnerkrankungen, Hirntumor, langjähriger Alkoholkonsum, Demenz, Kopfschmerzen, Erbrechen, Wesensveränderung EEG (ableitbare Entladungen über den betroffenen Regionen), bei Okzipitallappenanfall: + Perimetrie (Skotom)	Behandlung der zugrunde liegenden Erkrankung ggf. Anfallprophylaxe (z.B. Lamotrigin)
Alter (5.–8. LJ), Geschlecht (Mädchen > Jungen), Verschlechterung der Schulleistung, Fremdeindruck von Aufmerksamkeits- und Konzentrationsstörung EEG (generalisierte Spikes and Waves mit einer Frequenz von 3/s)	keine kurative Therapie verfügbar **medikamentös** → Valproat
Alter (3.–8. LM), Geschlecht (Jungen > Mädchen), prä-/perinatales hypoxisch-ischämisches Ereignis, metabolische Erkankungen, tuberöse Sklerose EEG (Hypsarrhythmie)	keine kurative Therapie verfügbar **medikamentös** → Vigabatrin, ACTH oder Glukokortikoide

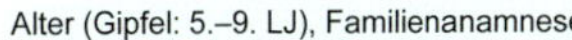

2.14 Gesichtsschmerz

Erstmaßnahmen

Anamnese: Beginn und Verlauf, Charakter, Stärke (visuelle Analogskala), Lokalisation, Dauer, Auslöser (z.B. Schlucken, Sprechen, Kälte, Kauen), Vor- und Begleiterkrankungen (z.B. MS), OPs (im HNO-/ZMK-Bereich), Trauma (z.B. SHT), Medikamente, Nikotin, Alkohol, Drogen

Leit- und Begleitsymptome		Verdachtsdiagnosen
einseitiger (eher bakteriell) oder beidseitiger (eher viral) periorbitaler, drückender Schmerz, Schmerzzunahme beim Bücken behinderte Nasenatmung, Riecheinschränkung, nasaler Ausfluss, Fieber, Krankheitsgefühl, Kopfschmerzen		akute Sinusitis
einseitiger, periorbitaler/temporaler Schmerz Rötung des Gesichts, Lidödem, Tränenfluss, Rhinorrhö, Miosis, Ptosis	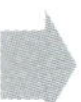	Cluster-Kopfschmerz
Kieferschmerzen beim Kauen, ausstrahlend in Gesicht, Nacken, Schulter, Rücken eingeschränkte Kieferöffnung, Knacken/Reiben der Kiefergelenke bei Bewegung, eingeschränkte Kopfdrehung, Kopfschmerzen, Tinnitus		craniomandibuläre Dysfunktion (CMD)
einseitiger (idiopathischer) oder beidseitiger (symptomatischer), blitzartig einschießender, kurz dauernder Schmerz im Bereich eines/mehrerer Trigeminusäste reflektorische Muskelspasmen der mimischen Muskulatur, ggf. mit Sensibilitätsstörungen im Dermatom (symptomatisch)		Trigeminusneuralgie
meist konstanter, dumpf-drückender, schlecht lokalisierbarer (Oberkiefer, Auge, Nase, Stirn), meist einseitiger Schmerz depressive Verstimmung, Tendenz zur Somatisierung, Zwanghaftigkeit, Ängstlichkeit		anhaltender idiopathischer Gesichtsschmerz
starke periorbitale Schmerzen Gesichtsrötung, Tränenfluss, Rhinorrhö, Miosis		paroxysmale Hemikranie

Definition

Schmerzen im Gesichtsbereich

Untersuchung: Inspektion/Palpation des Gesichts (Rötung, Lidödem, Tränenfluss, Rhinorrhö, Miosis, Ptosis), neurologische Untersuchung, Sensibilität und Motorik im schmerzhaften Bereich, Hirnnerven, Reflexstatus

Spezifische Diagnostik

grippaler Infekt mit Schnupfen im Vorfeld, Allergien, bakterielle Sinusitis > 7 Tage, virale Sinusitis ≤ 7 Tage

klinische Diagnose, Klopfdruckschmerz über den Nasennebenhöhlen, ggf. Rhinoskopie

ggf. Entzündungsparameter (CRP, BSG)

ggf. Low-dose-CT der Nasennebenhöhlen

Spezifische Therapie

medikamentös ⟶ schleimhautabschwellende Nasensprays, Acetylcystein, Ambroxol, Phytotherapeutika, Antibiose (bei schwerer Symptomatik/bakterieller Infektion): Mittel der Wahl ist Amoxicillin, NSAR
symptomatisch ⟶ Nasendusche, Inhalationen

Attacken in Clusterperioden, Auftreten häufig nachts, Schmerzdauer 30–45 min
Tränenfluss, Nasensekretion oder Miosis während der Attacke, Auslöser: Nikotin, Alkohol

cCT/cMRT (z.A. Raumforderung)

Inhalation von 100 %igem O_2
medikamentös ⟶ Sumatriptan s.c. oder Zolmitriptan nasal
prophylaktisch ⟶
Kurzzeitprophylaxe: Prednisolon
Langzeitprophylaxe: Verapamil

Alter (oft 30.–50. LJ), Geschlecht (v.a. Frauen) psychosoziale Anamnese

zahnärztliche Untersuchung von Kieferöffnung, Kaumuskulatur u. Kiefergelenken (Funktionsstatus)

Rö gesamter Kiefer z.A. zahnärztlicher und kieferchirurgischer Krankheitsursachen

weiche Nahrung, Dehnübungen, Wärme-/Kälteanwendungen, Entspannungsübungen, Okklusionsschiene, TENS, Zahnsanierung, kieferorthopädische oder chirurgische Maßnahmen
medikamentös ⟶ Analgetika, Triggerpunktinfiltration mit Lokalanästhetika

---

Schmerzattackenfrequenz: bis zu 100/Tag
Schmerzdauer: Sekunden bis Minuten
Alter (idiopathisch meist > 50. LJ, symptomatisch meist < 50. LJ)
Trigger: Kauen, Sprechen, Schlucken, Zähneputzen, Berührung im Gesicht, kalter Luftzug, Bewegungen der Gesichtsmuskulatur

idiopathische Form ⟶ meist 2./3. Trigeminusast
symptomatische Form ⟶ meist 1. Trigeminusast

cCT/cMRT (z.A. Raumforderung)

ggf. Lumbalpunktion (z.A. MS)

medikamentös ⟶ akut: Carbamazepin als Suspension + ggf. Phenytoin i.v., anschließend: Carbamazepin mit langsamer Reduktion/Ausschleichen
interventionell ⟶ perkutane Radiofrequenzthermokoagulation des Ganglion trigeminale
operativ ⟶ Entlastung des N. trigeminus im Kleinhirnbrückenwinkel (mikrovaskuläre Dekompression)
radiologisch ⟶ Gamma-Knife, Linearbeschleuniger

Geschlecht (öfter Frauen), psychosoziale Anamnese, zurückliegende zahnärztliche Eingriffe

keine sensiblen/motorischen Ausfälle

Verhaltenstherapie ⟶ Abbau von Ängsten, Schmerzbewältigung
medikamentös ⟶ Analgetika, trizyklische Antidepressiva (Amitriptylin)

Geschlecht (Frauen > Männer)
Attackendauer: 5–30 min, Frequenz: bis zu 30/Tag, keine Triggerfaktoren

Prophylaxe ⟶ Indometacin

2.15 Hyperkinese

Erstmaßnahmen

Anamnese: Beginn und Verlauf, Trauma (SHT), verstärkende und lindernde Faktoren, Vor- und Begleiterkrankungen (M. Parkinson, Enzephalitis), Familienanamnese für Hyperkinesen, Medikamente, psychosoziale Anamnese, Alkohol, Nikotin, Drogen

Leit- und Begleitsymptome		Verdachtsdiagnosen
grimassierende Gesichtsbewegungen (Frühdyskinesien); Zungen- und Schlundkrämpfe, Blickkrämpfe, choreatische/athetotische Bewegungen, Kau-/Schnalzbewegungen (Spätdyskinesien)	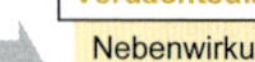	Nebenwirkungen bei Neuroleptikatherapie: • Frühdyskinesien • Spätdyskinesien
langsame, ausfahrende Bewegungen von Händen oder Füßen mit Gelenküberdehnung pathologisches Lachen oder Weinen		Athetose (Läsion des Striatums)
meist einseitige, plötzliche, heftige Schleuderbewegungen der Extremitäten, proximal betont (u.a. im Schultergelenk = Jaktationen)		(Hemi-)Ballismus (Läsion des Nucleus subthalamicus)
plötzliche, unregelmäßige, kurz dauernde, rasche Bewegungen v.a. des Gesichts (Grimassieren, Chamäleonzunge) und der distalen Extremitäten (Klavierspielerbewegungen) Muskelhypotonie, Stuhl- und Harninkontinenz, Dysarthrophonie, muskuläre Hyperlordosierung		Chorea Huntington major
abrupte, sich unregelmäßig und schnell wiederholende Bewegungen (u.a. Klatschen, Echopraxie [Nachahmung v. Bewegungen], Zupfen an der Kleidung) oder Lautäußerungen (Koprolalie, Echolalie, Palilalie) als unvermeidbar empfunden		Tic-Störung, Tourette-Syndrom

Definition

Steigerung der Motorik mit unwillkürlich ablaufenden, überschießenden Bewegungen

Untersuchung: neurologische Untersuchung (Hirnnerven, MER, Muskeltonus, Diadochokinese, Gangbild)
Labor: BB, E'lyte, BSG, CRP
Bildgebung/Funktionsdiagnostik: cCT/cMRT, EEG

Spezifische Diagnostik	Spezifische Therapie
Neuroleptika-Anamnese: Auftreten der Symptome innerhalb von Stunden bis Tagen (Frühdyskinesien), innerhalb von Monaten bis Jahren (Spätdyskinesien)	**Frühdyskinesien** ⟶ Dosisreduktion + Anticholinergika (Biperiden), Prävention: langsames Ein- und Ausschleichen **Spätdyskinesien** ⟶ oft irreversibel, Absetzen der „typischen" Neuroleptika, Therapieversuch mit atypischem Neuroleptikum (Clozapin)
perinataler Hirnschaden	frühzeitiger Therapiebeginn! **symptomatisch** ⟶ Physiotherapie, Vorsorgung mit orthopädischen Hilfsmitteln, psychologische Betreuung
Hirnschädigung (Infarkt, Blutung, Tumor, Metastasen, SHT, neurochirurgische Eingriffe, Infektionen [z.B. Lues oder Tbc], Provokation/Verstärkung durch Stressoren Serologie, BK, Antibiogramm, Liquoranalyse, Mendel-Mantoux-Test cCT/cMRT (ggf. Basalganglienveränderungen) Lumbalpunktion	Behandlung der Grunderkrankung **medikamentös** ⟶ hoch dosiert Valproinsäure (Antikonvulsivum), Neuroleptika (Haloperidol, Chlorpromazin, Clozapin), Reserpin, ggf. tiefe Hirnstimulation oder neurochirurgischer Eingriff
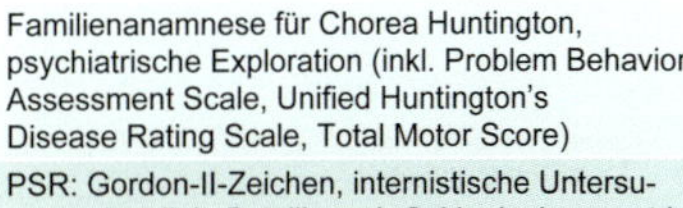 Familienanamnese für Chorea Huntington, psychiatrische Exploration (inkl. Problem Behavior Assessment Scale, Unified Huntington's Disease Rating Scale, Total Motor Score) PSR: Gordon-II-Zeichen, internistische Untersuchung (kardiale Beteiligung), Sakkadenhypometrie GOT, GPT, Cu und Coeruloplasmin (z.A. M. Wilson), Lues-Serologie (z.A. Neurolues), ggf. Schwermetallbestimmung und Drogentest in Blut und Urin, PCR: CAG-Wiederholungen im Huntington-Gen auf Chromosom 4 ggf. kraniales FDG-PET, cCT/cMRT ggf. Lumbalpunktion (z.A. alternativer Ursachen)	**medikamentöse Behandlung der:** - Hyperkinesien: Tiaprid, Sulpirid oder Tetrabenazin - Depression: SSRI, Venlafaxin - Psychosen und Reizbarkeit: Antipsychotika - Schlafstörungen: pflanzliche Mittel **supportiv** ⟶ Physiotherapie, Ergotherapie, Logopädie, humangenetische Beratung
Kindesalter, progredienter Verlauf, Familienanamnese für Tic-Störung, Verschlimmerung der Symptomatik bei Angst psychiatrische Exploration	**medikamentös** ⟶ **Kinder** ⟶ Tiaprid, Risperidon oder Aripiprazol **Erwachsene** ⟶ Tiaprid, Sulpirid oder Risperidon **Alternativen** ⟶ Tetrabenazin, Topiramat **supportiv** ⟶ Verhaltenstherapie (Reaktionsumkehrbehandlung), Psychoedukation

2.16 Hypokinese bzw. Hypomimie

Erstmaßnahmen

Anamnese: Beginn und Verlauf, verstärkende und lindernde Faktoren, Vor- und Begleiterkrankungen, Familienanamnese für Hypokinesen, Medikamente (Antipsychotika mit Dopaminantagonismus), psychosoziale Anamnese, Alkohol, Nikotin, Drogen, Kontakt zu beruflichen Gewerbegiften (z.B. Mn)

Leit- und Begleitsymptome		Verdachtsdiagnosen
verzögerte Initiierung und verminderte Amplitude willkürlicher und unwillkürlicher Bewegungen, reduzierte Mitbewegungen, Hypomimie Ruhetremor, posturale Instabilität, kleinschrittiger Gang mit vorgebeugtem Rumpf, depressive Verstimmung, Mikrografie		M. Parkinson
reduzierte Mimik gedrückte Stimmung, Interessensverlust, Freudlosigkeit, Antriebslosigkeit, Gefühl der Wertlosigkeit	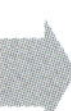	Depression
Mimik, Gestik, sprachlicher Ausdruck reduziert Hakim-Trias: breitbasiger Gang, Demenz, Harninkontinenz; Antriebsverlust, Aufmerksamkeitsstörung, verminderte affektive Schwingungsfähigkeit		Normaldruckhydrozephalus
fluktuierende Facies myopathica (u.a. ein- oder beidseitige Ptosis und hinabhängender Unterkiefer) Diplopie (aber keine Pupillenstörung), Sprech-, Kau-, Schluckstörung, wechselnde Augenmuskelparesen		Myasthenia gravis
Stupor, Mutismus, Katalepsie Gedankeneingebungen/-entzug/-ausbreitung, Wahnwahrnehmung, Wahn, akustische Halluzinationen		katatone Schizophrenie
chronisch progediente Facies myopathica (beidseitige Ptosis und hinabhängender Unterkiefer) distale Extremitätenschwäche mit u.a. Steppergang, Dekontraktionsstörung, Katarakt, Stirnglatze, Konzentrationsstörung, Veränderung der Persönlichkeit, DM, kardiale Reizleitungsstörungen, Kardiomyopathie, Hypogonadismus, Hypothyreose		Myotone Dystrophie Typ 1 (M. Curschmann-Steinert)

Definition

Hypokinese → Bewegungsarmut, Mangel an Spontanmotorik
Hypomimie → reduzierte oder verlangsamte Mimik

Untersuchung: neurologische Untersuchung (Hirnnerven, MER, Muskeltonus, Diadochokinese, Gangbild)
Labor: Diff.-BB, E'lyte, BSG, CRP, GOT, GPT, γ-GT, Krea, Hst, TSH
Bildgebung/Funktionsdiagnostik: cCT/cMRT, EEG

Spezifische Diagnostik	Spezifische Therapie
Schmerzen in Schulterregion, einseitiger Beginn der Symptome, Schlafstörung auffälliger Pulsionstest (Fallneigung, erhöhte Zahl an Ausfallschritten), erhöhte Wendeschrittzahl, Zahnradphänomen, unerschöpflicher Glabellareflex cMRT/cCT, ggf. DaTSCAN, ggf. FDG-PET	keine kurative Therapie verfügbar **medikamentöse** Therapie des Dopaminmangels → ≤ 70. LJ → Dopaminagonisten > 70. LJ → Levodopa + peripherer Decarboxylasehemmer Wirkungsfluktuationen: zusätzlich COMT-Hemmer oder MAO-B-Hemmer, ggf. tiefe Hirnstimulation **supportiv** → Physiotherapie, Ergotherapie, Logopädie
Schlafstörung, Konzentrationsstörung, Libidoverlust, Morgentief, Appetitveränderung, HDRS, BDI-II Polysomnografie	Psychotherapie, Psychopharmaka, ggf. Schlafentzugstherapie oder EKT
primär/idiopathisch: höheres Alter, Ausschluss sekundärer Ursachen (Subarachnoidalblutungen, Meningitis, SHT) Funduskopie, diagnostisches Ablassen einer größeren Liquormenge bei der Lumbalpunktion Lumbalpunktion	**operativ** → Liquorableitung über einen Shunt, alternativ: wiederholtes Ablassen von Liquor durch Lumbalpunktionen
Symptomfluktuation (stärker im Tagesverlauf, bei Stress, Infekten, OPs, Menstruation) symptomatikverstärkende Medikamente (Aminoglykosid-Antibiotika, β-Blocker, Chinin, Benzodiazepine) zur Provokation: Simpson-Test, Eistest Pharmakotests: Tensilon-Test, Pyridostigmin-Test AK gegen Acetylcholinrezeptoren (Anti-AChR-AK), gegen Lipoprotein related protein (Anti-Agrin-AK), gegen muskelspezifische Tyrosinkinase (Anti-MuSK-AK) CT Thorax (ggf. Thymushyperplasie, Thymom) Elektrophysiologie: Serienstimulation (Dekrement) und Einzelfaser-EMG (erhöhter Jitter)	**medikamentös** → akut: Absetzen symptomatikverstärkender Medikamente, Gabe von Glukokortikoiden + Acetylcholinesterasehemmer (einschleichende Dosierung); bei schweren Exazerbationen ggf. hoch dosierte Immunglobuline i.v. oder Plasmapherese/Immunadsorption Langzeittherapie: Reduktion der Glukokortikoide, ggf. + Immunsuppressiva (wie Azathioprin) **chirurgisch** → Thymektomie bei Thymomnachweis **supportiv** → Patientenedukation
Dauer der Symptomatik (> 1 Monat), Positiv- und Negativsymptome, Verhaltensveränderung, Knick in der Lebenslinie ggf. serologische Untersuchungen, Drogenscreening Ausschluss organischer Störungen: cCT/cMRT	**medikamentös** → Antipsychotika **supportiv** → Psychoedukation, Soziotherapie, kognitive Verhaltenstherapie, Familientherapie, stabiles Umfeld herstellen, EKT in Kurznarkose
Familienanamnese (autosomal-dominant) Perkussionsmyotonie, Lid-lag-Phänomen, Dekontraktionshemmung, Spaltlampenuntersuchung Kreatinkinase, HbA1c, BZ, Molekulargenetik: Trinukleotid-Repeat-Expansion EMG (Sturzkampfbombergeräusch), EKG ggf. Elektrophysiologie	keine kurative Therapie verfügbar **symptomatisch** → ggf. Physiotherapie, psychotherapeutische Betreuung Behandlung assoziierter Erkrankungen: - Hormonsubstitution (Hypogonadismus, Hypothyreose) - Diabeteseinstellung - Herzschrittmacher-Indikation prüfen - Katarakt-OP

2.17 Kopfschmerzen

Erstmaßnahmen

Anamnese: Beginn (plötzlich/schleichend), Schmerzqualität (dumpf-drückend/pulsierend/spitz-stechend), Schmerzintensität (visuelle Analogskala), Lokalisation (einseitig/beidseitig), Ausstrahlung, Begleitsymptome (Aura, Übelkeit, Erbrechen), Auslöser (Stress, Wetterumschwung), lindernde und verstärkende Faktoren, Menstruation, Häufigkeit (Tagebuch), Dauer, pos. Familienanamnese, Vor- und Begleiterkrankungen (art. Hypertonie, Erkältung), SHT, Lumbalpunktion, OPs, Medikamente (Analgetika), Nikotin, Alkohol, Drogen, psychosoziale Anamnese

Leit- und Begleitsymptome		Verdachtsdiagnosen
dumpf-drückender Schmerz, band-/helmförmig, Stunden bis Tage andauernd Licht- oder Lärmempfindlichkeit möglich		Spannungskopfschmerz
dumpfer ubiquitärer Schmerz selten Übelkeit/Erbrechen		arzneimittelinduzierter Kopfschmerz
pulsierender einseitiger Schmerz, 4–72 h anhaltend Aura (z.B. Flimmerskotom), Übelkeit/Erbrechen, Phono-/Photophobie		Migräne
einseitige temporal/retrobulbär lokalisierte heftigste Schmerzen, 15–180 min anhaltend motorische Unruhe		Cluster-Kopfschmerz
dumpf-drückender holozephaler Schmerz Fieber, Nackensteifigkeit		Meningitis
Vernichtungsschmerz Vigilanz-/Bewusstseinsminderung		Subarachnoidalblutung
langsam progredienter dumpf-drückender holozephaler Schmerz Erbrechen, Vigilanzminderung		Hirndruck
bohrend-stechender einseitig temporaler Schmerz Visusstörung, Schmerzen beim Kauen/Augenbewegungen		Riesenzellarteriitis

Definition

Schmerzempfindung im Bereich des Kopfes

Untersuchung: Puls, RR, Atemfrequenz, Temperatur, Pupillenreflex, Meningismus, Hirnnerven
Bildgebung/Funktionsdiagnostik: cMRT
Therapie: Meidung von Auslösern und Noxen, ausreichend Schlaf, Entspannungsverfahren (autogenes Training, progressive Muskelrelaxation)

Spezifische Diagnostik	Spezifische Therapie
Tage/Jahr (episodisch < 180, chronisch ≥ 180), keine Verstärkung bei körperlicher Aktivität Myogelosen der Schulter-/Nackenmuskulatur	**episodisch** ⟶ NSAR, ASS, Pfefferminzöl topisch **chronisch** ⟶ Ausdauertraining, Antidepressiva
Kopfschmerzmittel in > 15 Tagen/Monat (v.a. Analgetika, Triptane, Benzodiazepine, Opioide)	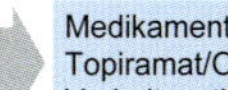 Medikamentenentzug, Prophylaxe mit Topiramat/Onabotulinumtoxin A, Verhaltenstherapie
Familienanamnese, psych. Belastung, Verstärkung bei körperlicher Aktivität	 **akut** ⟶ Reizabschirmung, Antiemetika, ASS, NSAR, Triptane **Prophylaxe** ⟶ Flunarizin, Topiramat
Trigger, z.B. Alkohol, Attacken häufig nachts/gleiche Tageszeit ipsilaterale konjunktivale Injektion, Lakrimation, Rhinorrhö, Ptosis, Schwitzen	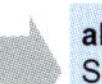 **akut** ⟶ Inhalation 100 % O_2, Lidocain intranasal, Sumatriptan s.c. **Prophylaxe** ⟶ Verapamil
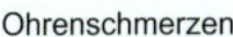 Ohrenschmerzen Exanthem, fokalneurologisches Defizit, Vigilanzminderung BB, BZ, E'lyte, CRP, INR, PTT, BK cMRT Lumbalpunktion	 **kalkuliert** ⟶ Ceftriaxon + Aminopenicillin + Dexamethason +/- Aciclovir Anpassung je nach Antibiogramm
bekanntes Aneurysma fokalneurologisches Defizit, Meningismus BB, BZ, E'lyte, INR/PTT CT-Angio Lumbalpunktion: Blutungsnachweis	 **konservativ** ⟶ Reizabschirmung, Analgosedierung, Laxanzien, Intensivüberwachung, Nimodipin (Vasospasmusprophylaxe) **invasiv** ⟶ Coiling/Clipping
Verstärkung in Kopftieflage/morgens, Sehstörungen, bekanntes Malignom Stauungspapille	**konservativ** ⟶ Oberkörperhochlagerung, Analgosedierung, Mannitol, bei Tumor Dexamethason **invasiv** ⟶ Trepanation/Kraniektomie
B-Symptomatik, proximal betonte Myalgien, Morgensteifigkeit Palpation A. temporalis, Funduskopie BB, CRP, BSG (≥ 50 mm/1h), Eiweißelektrophorese Duplex A. temporalis, Sono Hüfte/Schulter, cMRT, ggf. PET-CT Biopsie A. temporalis	**kausal** ⟶ Kortikoide, langfristig MTX **supportiv** ⟶ ASS (Ischämieprophylaxe), Vit. D

2.18 Lähmungen

Erstmaßnahmen

Anamnese: Beginn und Verlauf (akut/chronisch), Trauma, OPs, Vor- und Begleiterkrankungen (Poliomyelitis, Tumoren, PNP, DM), Familienanamnese für Paresen, Medikamente, Alkohol, Drogen

Untersuchung: Inspektion ⟶ Haltung, Gang, physiologische Mitbewegungen, Muskelatrophien, Schonung einer Körperseite, unwillkürliche Bewegungen, Tremor, Faszikulationen

Leit- und Begleitsymptome		Verdachtsdiagnosen
einseitig hängender Mundwinkel, fehlender Lidschluss (pos. Bell-Phänomen), Verlust d. Stirnrunzelns ggf. Ageusie, Hyperakusis, verminderte Tränensekretion	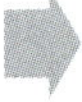	periphere Fazialisparese
akut auftretende Fallhand		proximale Radialisparese
schlaffe Para- oder Tetraparese Kreislaufstörungen, Blasen- und Mastdarmlähmung		spinales Querschnittssyndrom
Fußheberschwäche, Steppergang, Pronationsschwäche Taubheitsgefühl		Peroneusparese
schlaffe Parese zunehmende schmerzlose Schwäche der rumpfnahen Muskulatur		Muskeldystrophie

Definition eingeschränkte Bewegungsfähigkeit (Parese) oder vollständige Bewegungsunfähigkeit (Paralyse)

Muskelstatus → Händedruck, MRC-Skala, Arm- und Beinhalteversuch
Feinmotorik → Diadochokinese
Reflexstatus → Verlust oder Steigerung, pathologische Reflexe
Sensibilitätsprüfung

Spezifische Diagnostik	Spezifische Therapie
kalte Zugluft, Zeckenbiss, zurückliegende Varizelleninfektion, Z.n. Otitis media Schirmer-Test, Orbicularis-oculi-Reflex, Signe des cils, Gehörgangsinspektion (Bläschen?) Blut: Borrelien-AK Liquoranalyse: Protein, Laktat, Glu, Borrelien-AK, VZV-PCR ggf. cMRT, ENG und EMG Lumbalpunktion	**konservativ** → Augensalbe, Uhrglasverband, artifizieller Tränenersatz Physiotherapie, ggf. Elektrostimulation **chirurgisch** (nur bei traumatischer Frühlähmung) → Dekompression bei Neuroborreliose: Doxycyclin oder Ceftriaxon bei idiopathischer Fazialisparese: Prednisolon bei Zoster oticus: Prednisolon und Aciclovir
Alkoholanamnese, Oberarmbruch, Auftreten am Morgen oder nach OP (falsche Lagerung bei Narkose) Funktionsprüfung Mm. triceps brachii u. brachioradialis, Kraftprüfung d. Hand- u. Fingerstrecker, Ausfall des Brachioradialisreflexes und ggf. des Trizepssehnenreflexes, Hypästhesie am radialen Handrücken (Daumen, Zeigefinger und radiale Hälfte des Mittelfingers) EMG	bei Druckschädigung **konservativ** → physikalische Therapie, Elektrostimulation **chirurgisch** → Neurolyse und Nervennaht
akut/chronisch, Trauma, Schmerzanamnese akut → spinaler Schock mit Areflexie und schlaffer Parese chronisch → spastische Parese Puls, RR, Atemfrequenz, Temperatur Diff.-BB, E'lyte, CRP, BSG, Liquoranalyse (auf u.a. Pleozytose, oligoklonale Banden), ggf. AK Rö/CT/MRT WS, EKG, Langzeit-EKG, EP, NLG ggf. Myelografie, Lumbalpunktion	intensivmedizinische Überwachung d. Herz-Kreislauf-Funktion sowie d. neurologischen Ausfälle, O_2-Gabe, Blasenkatheter, Thromboembolieprophylaxe, Physiotherapie **traumatisch** → Stiff-Neck-Orthese **hohe Schädigung** → Beatmung **Schädigung oberhalb von Th6** → Herzrhythmusstörung (Bradykardie) möglich, Überwachung und Therapie **neurogener Schock** → Volumengabe und Katecholamine **medikamentös** → Kortikoid innerhalb 8 h nach Trauma **operativ** → bei nachweisbarer Kompression von Rückenmark/Kauda rasche chirurgische Dekompression, bei Instabilität operative Stabilisierung **supportiv** → Physiotherapie
Bandscheibenvorfall, Fibulakopffraktur, zu enger Gips Zehen in Flexionsstellung, Herabhängen des lateralen Fußrandes, Fallneigung, Hypästhesie d. lateralen Unterschenkels, Fußrückens und der Zehen 1–4 MRT LWS, NLG, EMG	**konservativ** → physikalische Therapie, Peroneusschuh **chirurgisch** → Dekompression oder Naht d. N. peroneus
Familienanamnese für Muskeldystrophie beidseits pos. Trendelenburg-Zeichen, pos. Gowers-Zeichen, Scapula alata, MER abgeschwächt BB, E'lyte, CK, Genanalyse EMG Muskelbiopsie	Physiotherapie, genetische Beratung

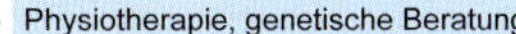

2.19 Meningismus

Erstmaßnahmen

Anamnese: Beginn und Verlauf, Übelkeit, Erbrechen, Vigilanzminderung, Trauma, OPs, Vor- und Begleiterkankungen, Medikamente, Alkohol, Drogen

Untersuchung: Brudzinski-Zeichen, Kernig-Zeichen, Lhermitte-Zeichen, Lasègue-Zeichen, Funduskopie (Stauungspapille), Puls, RR, Atemfrequenz, Temperatur, Bewusstsein (GCS)

Leit- und Begleitsymptome		Verdachtsdiagnosen
Entwicklung d. Meningismus innerhalb von Stunden Schwindel, Übelkeit, Erbrechen, Nackenschmerzen, Ohrgeräusche, Fieber		Sonnenstich
Entwicklung d. Meningismus über wenige Stunden hohes Fieber, starke Kopfschmerzen, ggf. Übelkeit, Erbrechen, Petechien, Empfindlichkeit gegenüber Licht, Lärm und Berührung, Opisthotonus		Meningitis
Entwicklung d. Meningismus plötzlich bis über wenige Stunden neurologische Ausfälle abhängig von Größe und Lokalisation d. Blutung, Hirndruckzeichen, Bewusstseinsstörung		intrazerebrale Blutung (ICB)
Entwicklung d. Meningismus schlagartig, meist aus Ruhesituation plötzlich schwerster Kopfschmerz, Bewusstseinsstörung, Hirndruckzeichen, neurologische Ausfälle, Opisthotonus, u.a. Okulomotoriusparese mit Mydriasis		Subarachnoidalblutung (SAB)
Entwicklung d. Meningismus über Tage bis Wochen Kopfschmerzen, Krampfanfälle, fokalneurologische Defizite, Hirndruckzeichen		Meningeosis carcinomatosa (Hirnmetastasen)

Definition

schmerzhafte Nackensteifigkeit bei Reizung der Hirnhäute

Labor: Diff.-BB, E'lyte, Glu, CRP, BSG, PTT, INR/Quick, Liquoranalyse

Therapie: Überwachung d. Vitalfunktion, O_2-Gabe, i.v. Gabe von Flüssigkeit, E'lyten und ggf. Glukose, RR-Regulierung

Spezifische Diagnostik	Spezifische Therapie
Dauer des „Sonnenbads“	**akut** → Patienten in den Schatten bringen, Kopf hoch lagern, Kühlen des Kopfes mit kalten, feuchten Tüchern **Prophylaxe** → Tragen einer hellen Kopfbedeckung
SHT, Infektion (Coxsackie-Viren, Enteroviren, EBV, Mumpsvirus, Masernvirus, HSV 2, HIV, E. coli, Streptokokken Gruppe B, Listeria monocytogenes, Haemophilus influenzae, Meningokokken, Pneumokokken, Pilze, Parasiten) BK, Antibiogramm, Serologie, Erregernachweis, Liquoranalyse (Zellzahl und -differenzierung, Protein, Laktat, Glu, Grampräparat, Liquorkultur), ggf. Latexagglutinationstest ggf. cCT z.A. einer Raumforderung/eines erhöhten Hirndrucks Lumbalpunktion	intensivmedizinische Überwachung **kalkulierte Antibiose** → Cephalosporine der Generation 3a (Ceftriaxon) in Kombination mit einem Aminopenicillin, spezifische Therapie bei Erregernachweis Meldepflicht bei Meningokokken-Meningitis!
arterielle Hypertonie, Familienanamnese für Gefäßkrankheiten (u.a. hämorrhagische Diathese oder Gefäßfehlbildungen) wie Kavernom/arteriovenöse Malformation, Antikoagulanzien, hämorrhagische Diathese, Vaskulitis Intracerebral Hemorrhage Score (ICHS) cCT, MRT mit KM (zur Ursachensuche)	sofortiger Transport mit Notarzt in eine Stroke-Unit, Überwachung der Vitalfunktionen, Intubation und Beatmung, Neuroprotektion: Normoglykämie und Normothermie sicherstellen **medikamentös** → bei arterieller Hypertonie vorsichtige RR-Senkung, Senkung des intrakraniellen Drucks, Behandlung epileptischer Anfälle, Prophylaxe von tiefen Beinvenenthrombosen/Lungenembolie, Korrektur einer Gerinnungsstörung (hämostatisches Faktor-VIIa-Konzentrat) **operativ/interventionell** → Beseitigung der Blutungsquelle bei Aneurysma/Angiom, Ventrikeldrainage bei intraventrikulärer Blutungsbeteiligung und Liquorabflussbehinderung, ggf. Hämatomevakuation
kürzlich zurückliegende Warnblutung: vor Tagen bereits heftige Kopfschmerzen, RF (Rauchen, Alkohol, arterielle Hypertonie), Familienanamnese für Gefäßkrankheiten, Marfan-Syndrom, Trauma cCT mit CT-Angiografie ggf. Lumbalpunktion (wenn CT nicht eindeutig); DSA zur Aneurysmadarstellung	sofortiger Transport mit Notarzt in eine Stroke-Unit, Überwachung der Vitalfunktionen, Intubation und Beatmung, Neuroprotektion: Normoglykämie und Normothermie sicherstellen **medikamentös** → bei arterieller Hypertonie vorsichtige RR-Senkung, Senkung des intrakraniellen Drucks, Behandlung epileptischer Anfälle, Prophylaxe von tiefen Beinvenenthrombosen/Lungenembolie, Vasospasmusprophylaxe (z.B. Nimodipin), Verlaufskontrolle mittels täglicher transkranieller Doppler-Sonografie (z.A. Vasospasmen), bei Hydrozephalus: Liquorshunt **interventionell** → Coiling **chirurgisch** → Clipping
Primärtumor (u.a. malignes Melanom, Mamma-CA, Bronchial-CA, Lymphom, Leukämie), bisherige Behandlung Karnofsky-Index Tumormarker d. Primärtumors, Liquordiagnostik: Zellzahl und -morphologie, Laktat, Protein, Glu und Immunzytologie MRT der gesamten Neuroachse: stark KM-aufnehmende Strukturen mit perifokalem Ödem (gestörte Blut-Tumor-Schranke) Lumbalpunktion (nach MRT), stereotaktische Biopsie	meist palliativer Therapieansatz: Strahlentherapie, systemische oder intrathekale Chemotherapie

2.20 Bewusstseins- und Vigilanzstörung

Erstmaßnahmen

Fremdanamnese: Beginn und Verlauf, Auffindesituation, Suizidversuch, Trauma, Krämpfe, frühere Episoden, OPs (neurochirurgische Eingriffe), Vor- und Begleiterkrankungen (Epilepsie), Allergien, Schwangerschaft, Medikamente, Alkohol, Nikotin, Drogen, psychosoz. Anamnese, Berufsanamnese, Gewerbegifte

Untersuchung: Bewusstsein (GCS), Puls, RR, Atemfrequenz, Temperatur, Schockindex, Geruch der Atemluft (Alkohol, Aceton, Urämie, Foetor hepaticus), Inspektion von Haut/Schleimhäuten (Blässe, Zyanose, Ikterus, Petechien, Verletzungen, Zungenbiss), Inspektion/Palpation/Perkussion/Auskultation

Leit- und Begleitsymptome	Verdachtsdiagnosen
Bewusstseinsverlust < 1 h Amnesie, Verwirrtheit, Kopfschmerzen, Übelkeit, Erbrechen	Commotio cerebri
Bewusstseinsstörung unterschiedlichen Ausmaßes weitere Symptome je nach konsumierter Substanz	Intoxikation
schleichende Bewusstseinsstörung Foetor ex ore	metabolische Entgleisung, z. B. diabetische Ketoazidose, Leberversagen, Urämie
Vigilanzminderung Myoklonien	Status epilepticus
rasch fortschreitende Vigilanzminderung hohes Fieber, Kopfschmerzen, Phono-/Photophobie, Nackensteifigkeit	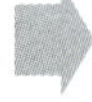 Meningoenzephalitis
bewusstseinsklares Intervall (Minuten bis Tage), dann Unruhe, Benommenheit, Koma Kopfschmerzen, Erbrechen, kontralaterale Hemiparese	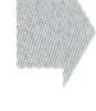 epidurales/subdurales Hämatom
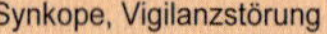 **Synkope, Vigilanzstörung** Nackensteifigkeit, Vernichtungskopfschmerz, fokalneurologische Defizite	 Subarachnoidalblutung

Definition

qualitative Bewusstseinsstörung → Störung der normalen Abläufe (Bewusstseinstrübung, -einengung, -erweiterung)
quantitative Bewusstseinsstörung → Vigilanzminderung, Beeinträchtigung des Schlaf-wach-Zustandes (Benommenheit, Somnolenz, Sopor, Koma)

des Thorax (Herzrhythmus, -geräusch, gedämpfter/hypersonorer KS, RG, abgeschwächtes AG) neurologische Untersuchung (Pupillenweite, Reaktion auf Schmerzreize, Reflexstatus, Brudzinski-Zeichen, Kernig-Zeichen, Lhermitte-Zeichen, Lasègue-Zeichen, Paresen, Sensibilitätsausfälle), Funduskopie

Labor: BZ-Schnelltest, BB, E'lyte, CRP, BSG, Glu, Ca, Krea, Hst, BGA

Bildgebung/Funktionsdiagnostik: cCT/cMRT, EEG

Invasiv: Lumbalpunktion

Spezifische Diagnostik	Spezifische Therapie
Unfallhergang Rö HWS	Beobachtung über 24 h, wiederholte Überprüfung der Orientierung
Alkohol-/Drogen-/Medikamentenabusus (Fremdanamnese!) Miosis (Opioide) Mydriasis (Neuroleptika, Antidepressiva, Amphetamine) Herzrhythmusstörungen Drogenscreening, Medikamenten-/Alkoholspiegel	je nach Substanz Intensivüberwachung, Aktivkohle, forcierte Diurese, Alkalisierung d. Urins, ggf. Dialyse, Antidottherapie – wenn vorhanden
Diabetes, Leber-/Nierenerkrankung, Medikamente, Pilzgenuss Exsikkose, Ödeme, Ikterus, basal feuchte RGs/ abgeschwächtes AG, Leberhautzeichen, Flapping-Tremor INR/Quick, PTT, Bili, GOT, GPT, Osmolalität Sono Abdomen, EKG	**Ketoazidose:** Volumen-/E'lytausgleich, Insulin **hep. Enzephalopathie:** Lactulose, L-Ornithin-Aspartat, Rifaximin, Behandlung der Grunderkrankung **Urämie:** Dialyse
bekannte Epilepsie, Hirnschädigung Babinski pos.	Lorazepam, Antikonvulsiva
vorausgegangener Infekt, Diabetes, Immunsuppression pos. Meningismus-Zeichen BK, sofortige Lumbalpunktion, Erregernachweis cCT	**Antibiose** → Ceftriaxon + Aminopenicillin + Dexamethason + ggf. Aciclovir Mengingokokken: Umgebungsprophylaxe, **Meldepflicht!**
Unfallhergang homolaterale Pupillenerweiterung, RR-Schwankungen	**epidurales Hämatom** → notfallmäßige Kraniotomie und Entlastung **subdurales Hämatom** → Entlastung über ein Bohrloch
CT-Angio Blutungsnachweis	Abschirmen, Analgosedierung, Laxanzien, Hirndrucktherapie, Nimodipin (Vasospasmusprophylaxe), ext. Ventrikeldrainage **interventionell** → Coiling **chirurgisch** → Clipping

2.21 Wahrnehmungsstörungen und Halluzinationen

Erstmaßnahmen

Anamnese: Beginn und Verlauf, Beeinträchtigung im Alltag, Begleitsymptome, Vor- und Begleiterkrankung, OPs, Medikamente, Alkohol, Drogen, Nikotin, Familienanamnese für psychiatrische Erkrankungen, psychosoziale Anamnese, Berufsanamnese, Fremdanamnese

Untersuchung: Allgemeinzustand, Ernährungszustand, Puls, RR, Atemfrequenz, Temperatur, psychiatrische Exploration (Erscheinungsbild, Psychomotorik, Bewusstseinslage, Orientierung zu Zeit, Ort, Person und Situation, Kontaktaufnahme, zwischenmenschliches Verhalten, Affektivität, Antrieb, Stimmungslage, mnestische Funktion, produktive Symptome, Suizidalität, Abwehrmechanismen), internistische und neurologische Untersuchung (Pupillenreaktion, Hirnnerven, Gesichtsfeld, Reflexstatus, Koordination), Funduskopie (Stauungspapille)

Leit- und Begleitsymptome → **Verdachtsdiagnosen**

akustische Halluzinationen (Beschimpfungen, Bedrohungen)
ängstliche Erregung, Eifersuchtswahn
→ akute Akoholhalluzinose (= Intoxikationspsychose)

szenisch-optische Halluzinationen
fein- bis grobschlägiger Tremor, Krampfanfälle, Gedächtnisstörungen, Desorientiertheit, psychomotorische Unruhe, Hyperthermie, Hypertonie, Tachykardie

Alkoholentzugsdelir

Mikropsie, Makropsie, Verschwommen- und Farbigsehen
Euphorie, konsekutive Müdigkeit, Veränderung des Raum-Zeit-Gefühls, psychomotorische Verlangsamung, verändertes Zeiterleben, Übelkeit, Erbrechen

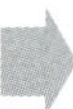

Psychodysleptikaabhängigkeit

haptische/taktile Halluzinationen
Juckreiz, Kribbeln, Kriechen, Stechen, Kontaktschwäche, Suizidgedanken

Dermatozoenwahn

komplexe Halluzinationen
Denkstörungen, Gedankensteuerung, Verfolgungswahn, Aufmerksamkeitsstörung, Affektverflachung, Anhedonie, Asozialität

Schizophrenie

2.21 Wahrnehmungsstörungen und Halluzinationen

Definition

Wahrnehmungsstörung ⟶ krankhafte Sinneswahrnehmung infolge Störung des Sinnesorgans, seiner zentralwärts leitenden (= zentripetalen) Bahnen oder des zugehörigen Wahrnehmungsfelds
Halluzination ⟶ mehrere Sinne betreffende (= komplexe), nicht durch entsprechende äußere Sinnesreize hervorgerufene, jedoch für die betroffene Person Realitätscharakter besitzende Sinnestäuschung

Labor: Diff.-BB, E'lyte, CRP, BSG, TSH, Krea, Hst, γ-GT, GOT, GPT, Vit. B_{12}, Vit. B_6, Vit. B_1

Spezifische Diagnostik	Spezifische Therapie
Alkoholanamnese, frühere Entziehungskuren, CAGE-Interview Blutalkoholspiegel, Albumin, INR/Quick, PTT, Bili, CDT	Neuroleptika, Benzodiazepine, Entgiftung, Alkoholentzugsbehandlung
Alkoholanamnese, frühere Entziehungskuren, CAGE-Interview, Verkehrsdelikte (Führerschein), Verlauf des aktuellen Alkoholentzugs Blutalkoholspiegel, Albumin, INR/Quick, PTT, Bili, CDT, CK, Myoglobin, Hrse, Triglyceride Rö Thorax, EKG	Kontrolle und Stabilisierung der Vitalfunktionen, Vit. B_1 i.v., Clomethiazol, Benzodiazepine, Carbamazepin, Entgiftung, Alkoholentzugsbehandlung
Drogenabusus (Cannabis, LSD) Mydriasis Urin-/Speicheltest auf Cannabinoide, Nachweis in Blut, Schweiß und Haar Nachweis von Lysergsäuredietylamid im Urin	vorübergehend: Benzodiazepine, Entzugsbehandlung
krankhafte Angst vor Insekten, Reiseanamnese dermatologische Untersuchung (bakterielle Superinfektionen auf Kratzexkoriationen) Ausschluss organischer Ursachen, Drogenscreening	Neuroleptika
Krankheitseinsicht (fehlt bei Schizophrenie), psychiatrische Exploration, PANSS Ausschluss organischer Ursachen, Drogenscreening cCT/cMRT	Antipsychotika, Benzodiazepine, Antikonvulsiva, Lithium, Antidepressiva, Soziotherapie, Training sozialer Fähigkeiten, Psychotherapie, Verhaltenstherapie, EKT in Kurznarkose, rTMS

2.22 Agitiertheit

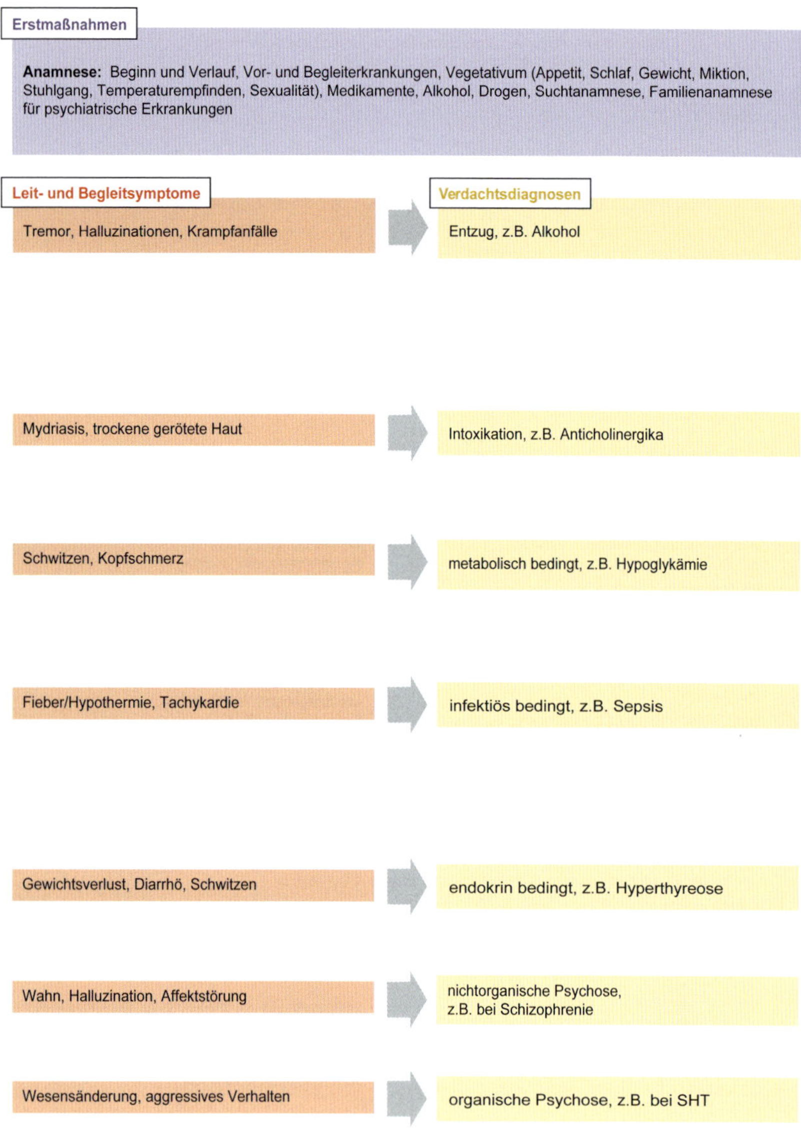

Definition

krankhafte Unruhe mit gesteigerter motorischer Aktivität

Untersuchung: Puls, RR, Temperatur, neurologische Untersuchung (Hirnnerven, Reflexstatus, Motorik, Sensibilität, Koordination), psychiatrische Exploration (Orientierung, Gedächtnis, Aufmerksamkeit, formales Denken, Zwänge, Wahn, Sinnestäuschungen, Ich-Störungen, Psychomotorik, Affektivität, Antrieb, zirkadiane Rhythmik, Schlaf, Vigilanz, Sozialverhalten)

Labor: BB, BZ, E'lyte, CRP, Krea, Hst, Bili

Spezifische Diagnostik	Spezifische Therapie
bekannte Sucht, Craving, Übelkeit, Schlaflosigkeit, Kopfschmerzen, Angst, Palpitationen Mydriasis, Schwitzen, Flush, Tachykardie, Hypertonie, Hyperreflexie Alkoholspiegel, Na	**symptomatisch** → Volumen, Glukose, Thiamin-/Folsäuresubstitution, E'lytausgleich, Clomethiazol, Benzodiazepine, Haloperidol, Intensivüberwachung **kausal** → anschließende Entwöhnungstherapie
Medikamenteneinnahme, Harnverhalt, Sehstörungen Flush, Anhidrose, Tachykardie, verminderte Darmgeräusche Medikamentenspiegel, CK EKG	Aktivkohle, Physostigmin
DM, Fasten BZ	Glukosesubstitution
vorangegangener Infekt, Katheter Hypotonie, Exanthem, ggf. feuchte RGs Diff.-BB, CRP, Procalcitonin, INR/Quick, PTT, Krea, BGA + Laktat, Blut-/Urinkultur Rö Thorax, Sono Abdomen, ggf. CT (je nach Fokus) Punktion Abszess	Volumen, empirische Antibiose, ggf. Intensivüberwachung und Katecholamingabe
Familienanamnese, Rauchen, Schilddrüsenknoten Palpation der Schilddrüse TSH, fT_3, fT_4, TRAK Sono + Szintigrafie Schilddrüse	Thyreostatika (Carbimazol/Thiamazol), Radiojodtherapie, Strumektomie
psychopathologischer Befund	Psychopharmaka, Psychotherapie
Unfallhergang, längerer Intensivaufenthalt fokalneurologische Defizite, vegetative Instabilität EEG, cMRT	Neuroleptika, Sedativa, Clonidin

2.23 Antriebslosigkeit

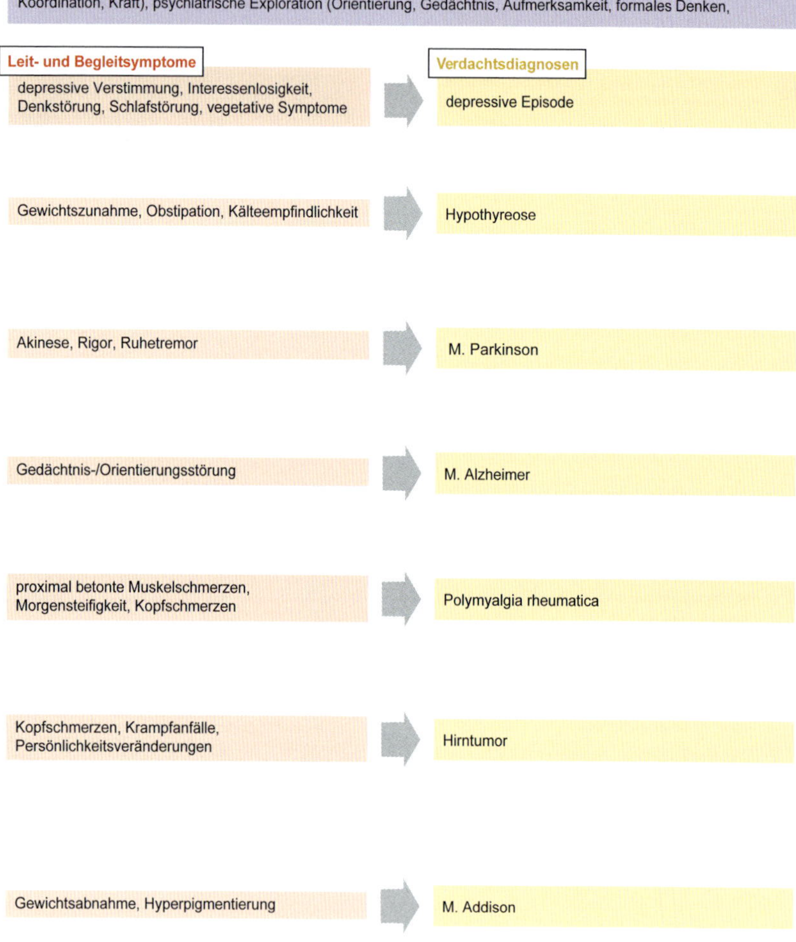

Erstmaßnahmen

Anamnese: Beginn und Verlauf, Beeinträchtigung im Alltag, frühere Episoden, Vor- und Begleiterkrankungen (Malignom, psychiatrische/neurologische Erkrankungen), Vegetativum (Appetit, Schlaf, Gewicht, Miktion etc.), Medikamente, OPs, Alkohol, Drogen, Familienanamnese für psychiatrische Erkrankungen, psychosoziale Anamnese, Berufsanamnese

Untersuchung: Puls, RR, Temperatur, neurologische Untersuchung (Hirnnerven, Reflexstatus, Motorik, Sensibilität, Koordination, Kraft), psychiatrische Exploration (Orientierung, Gedächtnis, Aufmerksamkeit, formales Denken,

Leit- und Begleitsymptome	Verdachtsdiagnosen
depressive Verstimmung, Interessenlosigkeit, Denkstörung, Schlafstörung, vegetative Symptome	depressive Episode
Gewichtszunahme, Obstipation, Kälteempfindlichkeit	Hypothyreose
Akinese, Rigor, Ruhetremor	M. Parkinson
Gedächtnis-/Orientierungsstörung	M. Alzheimer
proximal betonte Muskelschmerzen, Morgensteifigkeit, Kopfschmerzen	Polymyalgia rheumatica
Kopfschmerzen, Krampfanfälle, Persönlichkeitsveränderungen	Hirntumor
Gewichtsabnahme, Hyperpigmentierung	M. Addison

Definition Fehlen von Antrieb und Motivation

Zwänge, Wahn, Sinnestäuschungen, Ich-Störungen, Psychosomatik, Affektivität, Antrieb, zirkadiane Rhythmik, Schlaf, Vigilanz, Sozialverhalten), Palpation Gelenke

Labor: Diff.-BB, E'lyte, CRP, BSG, LDH, TSH, Krea, Hst, γ-GT, GOT, GPT, Vit. B_{12}, Vit. B_6, Vit. B_1

Bildgebung/Funktionsdiagnostik: Sono Abdomen und Schilddrüse, cMRT

Spezifische Diagnostik	Spezifische Therapie
psychopathologischer Befund, HAMD	Psychotherapie, Psychopharmaka Schlafentzug, EKT
Hashimoto-Thyreoiditis, Strumektomie, Radiojodtherapie Narben, Struma TSH, fT_3, fT_4, TPO Sono, Szintigrafie	**Substitution** mit L-Thyroxin, einschleichende Dosierung
einseitiger Beginn der Symptome, Medikamente (Neuroleptika) kleinschrittiger Gang, Hypomimie, posturale Instabilität, Dysarthrie FDG-PET, DaT-Scan	Physiotherapie, Ergotherapie, Logopädie **< 70. LJ** → Dopaminagonisten **> 70. LJ** → L-Dopa + peripherer Decarboxylasehemmer **Wirkungsfluktuationen** → zusätzlich COMT-Hemmer, tiefe Hirnstimulation
MMST, neuropsychologische Testung EEG, PET Lumbalpunktion	**supportiv** → strukturierter Tagesablauf, kognitive Verfahren, Ergotherapie, Verhaltenstherapie **medikamentös** → Acetylcholinesterasehemmer, Memantin, Ginko biloba
B-Symptomatik, Sehstörung BB, CRP, BSG (≥ 50 mm/1h), Eiweißelektrophorese Sono: bilaterale Bursitis subdeltoidea, trochanterica, Bicepssehnentendinitis Biopsie A. temporalis	Glukokortikoide, langfristig MTX
Malignom in der Vorgeschichte neurologische Herdsymptome, Stauungspapille EEG, cCT stereotaktische Biopsie	**symptomatisch** → Glukokortikoide (Hirnödem), Antiepileptika, Schmerztherapie **kausal** → Tumorexstirpation durch Kraniotomie/mikrochirurgisch, Radiatio, Immun-/Chemotherapie
Medikamente (z.B. Ketoconazol), Tumorleiden, Nebennieren-OP, Kortikosteroidtherapie Exsikkose, Hypotonie, fehlende Sekundärbehaarung bei der Frau Serum: $Na^+/K^+ < 30$, Serumkortisol ↓, ACTH-Test, Plasma-ACTH, NNR-Auto-AK MRT NNR	**Substitution** aller Achsen: Glukokortikoid, Mineralokortikoid, DHEA **Addison-Krise** → Hydrokortison i.v., NaCl 0,9% und Glukose 5% i.v.

2.24 Gedächtnisstörungen

Erstmaßnahmen

Anamnese: Beginn (akut/schleichend) und Verlauf (konstant/progredient), Störung des Kurz- oder Langzeitgedächtnisses, Behinderung im Alltag, Trauma (SHT), OPs, Vor- und Begleiterkrankungen (Gefäßerkrankungen), Medikamente, Nikotin, Alkohol, Drogen, Gewerbenoxen, Familienanamnese für Demenz, Berufsanamnese, psychosoziale Anamnese

Untersuchung: Puls, RR, Temperatur, neurologische Untersuchung (Pupillenreaktion, Hirnnerven, Motorik, Reflexstatus, Koordination), psychiatrische Exploration (Erscheinungsbild, Psychomotorik, Bewusstseinslage,

Leit- und Begleitsymptome → **Verdachtsdiagnosen**

posttraumatische Gedächtnisstörung

Aufmerksamkeitsstörungen, reduzierte Psychomotorik, kognitive Funktionsstörungen, Spastik, Ataxie, Kopfschmerzen, Depression, Angst

→ posttraumatische Amnesie

Störung des Kurzzeitgedächtnisses und der Merkfähigkeit, langsamer Symptombeginn über Monate bis Jahre

progredientes kognitives Defizit, Verhaltensänderungen, Gangunsicherheit, Miktionsstörung, Depression, Wahnsymptome, Angst, Unruhe, „Wandertrieb", Schlafstörung, Beeinträchtigung von Alltagsaktivitäten, Beeinträchtigung des Verstehens und der Durchführung von komplexen Aufgaben, der Urteilsfähigkeit, räumlich-visueller Funktionen, Sprachfunktionen, Veränderung im Verhalten (Persönlichkeitsveränderung)

M. Alzheimer

Störung des Kurzzeitgedächtnisses und der Merkfähigkeit

Gangstörung, imperativer Harndrang oder Harninkontinenz, Dysphagie, Dysarthrie, Aphasie, depressive Verstimmung, Krampfanfälle, disinhibiertes Lachen oder Weinen ohne entsprechende Emotion, Verlangsamung, Konzentrations- und Aufmerksamkeitsstörung, Wesensänderung, Schwindelgefühl, Kritikschwäche

vaskuläre Demenz

akute Gedächtnisstörung für 1 bis max. 24 h, anterograde und retrograde Amnesie

zu Zeit und Situation häufig nicht, zur Person immer orientiert, Übelkeit, Schwindel, Kopfschmerzen, Erschöpfbarkeit, Nervosität, Reizbarkeit

transiente globale Amnesie (TGA)

Definition Störungen der Merkfähigkeit (Dysmnesien)

Orientierung zu Zeit, Ort, Person und Situation, Kontaktaufnahme, zwischenmenschliches Verhalten, Affektivität, Antrieb, Stimmungslage, mnestische Funktion, produktive Symptome, Suizidalität, Abwehrmechanismen), kognitive Kurztests (MMST, DemTect, FFDD, MoCA, Uhrentest), internistische Untersuchung

Labor: Diff.-BB, E'lyte, CRP, BSG, TSH, Glu, Krea, Hst, γ-GT, GOT, GPT, Vit. B_{12}, Folsäure, Gerinnungsstatus

Bildgebung/Funktionsdiagnostik: cCT/cMRT

Invasiv: Lumbalpunktion

Spezifische Diagnostik

Unfallhergang, bisherige Therapie, Amnesie-Skala zur Quantifizierung der posttraumatischen Amnesie, GCS-E

Spezifische Therapie

Gedächtnisrehabilitation → externe Gedächtnishilfen, intensives Training zur Vermittlung von Lernstrategien
medikamentös → Donepezil, Methylphenidat, Physostigmin, Rivastigmin

pos. Familienanamnese

Ausschluss vaskulärer Demenz, vertiefte neuropsychologische Diagnostik

Liquor → verringertes Amyloid-Peptid Aβ1-42, erhöhtes Aβ1-40 und phosphoryliertes/Gesamt-Tauprotein, Genanalyse

cMRT → Atrophie von Hippocampus und Gyrus parahippocampalis mit Erweiterung d. Seitenventrikel-Unterhorns, später globale Atrophie, PET, FDG-PET, HMPAO-SPECT

allgemein → kognitives Training, Selbsthilfe- und Angehörigengruppen
medikamentös → Acetylcholinesterasehemmer, Memantin, Ginkgo biloba

Apoplex, TIA, Nikotin, DM, Vorhofflimmern, arterielle Hypertonie

periphere Pulse, Herzaktion, Karotisstenosegeräusch, Herzvitium, Arrhythmie, 30-min-Protokoll

EKG, Langzeit-EKG, Karotisduplex, TTE, extrakranielle und transkranielle Doppler- und Farbduplexsonografie

Behandlung der RF (Nikotin, Bewegungsmangel, Übergewicht) und Grunderkrankungen (DM, Hypertonie)
Sekundärprophylaxe → Thrombozytenaggregationshemmer, Antihypertensiva, Lipidsenker
medikamentös → Behandlung demenzassoziierter psychatrischer Symptome, Acetylcholinesterasehemmer, Memantin
allgemein → kognitives Training, Selbsthilfe- und Angehörigengruppen

Migräneanamnese
mögliche Auslöser:
ausgeprägte körperliche Anstrengungen, emotional psychische Belastungen, Sprung ins kalte Wasser, Geschlechtsverkehr

cMRT, EEG

stationäre Überwachung für mind. 24 h, keine kausale Therapie

2.25 Denkstörungen

Erstmaßnahmen

Anamnese: Beginn und Verlauf, Beeinträchtigung im Alltag, Vor- und Begleiterkrankungen, OPs, Medikamente, Alkohol, Drogen, Nikotin, pos. Familienanamnese, Kindheitsanamnese, psychosoziale Anamnese, Berufsanamnese, Fremdanamnese

Untersuchung: Puls, RR, psychiatrische Exploration (Erscheinungsbild, Psychomotorik, Bewusstseinslage, Orientierung zu Zeit, Ort, Person und Situation, Kontaktaufnahme, zwischenmenschliches Verhalten, Affektivität,

Leit- und Begleitsymptome	Verdachtsdiagnosen
Ideenflucht Craving (starkes Alkoholverlangen), Gereiztheit, Tremor, Aufmerksamkeits-, Konzentrations-, Gedächtnisstörungen	Alkoholabhängigkeitssyndrom
Denkhemmung, Gedankenarmut gedrückte Stimmung (Niedergeschlagenheit, Hoffnungslosigkeit, Verzweiflung, Gefühl der Gefühllosigkeit), frühmorgendliches Erwachen, psychomotorische Unruhe, Konzentrationsstörungen, Entscheidungsunfähigkeit, Suizidgedanken, Interessenverlust und Freudlosigkeit, Verminderung des Antriebs mit erhöhter Ermüdbarkeit, Aktivitätseinschränkung, vermindertes Selbstwertgefühl und Selbstvertrauen, Schuldgefühle, Gefühl von Wertlosigkeit, verminderter Appetit, verminderte Libido	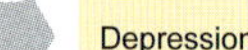 Depression
Perseveration, Gedankenarmut, Zwangsgedanken Angst, ritualisierte Handlungsketten, Zwangshandlungen (Reinigungs- und Putzzwang, Kontroll- und Ordnungszwang) Einschränkung sozialer Aktivitäten und Kontakte, Isolation, Einsamkeit	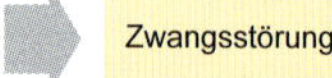 Zwangsstörung
formale und/oder inhaltliche Denkstörungen, meist plötzlicher Beginn gestörte mnestische Funktion, Persönlichkeitsveränderung, Halluzinationen, Wahnvorstellungen, psychomotorische Unruhe, mit oder ohne Bewusstseinsveränderung	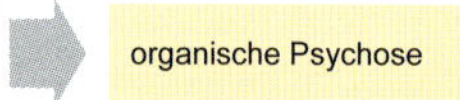 organische Psychose
Gedankenabreißen, Neologismen, Symbolismus, aufgezwungene Gedanken, Verfolgungswahn Halluzinationen, Apathie, Aufmerksamkeitsstörung, Affektverflachung, Asozialität	 Schizophrenie

Definition
formale Denkstörung → Denkablaufstörung mit Denkhemmung, -sperre, Ideenflucht
inhaltliche Denkstörung → pathologisch veränderte Denkinhalte

Antrieb, Stimmungslage, mnestische Funktion, produktive Symptome, Suizidalität, Abwehrmechanismen), internistische und neurologische Untersuchung (Pupillenreaktion, Hirnnerven, Gesichtsfeld, Reflexstatus, Koordination)
Labor: Diff.-BB, E'lyte, CRP, BSG, TSH, Krea, Hst, γ-GT, GOT, GPT, Vit. B_{12}, Vit. B_6, Vit. B_1, Folsäure

Spezifische Diagnostik	Spezifische Therapie
Alkoholanamnese, frühere Entziehungskuren, CAGE-Interview, AUDIT-Fragebogen Blutalkoholspiegel, AP, Albumin, INR/Quick, Protein C, Protein S, direktes Bili, ETG, CDT, ETS, MCV Sono Abdomen (Screening Organerkrankung)	Alkoholabstinenz **Entgiftung** → Clomethiazol, Benzodiazepine Entzugstherapie, Selbsthilfegruppe
BDI-II HAMD Ausschluss organischer Ursachen	abhängig vom Schweregrad der Depression Psychotherapie oder/und Pharmakotherapie, EKT in Kurznarkose, Wachtherapie, bei akuter Suizidalität Notfalleinweisung
Diagnostisches Interview für Psychische Störungen (DIPS), quälende rezidivierende Zwangsimpulse, Krankheitseinsicht (meist vorhanden) Ausschluss organischer Ursachen (z.B. Hirnatrophie im Bereich der Basalganglien) cCT/cMRT	Psychotherapie störungsspezifische kognitive Verhaltenstherapie (KVT) mit Exposition und Reaktionsmanagement, Pharmakotherapie, SSRI, Clomipramin
SHT, Malignom, Stoffwechselstörung, AIDS, psychotrope Substanzen cCT/cMRT Lumbalpunktion	Monitoring der Vitalfunktionen **medikamentös** → Dämpfung der psychomotorischen Unruhe (Haloperidol, Levomepromazin) Therapie der Grunderkrankung
fehlendes Krankheitsbewusstsein, PANSS Ausschluss organischer Ursachen Drogenscreening cCT/cMRT	Antipsychotika, Benzodiazepine, Antikonvulsiva, Lithium, Antidepressiva, Soziotherapie, Psychotherapie, Verhaltenstherapie, EKT in Kurznarkose, rTMS

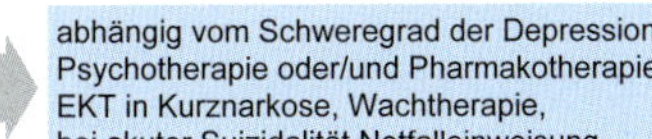
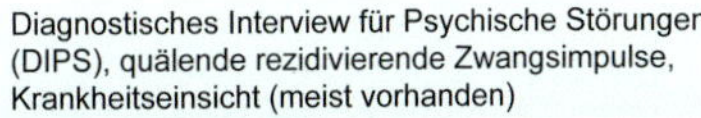
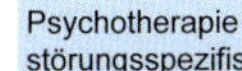
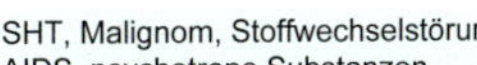
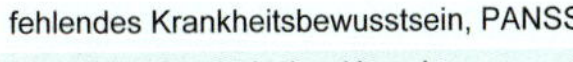

3 Haut, Unterhaut, Lymphknoten, Blut, Körpertemperatur

3.1 Hyperhidrosis

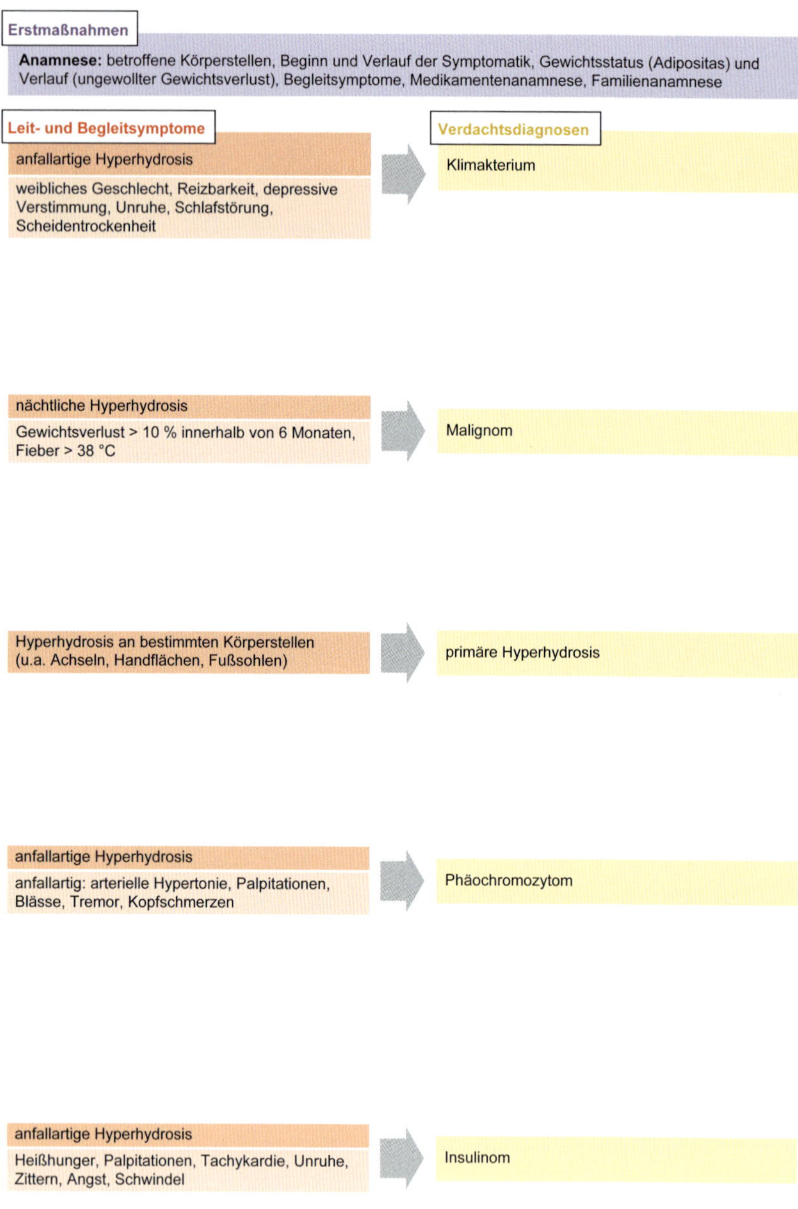

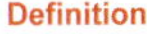

Definition

vermehrte Schweißproduktion

Allgemeine körperliche Untersuchung

Spezifische Diagnostik	Spezifische Therapie
Alter (i.d.R. > 40. LJ), Menstruationsanamnese (Frequenz, Unregelmäßigkeiten, Ausbleiben der Menstruation) FSH und LH (erhöht), Östradiol und Progesteron (vermindert)	**medikamentös** ⟶ Cimicifugawurzelstock, bei starken Symptomen: Hormonersatztherapie mit niedrig dosierten Östrogen-/Gestagen-Kombinationspräparaten (cave: Erhöhung des Endometrium- und Mamma-CA-Risikos) **supportiv** ⟶ Moorsitzbäder, blutiges Schröpfen, Neuraltherapie
Familienananamnese, RF (Nikotinabusus, Alkoholkonsum, ionisierende Strahlung, UV-Strahlung, Aflatoxin-Exposition, Infektionen mit EBV, chronische Hepatitis B- oder C-Infektion), Stuhl- und Miktionsanamnese, Schmerzanamnese, veränderte Nahrungsaufnahme (Schluckbeschwerden, Abneigung gegen Fleisch) ggf. hypersonorer Klopfschall der Lunge, Auffälligkeiten der Haut, palpable Raumforderung in Leber oder Abdomen Rö Thorax, Sono Abdomen, CT Thorax und Abdomen, ggf. PET-CT Endoskopie (ÖGD, Koloskopie)	onkologische Therapie entsprechend der zugrunde liegenden Erkrankung, dem Tumorstadium und Allgemeinzustand des Patienten
Alter (meist Jugendalter), Familienanamnese Jod-Stärke-Test, Ausschluss organischer Ursache	**symptomatisch** ⟶ Hygienemaßnahmen (häufiges Waschen der Region), Antitranspirante auf Aluminiumchloridbasis, Leitungswasseriontophorese, Botulinumtoxininjektion, Salbeiextrakte, Lebensstiländerung (Vermeidung von Alkohol, übermäßigem Kaffeekonsum), Entspannungsverfahren **operative Therapie** (bei unzureichender Symptomkontrolle) ⟶ Schweißdrüsenkürretage bzw. -exzision
MEN 2, Von-Hippel-Lindau-Syndrom oder Neurofibromatose 1 in der Eigen- oder Familienanamnese Screeningtests: freie Metanephrine im Plasma, fraktionierte Metanephrine im 24-h-Urin, ggf. Dopamin und Vanillinmandelsäure im Plasma, Bestätigungstests: Clonidinhemmtest (Ausbleiben des Katecholaminabfalls), im Anfall: Hyperglykämie mit Glukosurie, 24-h-RR-Messung, EGK, ggf. genetische Diagnostik Sono und CT/MRT Abdomen, bei V.a. extraadrenales Phäochromozytom: 123Jod-MIBG-Szintigrafie, ggf. DOPA-PET	**medikamentös** ⟶ akut- und präoperative Therapie: Phenoxybenzamin zur Alpha-Rezeptorblockade bei Inoperabilität: Phenoxybenzamin-Dauertherapie bei Tachykardie: + β-Blocker **operativ** ⟶ laparoskopische oder offene Tumorentfernung **zusätzlich bei Vorliegen von Metastasen** ⟶ palliative Chemotherapie, bei 123Jod-MIBG-positiven Metastasen: 131-MIBG-Therapie, bei Lebermetastasen: Chemoembolisation
kurzfristige Besserung der Syptome nach Nahrungsaufnahme, Gewichtsabnahme, MEN 1 in der Eigen- oder Familienanamnese Proinsulin und C-Peptid (erhöht), BZ (vermindert), 72-h-Fastentest (Insulin-/Glukose- Quotient > 0,3 μU/ml) Sono Abdomen, MRT Abdomen + MRCP + MR-Angiografie, PET-CT Endosonografie, ggf. intraarterielle pankreatische Ca-Stimulation mit perkutaner transhepatischer Pfortaderkatheterisierung zur selektiven Insulinbestimmung	**operativ** ⟶ Resektion (Enukleation, Pankreaslinks- oder Kopfresektion, onkologische Resektion bei malignem Insulinom) **medikamentös** ⟶ Hemmung der Insulinsekretion: Diazoxid oder Somatostatin-Analoga (Octreotid oder Lanreotid), bei inoperablen Malignomen: Somatostatin-Analoga zur Hemmung des Tumorwachstums, Tyrosinkinase-inhibitor Sunitinib, palliative Chemotherapie

3.2 Juckreiz (Pruritus)

Erstmaßnahmen

Anamnese: Beginn und Verlauf, Ausprägung (visuelle Analogskala), Lokalisation, Provokationsfaktoren, betroffene Mitbewohner, Vor- und Begleiterkrankungen, Allergien, atopische Disposition (Asthma, Heuschnupfen), Medikamente, psychische Beeinträchtigung, Schwangerschaft, Reise-, Berufsanamnese, Tierkontakt, Alkohol

Untersuchung: Inspektion der gesamten Haut (inkl. der Schleimhäute, Kopfhaut, Haare, Nägel, Anogenitalregion), Auskultation/Perkussion/Palpation des Abdomens, LK-Status

Leit- und Begleitsymptome		Verdachtsdiagnosen
Pruritus cum materia (mit zugrunde liegender Hauterkrankung)		
disseminierte Hautrötung, evtl. mit Quaddelbildung, evtl. auf Kontaktstelle begrenzte Hauterscheinung	→	allergische Reaktion
beugeseitenbetonte Dermatitis, Hals und Gesicht betroffen	→	Neurodermitis (atopische Dermatitis)
Rötung/Schwellung um Insektenstich/-biss, freie Hautareale	→	infektiöse Dermatosen (Mykosen, bakterielle/virale Infektionen, Skabies, Pediculosis, Insektenstiche, Follikulitiden)
streckseitenbetonte Dermatitis, auch in Sakral-/Analregion, am behaarten Kopf, typ. Nagelveränderungen, evtl. Arthritis	→	Psoriasis
Pruritus sine materia (ohne zugrunde liegende Hauterkrankung)		
generalisierter Juckreiz, ggf. zeitlicher Zusammenhang mit Dialyse	→	endokrinologisch bedingter Pruritus • chronische Niereninsuffizienz • DM • Hyperthyreose
Abgeschlagenheit, Leberhautzeichen, Aszites	→	hepatogener Pruritus (Hepatopathien mit Cholestase)
generalisierter Pruritus, B-Symptomatik, Leistungsschwäche	→	Malignom (V.a. M. Hodgkin, Polycythaemia vera, Mycosis fungoides, Karzinoid)
Kratzartefakte, hirnorganisches Psychosyndrom	→	psychogener Pruritus

Definition

unangenehme Sinneswahrnehmung, die ein Kratzbedürfnis auslöst (Juckreiz)

Therapie: Hautpflege (Austrocknung vermeiden), kein heißes, stark gewürztes Essen, keine heißen Getränke und Alkohol, Vermeidung Juckreiz auslösender Medikamente (z. B. HAES, Dextran, Tetrazykline), Kleidung aus Baumwolle (keine Wolle, keine synthetischen Materialien), Entspannungstherapie, Stressabbau, symptomatisch → Applikation von Cremes/Lotionen mit Hst, Kampher, Menthol, Polidocanol, Gerbstoffe, feuchte oder kühlende Umschläge, kühles Duschen, Schwarzteeumschläge, medikamentös → Antihistaminika, Kortikoidsalbe, Capsaicin, Tranquilizer, trizyklische Antidepressiva oder Neuroleptika

Spezifische Diagnostik	Spezifische Therapie
Allergieanamnese, Medikamentenanamnese, neuer Schmuck, Kosmetika etc. Lokalisation d. Hautveränderungen Epikutantest, Pricktest	Meiden der auslösenden Allergene, symptomatisch topische Glukokortikoide, Antihistaminika lokal
Familienanamnese, Atopie nässende Ekzeme, trockene Haut, gedoppelte Unterlidfalte, Ausdünnung der lat. Augenbrauen, weißer Dermographismus Pricktest	topische Basistherapie, Vermeidung auslösender Allergene, UV-, Klimatherapie, psychosomatische Begleittherapie **medikamentös** → Kortikosteroide (topisch/oral), Tacrolimus-Creme, Immunsuppression, topische Antiseptika, Antibiotika (oral) bei infizierten Ekzemen
Insektenstich, -biss, Hygiene, Reiseanamnese bakteriologische/mykologische Abstriche, Skabiesmilbennachweis	**erregerspezifisch** → Antimykotika, Antibiotika **symptomatisch** → s. allgemeine Therapie
Familienanamnese Psoriasis-Hautzeichen, schuppende, trockene Ekzeme Hautbiopsie	**lokal** → Emollenzien, Kortikoide, Teer, Retinode, Vit. D, Anthralin, Calcineurin-Inh., Phototherapie **systemisch** → Retinoide, Immunsuppressiva, Biologicals, Auslöser (z.B. β-Blocker) meiden
Unruhe, Schwitzen, Schlafstörung (Hyperthyreose), Polyurie/-dipsie (DM), Dialysepflichtigkeit (Niereninsuffizienz) Ödeme, Orbitopathie Eiweiß, Krea, Hst, Glukose, HbA1c, TSH	Therapie der Grunderkrankung
Leberhautzeichen γ-GT, GPT, GOT, AP, Bili	**kausal** → Behandlung der Grunderkrankung **medikamentös** → Colestyramin, Ursodeoxycholsäure, Rifampicin
Malignom in der Vorgeschichte, wasserinduzierter Pruritus Malignomsuche, LK-Schwellungen Diff.-BB, LDH Sono Abdomen, Rö Thorax, (PET-)CT	stadiengerechte Therapie der Grunderkrankung
psychiatrische Exploration	Antipsychotika (z.B. Risperidon)

3.3 Pigmentstörungen: Hyperpigmentierung

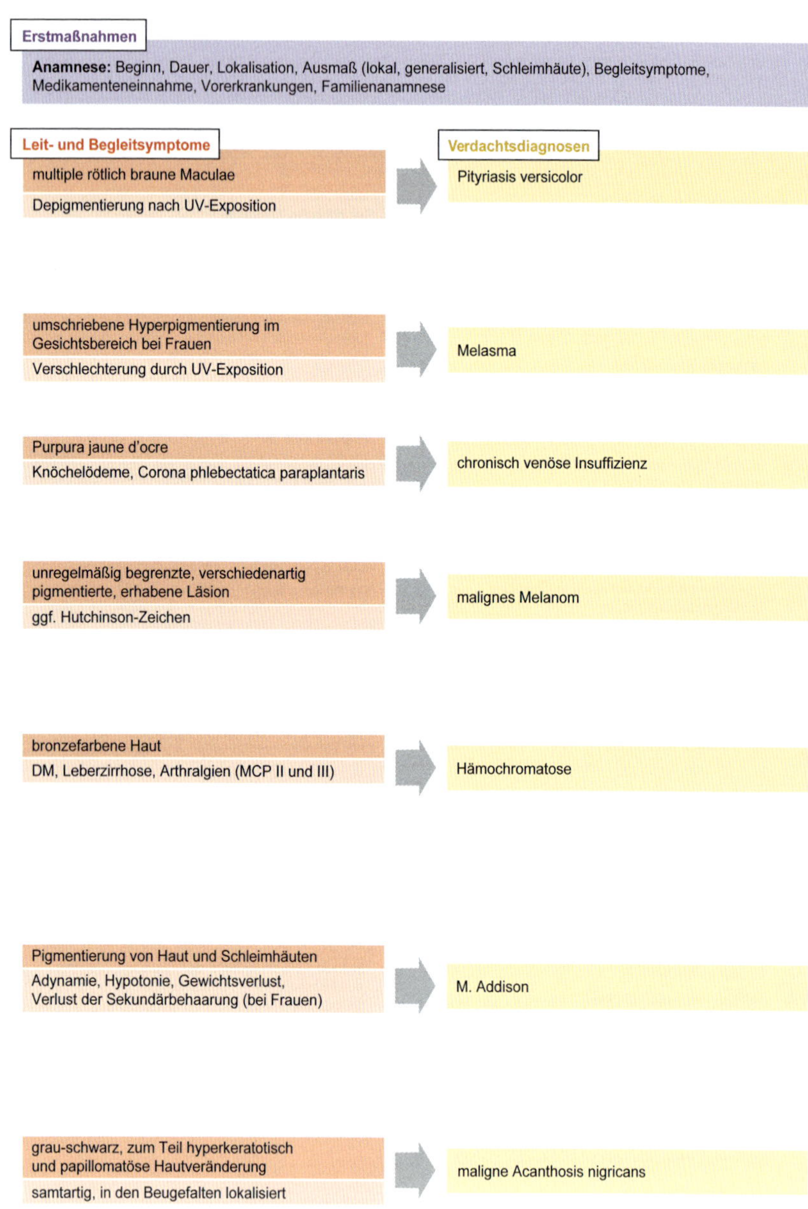

Definition

Braunfärbung der Haut/Schleimhäute durch Pigmentablagerung oder vermehrte Melaninproduktion

Körperliche Untersuchung: Lokalisation und Ausmaß, Morphologie

Spezifische Diagnostik	Spezifische Therapie
starkes Schwitzen, Seborrhö, Stress feine weißliche Schuppung (Hobelspanphänomen), Wood-Licht (gelb-orangene Fluoreszenz) Pilznachweis im KOH-Präparat (Bild von „Spaghetti and Meatballs“)	Ketokonazol-Shampoo
Einnahme von Ovulationshemmern, Schwangerschaft	Absetzen auslösender Medikamente; wenn schwangerschaftsassoziiert: langsame Rückbildung postpartal; **supportiv** → UV-Schutz, kosmetische Abdeckung, ggf. Hydrochinon lokal
Schweregefühl der Beine, Juckreiz Perthes-Test, Trendelenburg-Test Duplexsonografie	Kompressions-, Atem-, Bewegungstherapie
ABCDE, LK-Schwellung S100, LDH Exzision und Histologie	vollständige Exzision mit Sicherheitsabstand, zusätzlich ggf. Chemotherapie (Dacarbazin), Interferon-α-Therapie, Signaltransduktionsinhibitoren (BRAF- und MEK-Inhibitoren), Checkpointinhibitoren (PD1-AK, CTLA4-AK), c-Kit-Inhibitoren
Familienanamnese, Lipidoverlust, Müdigkeit Lebervergrößerung, Fehlen der Axillarbehaarung Transaminasen HbA1c, Ferritin, Transferrinsättigung, Transaminasen, Gendiagnostik (C282Y-Mutation im HFE-Gen) ggf. MRT Leberbiopsie mit Histologie (Berliner-Blau-Färbung) und Bestimmung der Fe-Konzentration	**supportiv** → eisenarme Diät und Schwarztee **Basistherapie** → Aderlasstherapie oder Erythrozytapherese; alternativ: Chelatbildner Deferoxamin oder Deferasirox
Familienanamnese, Autoimmunerkrankungen, Salzhunger, abdominelle Symptome (Übelkeit, Bauchschmerzen) RR, Hautturgor E'lyte, Aldosteron, Renin, ACTH-Kurztest, morgendliches Plasma-ACTH und -Kortisol Sono/MRT der Nebennieren (z.A. alternativer Ursachen)	Substitution der Glukokortikoide (Hydrokortison); Erhöhung der Dosis bei Belastungssituationen auf das 2- bis 5-Fache!, Substitution der Mineralokortikoide (Fludrokortison), bei Frauen evtl. DHEA-Gabe, Patientenschulung, Notfallausweis
Suche nach Magenkarzinom: ÖGD mit Biopsie	**supportiv** → kosmetische Abdeckung **kausal** → Behandlung der Grunderkrankung: bis T1a N0: endoskopische Mukosaresektion (frühe Stadien); ab T1b: subtotale Gastrektomie oder totale Gastrektomie mit D2-Lymphadenektomie; ab T3 neoadjuvante Chemotherapie; palliative Chemotherapie und Trastuzumab bei Metastasierung/Inoperabilität

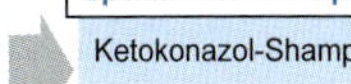

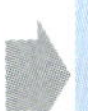

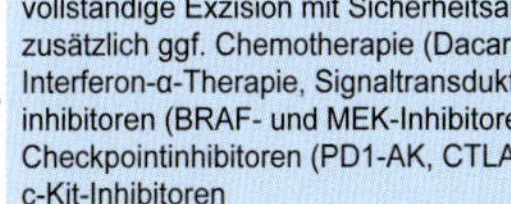

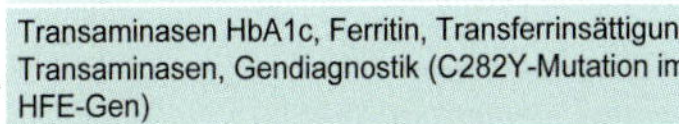

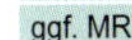
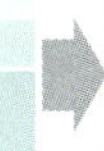

3.4 Pigmentstörungen: Hypopigmentierung

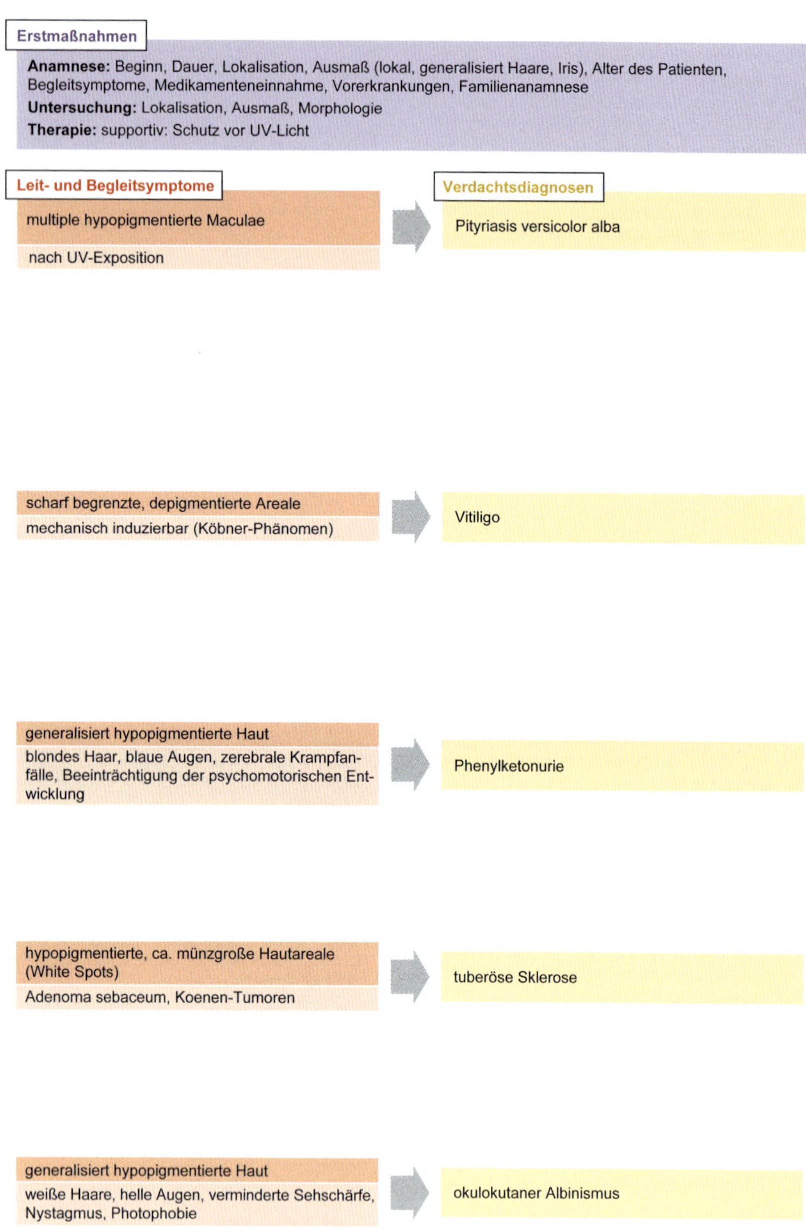

Erstmaßnahmen

Anamnese: Beginn, Dauer, Lokalisation, Ausmaß (lokal, generalisiert Haare, Iris), Alter des Patienten, Begleitsymptome, Medikamenteneinnahme, Vorerkrankungen, Familienanamnese
Untersuchung: Lokalisation, Ausmaß, Morphologie
Therapie: supportiv: Schutz vor UV-Licht

Leit- und Begleitsymptome	Verdachtsdiagnosen
multiple hypopigmentierte Maculae nach UV-Exposition	Pityriasis versicolor alba
scharf begrenzte, depigmentierte Areale mechanisch induzierbar (Köbner-Phänomen)	Vitiligo
generalisiert hypopigmentierte Haut blondes Haar, blaue Augen, zerebrale Krampfanfälle, Beeinträchtigung der psychomotorischen Entwicklung	Phenylketonurie
hypopigmentierte, ca. münzgroße Hautareale (White Spots) Adenoma sebaceum, Koenen-Tumoren	tuberöse Sklerose
generalisiert hypopigmentierte Haut weiße Haare, helle Augen, verminderte Sehschärfe, Nystagmus, Photophobie	okulokutaner Albinismus

Definition

Farbverlust der Haut durch Melaninmangel

Spezifische Diagnostik

starkes Schwitzen, Seborrhö, Stress, vor UV-Exposition rötlich braune Maculae

ggf. feine weißliche Schuppung (Hobelspanphänomen), Wood-Licht (gelb-orangene Fluoreszenz)

ggf. Pilznachweis im KOH-Präparat (Bild von „Spaghetti and Meatballs")

Spezifische Therapie

Ketokonazol-Shampoo

Kinder-/Jugendalter, Autoimmunerkrankungen (M. Basedow, M. Addison)

Herde einzeln, disseminiert oder akrofazial lokalisiert

ggf. AK-Testung (AK gegen Tyrosinase oder TRP-1), ggf. Abklärung begleitender Autoimmunerkrankungen mittels AK-Diagnostik

ggf. Hautbiopsie (verminderte Anzahl an Melanozyten)

keine kausale Therapie verfügbar
Progressionsvermeidung → Phototherapie (UVB oder PUVA), Glukokortikoide, Calcipotriol oder Tacrolimus lokal,
ggf. autologe Melanozytentransplantation

Säuglingsalter, Status des Neugeborenenscreenings (durchgeführt/abgelehnt), Familienanamnese

Phenylalanin aus Fersenblut (Neugeborenenscreening), Phenylalanin und seine Metabolite im Urin, bei Hyperphenylalaninämie Tetrahydrobiopterin-Belastungstest (z.A. von Tetrahydrobiopterinmangel)

kausale Therapie bei Tetrahydrobiopterinmangel: Substitution von Tetrahydrobiopterin,
bei negativem Tetrahydrobiopterin-Belastungstest: phenylalaninarme, tyrosinangereicherte Diät

---

Bestehen seit Neugeborenenperiode, Familienanamnese

perinasale Angiofibrome, gestielte Angiofibrome unter Fuß- und Handnägeln

Gendiagnostik zum Mutationsnachweis

cMRT/cCT

supportiv → Antiepileptika, psychotherapeutische und physiotherapeutische Betreuung
Sekundärprävention → regelmäßige Kontrolltermine und ggf. Bildgebung zur Früherkennung begleitender Tumorerkrankungen

---

Säuglingsalter, Familienanamnese

Blickdiagnose (weiße Haut, weiße Haare, helle Augen), opthalmologische Untersuchung

Tyrosin-Hair-Bulb-Test (In-vitro-Tyrosin-Nachweis zur Differenzierung von tyrosinasepositivem/-negativem Typ), ggf. Gendiagnostik zum Mutationsnachweis

strengste Photoprotektion (keine direkte Sonnenexposition, lichtundurchlässige Kleidung), Sehhilfe, psychotherapeutische Betreuung, augenärztliche Betreuung, regelmäßige Kontrolltermine (erhöhtes Hautkrebsrisiko)

3.5 Haarausfall

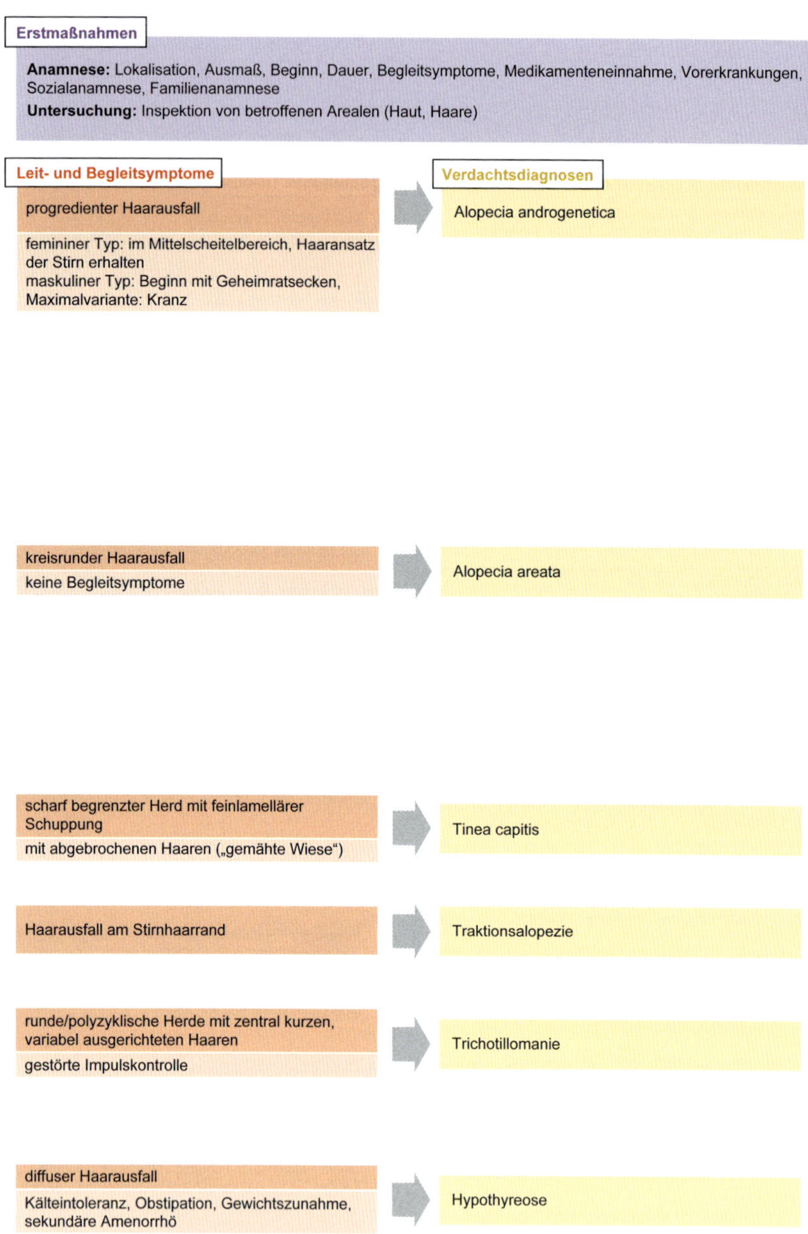

Definition

Effluvium, Zustand der Haarlosigkeit: Alopezie

Spezifische Diagnostik	Spezifische Therapie
pos. Familienanamnese typisches Ausbreitungsmuster mit Einteilung nach Hamilton (maskuliner Typ) bzw. nach Ludwig (femininer Typ) ggf. Hirsutismus, Seborrhö, Akne Testosteron, DHEAS, Östrogen, Prolaktin, LH, FSH Trichogramm	Minoxidil lokal, Haarersatz Mann: Finasterid p.o. Frau: Östrogentinkturen lokal, ggf. antiandrogenes Kontrazeptivum (Cyproteronacetat)
pos. Familienanamnese, Kindes-/junges Erwachsenenalter, Ausschluss von Autoimmunerkrankungen (Thyreoditis, perniziöse Anämie, Kollagenosen) Ausrufezeichenhaare (bis 5 mm lange Haare mit dunkler, breiter Spitze und schmaler, hypopigmentierter Basis), pos. Zupftest im Randbereich Grade: I - einer oder multiple Herde, < 30% des Kapillitiums II - multiple Herde, > 30% des Kapillitiums III - Alopezie des gesamten Kapillitiums (Alopecia areata totalis) IV - Alopezie des gesamten Körpers (Alopecia areata universalis) Evaluierung zugrunde liegender Autoimmunerkrankung: ANAs ggf. Probebiopsie aus Randbereich	Watch & Wait (Spontanremission), lokale Glukokortikoide, intraläsionale Glukokortikoide, PUVA, kurzzeitige systemische Glukokortikoide Dapsone **supportiv** → Zink, Biotin
Kontakt zu Katzen oder zu Personen mit ähnlichen Symptomen Wood-Licht (grünlich bei Mikrosporie) Mikroskopie eines Nativpräparats, Pilzkultur	systemische antimykotische Therapie (Griseofulvin)
straffe Frisur (z.B. Pferdeschwanzfrisur)	keine kausale Therapie (irreversibel)
posttraumatische Belastungsstörung, bekannte Impulskontrollstörung Hämorrhagien ggf. Probebiopsie (Hämorrhagien, kein Entzündungsinfiltrat)	Therapie der zugrunde liegenden psychischen Erkrankung
pos. Familienanamnese, Medikamenteneinnahme, Jodmangelregion Struma, trockene Haut, generalisiertes Myxödem, Hyporeflexie, Bradykardie, Hertoghe-Zeichen TSH, fT_3, fT_4, TPO-AK und Tg-AK Sono mit Farbdoppler	Absetzen auslösender Medikamente, L-Thyroxin titriert nach TSH

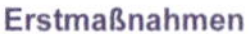

3.6 Exanthem

Erstmaßnahmen

Anamnese: körperliche Untersuchung: Effloreszenztyp, Beginn und Verlauf, Lokalisation und Ausbreitung, Begleitsymptome, Krankenkontakte innerhalb der zurückliegenden 2 Wochen, Vorerkrankungen, Impfstatus

Leit- und Begleitsymptome		Verdachtsdiagnosen
feinfleckiges, makulöses Exanthem Beginn: Stamm, Ausbreitung: Extremitäten/Nacken guter Allgemeinzustand	→	Exanthema subitum (HHV-6, HHV-7)
girlandenförmiges makulopapulöses Exanthem Beginn im Gesicht (Slapped Cheek) passagere Anämie mit verminderter Retikulozytenzahl	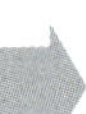	Ringelröteln (Parvovirus B19)
stecknadelkopfgroßes, makulopapulöses Exanthem Beginn in Leiste und Achseln, Ausbreitung Richtung Hals/Gesicht, Mund-Kinn-Dreieck frei Himbeerzunge, kein Juckreiz		Scharlach (Streptokokken der Gruppe A, v. a. Streptococcus pyogenes)
meist makulopapulöses Exanthem antibiotikaresistentes Fieber > 5 Tage, zervikale LK-Schwellung, bilaterale Konjunktivitis, Hand-/Fußsohlenschwellung oder -erythem, Erdbeerzunge/Lacklippen, ggf. Arthritis	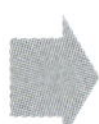	Kawasaki-Syndrom
Papeln und Vesikel auf erythematösem Grund mit Verkrustung, Haut, Gesicht, behaarte Kopfhaut und Schleimhaut befallen starker Juckreiz	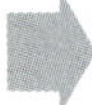	Windpocken (Varizella-Zoster-Virus)
mittelfleckiges, makulopapulöses, nichtkonfluierendes Exanthem, flüchtig Beginn: retroaurikulär, Ausbreitung: Rumpf/Extremitäten markante nuchale und retroaurikuläre LK-Schwellung, ggf. Splenomegalie, kein Juckreiz		Röteln (Rubella-Virus)
großfleckiges, makulopapulöses, konfluierendes Exanthem Beginn: retroaurikulär, Ausbreitung: von oben nach unten LK-Schwellung, Fieber	→	Masern (Masern-Virus)
kleinfleckiges, makulopapulöses, lachsfarbenes Exanthem, v.a. an Rumpf/oberer Extremität 1–2 Fieberschübe/Tag mit Myalgien/Arthralgien, Polyarthritis, Serositis (Pleuritis, Aszites, Perikarditis), Splenomegalie, Halsschmerzen	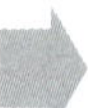	Still-Syndrom

Definition

akutes, diffuses Auftreten von Einzeleffloreszenzen

Diagnostik: oft klinische Diagnose anhand Anamnese und körperlicher Untersuchung (Blickdiagnose), ggf. BB mit Diff.-BB und Erregernachweis

Allgemeinmaßnahmen: Fiebersenkung und Schmerztherapie mit NSAR (Paracetamol, Ibuprofen), Flüssigkeitszufuhr, körperliche Schonung

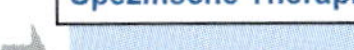

Spezifische Diagnostik	Spezifische Therapie
vorausgehend 3 Tage hohes Fieber, Exanthembeginn bei Fieberabfall	Allgemeinmaßnahmen (s.o.)
Verlauf: Ablassen und Neuentstehen über ca. 10 Tage Serologie: IgM-AK, Virus-DNA-Nachweis: PCR	Allgemeinmaßnahmen (s.o.) Beobachtung des Verlaufs auf Symptome akuter Komplikationen: aplastische Krise bei chronischer hämolytischer Anämie, Arthritis
Prodromalstadium: plötzlich hohes Fieber, Halsschmerzen mit zervikaler LK-Schwellung, Erbrechen, stark reduzierter Allgemeinzustand 2–3 Tage später: Exanthem sandpapierartiger Tastbefund, pos. Diaskopie Erregernachweis: Streptokokken-A-Schnell-Test, Kultur des Nasen-Rachen-Abstrichs Leukozyten (Neutrophilie + Linksverschiebung), Antistreptolysin-Titer	Allgemeinmaßnahmen (s.o.) + abschwellende Nasentropfen **medikamentös** → Penicillin V oder Erythromycin Beobachtung des Verlaufs auf Symptome - akuter Komplikationen: u.a. Myokarditis, Otitis media, eitrige Sinusitis, septischer Verlauf, Meningitis - nachfolgender Komplikationen: rheumatisches Fieber, Poststreptokokken-Glomerulonephritis
Kleinkinder, häufiger Asiaten betroffen CRP und BSG (erhöht), Hb (erniedrigt), Thrombozyten (erhöht nach 7. Erkrankungstag), Albumin (erniedrigt), Leukozyten (erhöht), ALT (erhöht), Urindiagnostik (sterile Leukozyturie) Echokardiografie (z.A. Koronararterienaneurysma)	ASS + hoch dosierte Immunglobuline i.v. **bei Koronararterienaneurysma** → ASS-Langzeittherapie Beobachtung des Verlaufs auf Symptome akuter Komplikationen: Koronararterienaneurysmen, Myokarditis, Myokardinfarkt
Prodromi: leichtes Fieber, Kopf-/Gliederschmerzen Heubner-Sternenkarte ggf. Antigennachweis, PCR oder Serologie (Anti-VZV-AK)	Allgemeinmaßnahmen (s.o.) ggf. Antihistaminika Beobachtung des Verlaufs auf Symptome akuter Komplikationen: u.a. bakterielle Superinfektion der Haut, Zerebellitis mit Ataxie, Meningitis/Enzephalitis, Pneumonie, Hepatitis, Myokarditis **Prävention** → Impfung gegen VZV
ggf. leichte Prodromalsymptome Leukozyten (Leukopenie mit Lymphozytose) Serologie: IgM-AK und IgG-AK-Titer, ggf. PCR	Allgemeinmaßnahmen (s.o.) Beobachtung des Verlaufs auf Symptome akuter Komplikationen: Enzephalitis, Purpura, Arthritis **Prävention** → MMR-Impfung
Prodromalstadium: starker Husten, Schnupfen, Konjunktivitis 3 Tage nach Einsetzen der Prodromalsymptome: Enanthem des Gaumens mit Koplik-Flecken 2-gipfliger Fieberverlauf: zwischen Prodromalstadium und Exanthem kurzes fieberfreies Intervall Leukozyten (Leukopenie mit Lymphozytopenie) Serologie: IgM-AK, ggf. Virus-RNA-Nachweis	Allgemeinmaßnahmen (s.o.) Beobachtung des Verlaufs auf Symptome - akuter Komplikationen: u.a. Otitis media, Masernpneumonie, Laryngotracheitis, akute postinfektiöse Masernenzephalitis - nachfolgender Komplikationen: subakute, sklerosierende Panenzephalitis **Prävention** → MMR-Impfung
Auftreten des Exanthems i.d.R. nur während des abendlichen Fieberschubs Leukozyten (Leukozytose mit Neutrophilie), BSG, CRP und Ferritin (stark erhöht), Transaminasen (erhöht), ANA, RF und CCP-AK (negativ)	**akut** → Glukokortikoide **langfristig** → ggf. Immunsuppressiva, TNF-α-Blocker, Biologicals, Immunglobuline

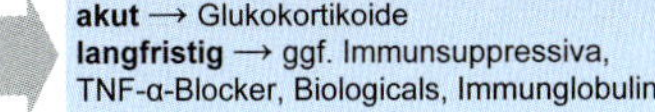

3.7 Erythem

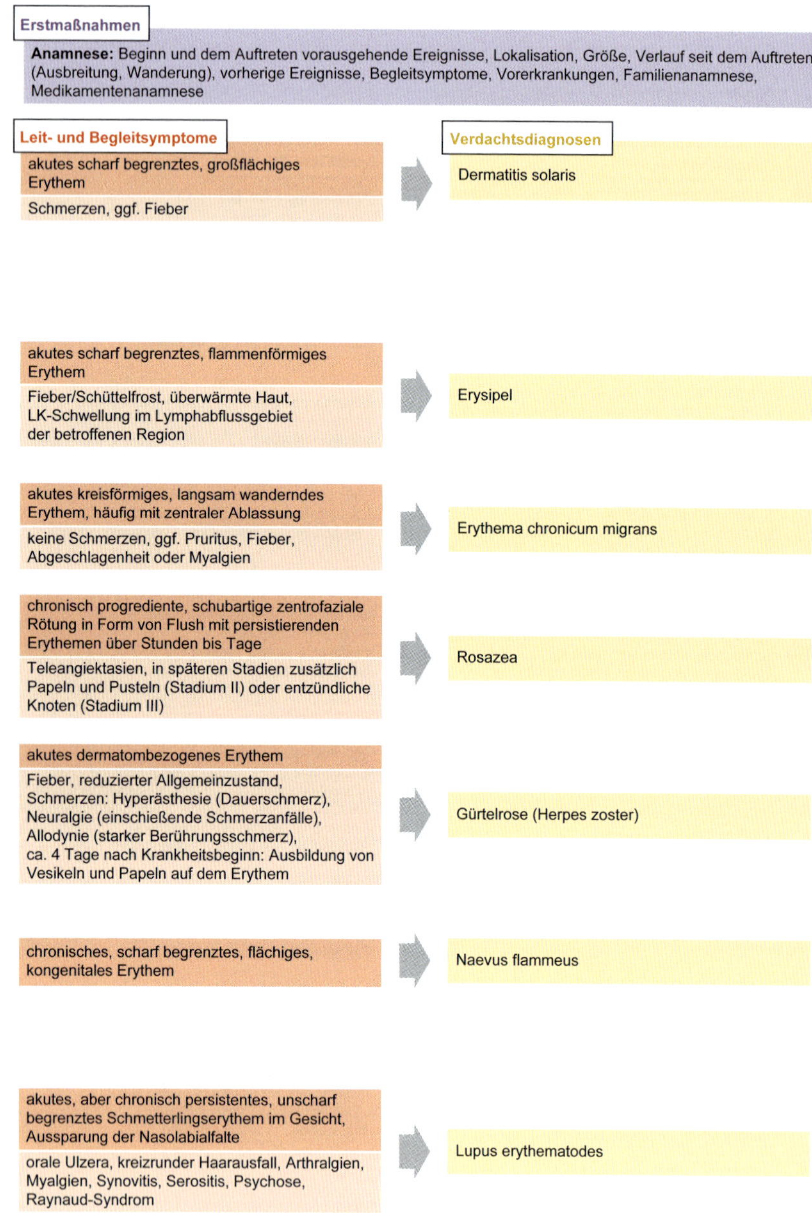

Erstmaßnahmen

Anamnese: Beginn und dem Auftreten vorausgehende Ereignisse, Lokalisation, Größe, Verlauf seit dem Auftreten (Ausbreitung, Wanderung), vorherige Ereignisse, Begleitsymptome, Vorerkrankungen, Familienanamnese, Medikamentenanamnese

Leit- und Begleitsymptome	Verdachtsdiagnosen
akutes scharf begrenztes, großflächiges Erythem Schmerzen, ggf. Fieber	Dermatitis solaris
akutes scharf begrenztes, flammenförmiges Erythem Fieber/Schüttelfrost, überwärmte Haut, LK-Schwellung im Lymphabflussgebiet der betroffenen Region	Erysipel
akutes kreisförmiges, langsam wanderndes Erythem, häufig mit zentraler Ablassung keine Schmerzen, ggf. Pruritus, Fieber, Abgeschlagenheit oder Myalgien	Erythema chronicum migrans
chronisch progrediente, schubartige zentrofaziale Rötung in Form von Flush mit persistierenden Erythemen über Stunden bis Tage Teleangiektasien, in späteren Stadien zusätzlich Papeln und Pusteln (Stadium II) oder entzündliche Knoten (Stadium III)	Rosazea
akutes dermatombezogenes Erythem Fieber, reduzierter Allgemeinzustand, Schmerzen: Hyperästhesie (Dauerschmerz), Neuralgie (einschießende Schmerzanfälle), Allodynie (starker Berührungsschmerz), ca. 4 Tage nach Krankheitsbeginn: Ausbildung von Vesikeln und Papeln auf dem Erythem	Gürtelrose (Herpes zoster)
chronisches, scharf begrenztes, flächiges, kongenitales Erythem	Naevus flammeus
akutes, aber chronisch persistentes, unscharf begrenztes Schmetterlingserythem im Gesicht, Aussparung der Nasolabialfalte orale Ulzera, kreizrunder Haarausfall, Arthralgien, Myalgien, Synovitis, Serositis, Psychose, Raynaud-Syndrom	Lupus erythematodes

Definition

roter Fleck ohne Erhabenheit, der durch Gefäßerweiterung bedingt und wegdrückbar ist

Körperliche Untersuchung: Glasspateltest, Begrenzung (scharf, unscharf), Form, Berührungsempfindlichkeit, Schmerzhaftigkeit, Homogenität, Anordnung, Temperatur

Spezifische Diagnostik	Spezifische Therapie
6–8 h zurückliegende intensive Sonnenexposition, RF: heller Hauttyp (I, II) Rötung begrenzt auf die sonnenexponierten Areale: sichtbare Grenzen durch Kleidersäume/Schmuck, bei schweren Verläufen: Blasenbildung	keine kausale Therapie verfügbar **symptomatisch** → **Allgemeinmaßnahmen** → feuchte Umschläge, Kühlung **medikamentös** → topische Steroidlotion (bei leichten Sonnenbränden), orale NSAR (bei schweren Sonnenbränden)
häufig untere Extremität, Eintrittspforten (Tinea pedis, Verletzungen d. Haut, Ulzera), RF (u.a. DM, Immunschwäche) Suche nach Eintrittspforte Abstrichdiagnostik, Entzündungsparameter (BSG, CRP, Leukozyten), ggf. BK	systemische i.v. Antibiose (penicillinasefestes Penicillin oder Erythromycin), Sanierung der Eintrittspforte, Optimierung prädisponierender Erkrankungen **supportiv** → Umrissmarkierung der Rötung, Hochlagern und Kühlen, Thromboseprophylaxe **Prävention von Komplikationen** → Urindiagnostik nach der Infektion z.A. Poststreptokokken-Glomerulonephritis
erinnerlicher Zeckenbiss, Aufenthalt im Wald/in Wiesengebieten klinische Diagnose	**medikamentös** → Doxycyclin (Erwachsene), Amoxicillin (Kinder und Schwangere)
idiopathisch, mittleres Lebensalter, Geschlecht (Frauen > Männer); Gesichtsröte induzierbar durch Stress, Temperatur, Genussmittel (Nikotin, Alkohol, Koffein), UV-Strahlung	**supportiv** → Ausschalten von Triggerfaktoren **medikamentös** → ab Stadium I: topische Metronidazol-Applikation ab Stadium II: systemische Therapie mit Tetracyclin, Erythromycin; bei therapierefraktärem Verlauf: Isotretinoin-Monotherapie **operativ** → ab Stadium III: ggf. operative Resektion der knotigen Veränderungen
durchgemachte Windpocken, auslösende Ereignisse (Immunsuppression [HIV, Chemotherapie, immunsuppressive Therapie], Malignome, Stress) ggf. PCR, Antigennachweis oder Serologie	**supportiv** → Schmerztherapie (NSAR, ggf. + Oxycodon oder Morphin) **bei bakterieller Superinfektion** → Antibiotika **kausal** → Aciclovir oder Famciclovir **Prävention** → Impfung gegen VZV
seit Geburt bestehend, häufig im Gesicht, Klippel-Trenaunay-Syndrom i.d.R. auf eine Gesichtshälfte konzentriert farbkodierte Doppler-Sonografie, CT/MRT mit Angiografie (z.A. Beteiligung innerer Organe)	Farbstofflasertherapie
Sonnenexposition, Fieber reduzierter Allgemeinzustand, ggf. LK-Schwellung BSG, CRP, LDH, BB mit Diff.-BB, Retikulozyten (u.a. Anämie, Leukopenie, Thrombozytopenie), ANA, Anti-dsDNA-AK, Komplementverringerung (C3, C4), Coombs-Test, Nierenwerte, Urindiagnostik auf Proteinurie, Erythrozytenzylinder, Akanthozyten, Hauthistologie/-fluoreszenzmikroskopie: Interface-Dermatitis/Lupusband ggf. Rö Thorax, Sono Abdomen ggf. Hautbiopsie	**medikamentös** → Basistherapie: NSAR zur Schmerztherapie + Hydroxychloroquin bei Schüben: Glukokortikoide, bei refraktären Verläufen oder Organbeteiligung: Immunsuppressiva (Azathioprin, Methotrexat, Ciclosporin A), ggf. + Belimumab bei schwerer Organbeteiligung: Cyclophosphamid **supportiv** → UV-Exposition vermeiden/ Sonnenschutz, Osteoporoseprophylaxe, Einstellung kardiovaskulärer RF

3.8 Hirsutismus

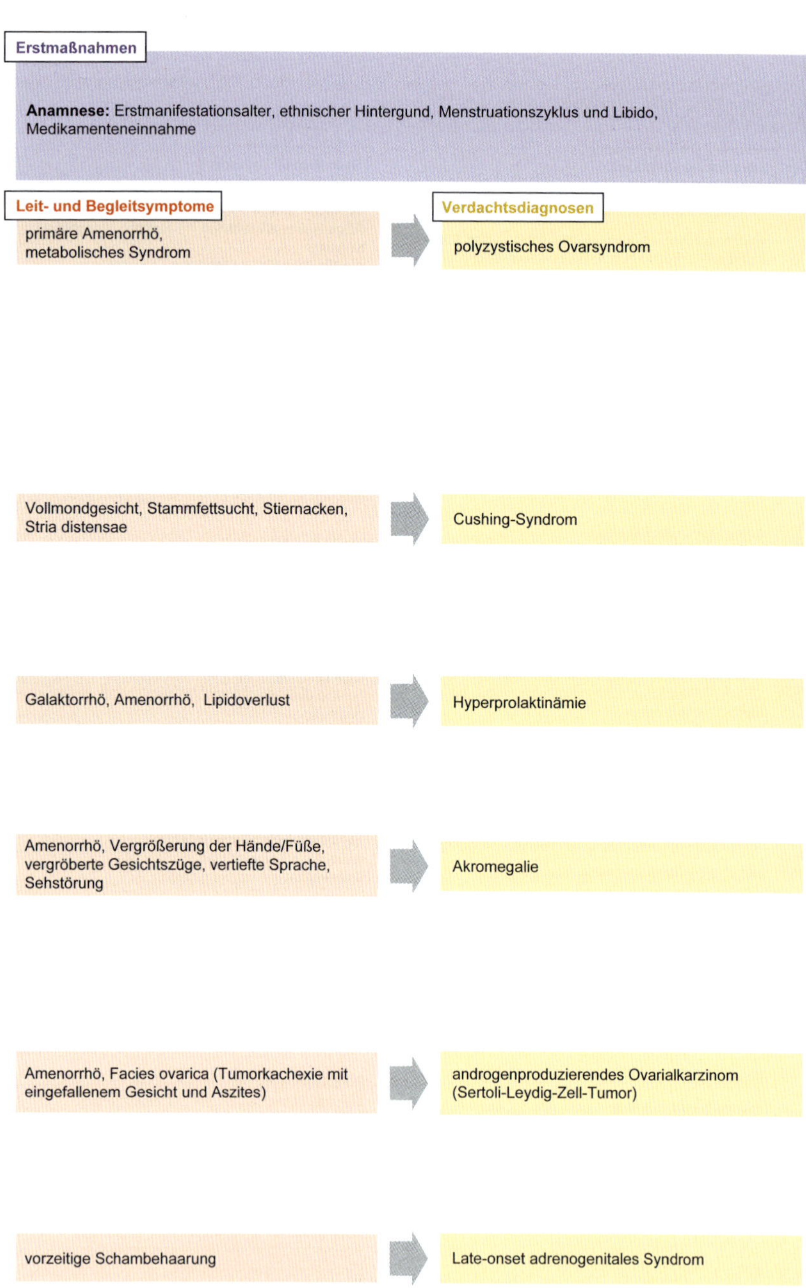

Erstmaßnahmen

Anamnese: Erstmanifestationsalter, ethnischer Hintergund, Menstruationszyklus und Libido, Medikamenteneinnahme

Leit- und Begleitsymptome		Verdachtsdiagnosen
primäre Amenorrhö, metabolisches Syndrom	→	polyzystisches Ovarsyndrom
Vollmondgesicht, Stammfettsucht, Stiernacken, Stria distensae	→	Cushing-Syndrom
Galaktorrhö, Amenorrhö, Lipidoverlust	→	Hyperprolaktinämie
Amenorrhö, Vergrößerung der Hände/Füße, vergröberte Gesichtszüge, vertiefte Sprache, Sehstörung	→	Akromegalie
Amenorrhö, Facies ovarica (Tumorkachexie mit eingefallenem Gesicht und Aszites)	→	androgenproduzierendes Ovarialkarzinom (Sertoli-Leydig-Zell-Tumor)
vorzeitige Schambehaarung	→	Late-onset adrenogenitales Syndrom

Definition männlicher Behaarungstyp bei einer Frau

Untersuchung: Verteilung (Gesicht, Brust, Beine, Bauch) der Behaarung, Ausprägung der Behaarung, Virilisierungserscheinungen (Klitorishypertrophie, Vertiefung der Stimme, maskuliner Habitus), weitere androgenbedingte Hautveränderungen (Seborrhö, Alopecia androgenetica, Akne)

Labor: Gesamt-Testosteron, freies Testosteron, Androstendion, SHBG, DHEAS

Spezifische Diagnostik	Spezifische Therapie
Hypercholesterinämie, gestörte Glukosetoleranz/Insulinresistenz LH (erhöht), FSH (erniedrigt), LH/FSH-Quotient (erhöht), SHBG (erniedrigt), Östrogen (erhöht) Sono der Ovarien	**Kinderwunsch** → Regulierung des Menstruationszyklus: Metformin und orale Kontrazeptiva (bevorzugt mit Dienogest), zum Erreichen der Schwangerschaft: Follikelstimulation mit Clomifen **kein Kinderwunsch** → Antiandrogene (Cyproteronacetat)
Glukokortikoideinnahme verdünnte Haut, Hämatome Dexamethason-Hemmtest (niedrig und hoch dosiert), ACTH, CRH-Test, Kortisol im 24-h-Urin, Kortisolspiegel um Mitternacht ggf. cMRT/cCT, MRT/CT Abdomen, Tumorsuche	**iatrogen** → Anpassung d. Glukokortikoidtherapie **M. Cushing** → transnasale Resektion des Hypophysenadenoms, bei KI: Protonenbestrahlung **Tumor der Nebennierenrinde** → laparoskopische oder offene Adrenalektomie **ACTH-produzierender ektoper Tumor** → Resektion **inoperabler Nebennierenrindentumor/inoperabler ektoper Tumor** → Blockade der Synthese von Kortisol durch Therapie aus Zytostatika mit Ketoconazol oder Mitotan
Medikamenteneinnahme (Dopaminantagonisten), Symptome der Hypothyreose (Kälteintoleranz/Obstipation/Gewichtszunahme) TSH, Prolaktin cMRT	L-Thyroxin bei Hypothyreose, Dopaminagonisten (Cabergolin, Bromocriptin)
OSAS, nächtliche volare Parästhesien (Karpaltunnelsyndrom), diastolische Herzinsuffizienz 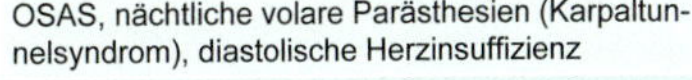 bitemporale Hemianopsie, Zahnlücke, große Zunge IGF-1, Glukose-Suppressionstest cMRT/cCT	transsphenoidale Adenomresektion oder stereotaktische Radiochirurgie mit Gamma-Knife bei Inoperabilität/unvollständiger Resektion: Hemmung der GH-Freisetzung durch Somatostatin-Analoga (z.B. Octreotid)
Gewichtsabnahme, Bauchschmerz, Zunahme des Bauchumfangs vorgewölbtes Abdomen CA-125, Inhibin, AFP Sono transvaginal Probelaparotomie	bei karzinompositivem Schnellschnitt radikale Staging-OP: Hysterektomie mit Adnexektomie, Lymphadenektomie, Peritonealbiopsien und Spülzytologie, Deperitonealisierung befallener Areale, Resektion des Omentum majus, zusätzlich adjuvante carboplatinhaltige Polychemotherapie in Kombination mit Mitosehemmstoff (Paclitaxel) **bei Rezidiv** → Chemotherapie und ggf. zusätzlich Anti-VEGF-AK Bevacizumab **in palliativer Zielsetzung** → Abdominal- oder Knochenmetastasenbestrahlung
ACTH-Stimulationstest, 17-Hydroxyprogesteron, Kortisol, ACTH	 Hydrokortison zur Kortisolsubstitution

3.9 Blässe

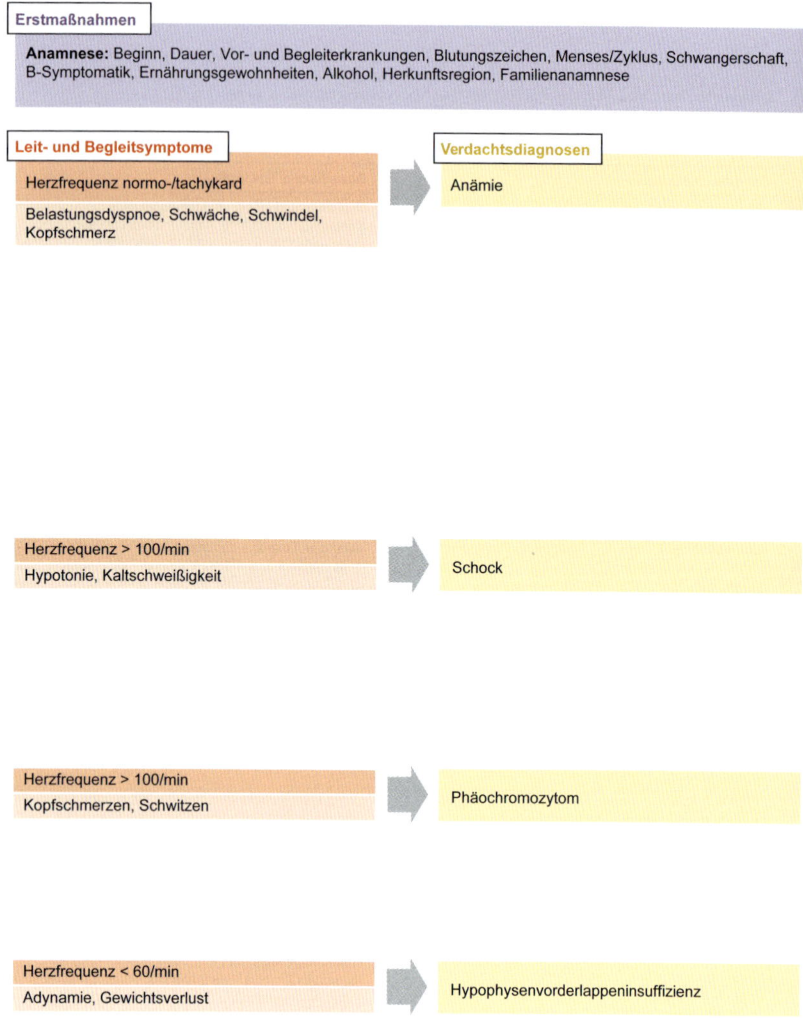
Erstmaßnahmen
Anamnese: Beginn, Dauer, Vor- und Begleiterkrankungen, Blutungszeichen, Menses/Zyklus, Schwangerschaft, B-Symptomatik, Ernährungsgewohnheiten, Alkohol, Herkunftsregion, Familienanamnese
Leit- und Begleitsymptome
Verdachtsdiagnosen
Herzfrequenz normo-/tachykard
Belastungsdyspnoe, Schwäche, Schwindel, Kopfschmerz
Anämie
Herzfrequenz > 100/min
Hypotonie, Kaltschweißigkeit
Schock
Herzfrequenz > 100/min
Kopfschmerzen, Schwitzen
Phäochromozytom
Herzfrequenz < 60/min
Adynamie, Gewichtsverlust
Hypophysenvorderlappeninsuffizienz

Definition

blasse Hautfarbe

Untersuchung: Vitalparameter, Größe/Gewicht, Behaarungsmuster, Inspektion/Palpation/Perkussion Abdomen, digital-rektale Untersuchung mit Hämoccult

Labor: Diff.-BB

Spezifische Diagnostik	Spezifische Therapie
Blutungszeichen, chronische Erkrankung, Gravidität, Auslandsaufenthalt Nagelveränderungen, Mundwinkelrhagaden, brauner Urin, neurologische Untersuchung Diff.-BB, Retikulozyten, Ferritin erweitert: Transferrinsättigung, LDH, Haptoglobin, EPO, Vit. B_{12}, Folsäure, Ausstrich +/- dicker Tropfen, Coombs-Test, Durchflusszytometrie, Hb-Elektrophorese, Fe-Resorptions-/Schilling-Test Gastro-/Koloskopie, Knochenmarkpunktion	**Substitution** → Transfusion, Fe, Vit. B_{12}, Folsäure **Blutung** → stoppen **Infekt/Malignom** → spez. Therapie **autoimmun** → Kortikoid, Immunsuppression **renal** → EPO **Medikamente** → absetzen **Mikroangiopathie** → Plasmapherese **angeboren** → ggf. Splenektomie
Trauma, Blutung, Verbrennung, Allergie, Sepsis, Herzerkrankung, Flüssigkeitsverlust Blutungsquelle, Schleimhautödem, Exanthem, Hämatom, obere Einflussstauung, Ödeme, Exsikkose, Herzgeräusch, Querschnitt BGA + Laktat, BZ, E'lyte, Krea, GFR, CK, INR, PTT, CRP, Procalcitonin, Troponin I/T, NT-proBNP, CK-MB, C-Peptid, Blut-/Urinkulturen EKG, FAST-Sono, Polytrauma-CT, MRT WS ZVD, Lumbalpunktion	**hypovoläm** → Schocklage, O_2, Blutung stoppen, Volumen, ggf. FFP/EK, Katecholamine **kardiogen** → Oberkörper hochlagern, O_2, Nitro, Furosemid, Katecholamine, kausal (PTCA, Lyse, Perikardpunktion) **Anaphylaxie** → Stopp Allergenexposition, O_2, Adrenalin, Kortikoid, Antihistaminika **Sepsis** → Schocklage, O_2, Volumen, Katecholamine, kalkulierte Antibiose, Fokussanierung **neurogen** → waagrechte Lagerung, ggf. Kortikoide, Urinableitung, ggf. OP **hypoglykäm** → Glukose i.v.
paroxysmale Hypertonie, Gewichtsverlust, Sehstörungen, Familienanamnese (MEN) frakt. Metanephrine + Katecholamine im 24-h-Urin/Serum, ggf. Gen-Test CT/MRT Abdomen, MIBG-Szintigrafie, ggf. PET-CT	**präoperativ** → α-Blocker (Phenoxybenzamin), dann β-Blocker (z.B. Propranolol) **operativ** → totale Adrenalektomie in No-Touch-Technik
sek. Amenorrhö, Libido-/Potenzminderung Hypotonie, fehlende Sekudärbehaarung bei der Frau ACTH, Kortisol, LH, FSH, fT_3, fT_4, VGF-1, Testosteron, Östradiol, DHEAS, CRH-/ACTH-/Insulin-Hypoglykämie-Test, Prolaktin, Durstversuch cMRT	**Substitution aller Achsen** → Kortison, L-Thyroxin, Östrogen/Gestagen (bei Frauen), Testosteron (bei Männern), ggf. Wachstumshormone **hypophysäres Koma** → Hydrokortison, Volumensubstitution, Ausgleich Hypokaliämie

3.10 Ödem

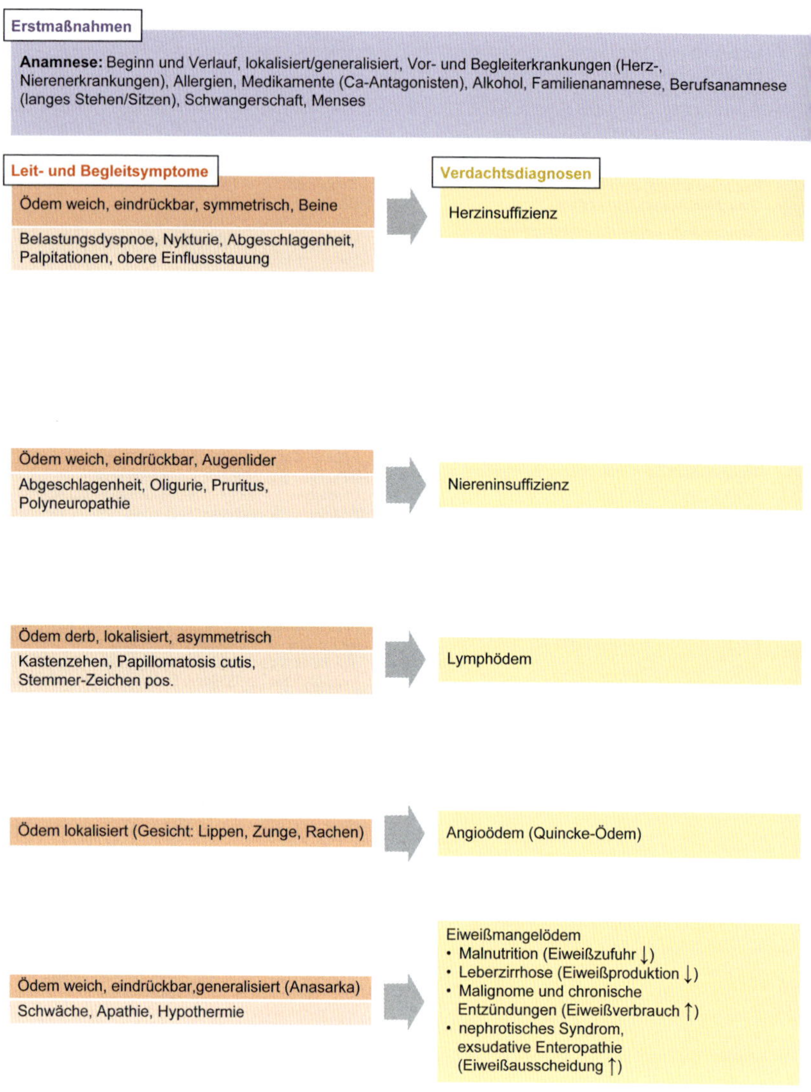

Erstmaßnahmen

Anamnese: Beginn und Verlauf, lokalisiert/generalisiert, Vor- und Begleiterkrankungen (Herz-, Nierenerkrankungen), Allergien, Medikamente (Ca-Antagonisten), Alkohol, Familienanamnese, Berufsanamnese (langes Stehen/Sitzen), Schwangerschaft, Menses

Leit- und Begleitsymptome	Verdachtsdiagnosen
Ödem weich, eindrückbar, symmetrisch, Beine Belastungsdyspnoe, Nykturie, Abgeschlagenheit, Palpitationen, obere Einflussstauung	Herzinsuffizienz
Ödem weich, eindrückbar, Augenlider Abgeschlagenheit, Oligurie, Pruritus, Polyneuropathie	Niereninsuffizienz
Ödem derb, lokalisiert, asymmetrisch Kastenzehen, Papillomatosis cutis, Stemmer-Zeichen pos.	Lymphödem
Ödem lokalisiert (Gesicht: Lippen, Zunge, Rachen)	Angioödem (Quincke-Ödem)
Ödem weich, eindrückbar,generalisiert (Anasarka) Schwäche, Apathie, Hypothermie	Eiweißmangelödem • Malnutrition (Eiweißzufuhr ↓) • Leberzirrhose (Eiweißproduktion ↓) • Malignome und chronische Entzündungen (Eiweißverbrauch ↑) • nephrotisches Syndrom, exsudative Enteropathie (Eiweißausscheidung ↑)

Definition Hautschwellung infolge Einlagerung von Flüssigkeit im Interstitium

Untersuchung: Dellenbildung nach Fingerdruck, Hautfarbe, Konsistenz, Lokalisation, Palpation/Auskultation d. Thorax und Abdomens, Größe, Gewicht, Puls, RR

Labor: Diff.-BB, E'lyte, Gesamteiweiß, Serumelektrophorese, Krea, Hst, GFR, Urinstatus

Spezifische Diagnostik	Spezifische Therapie
Schlafen mit erhöhtem Oberkörper basal feuchte RGs, abgeschwächtes AG (Erguss), 3. Herzton, Aszites, Hepatomegalie NT-proBNP EKG, Rö Thorax, TTE, Stressecho, Langzeit-EKG Koronarangiografie, Myokardbiopsie	limitierte Kochsalz- und Flüssigkeitszufuhr, moderates körperliches Ausdauertraining, **medikamentös** ⟶ Diuretika, ACE-Hemmer, Digitalisglykoside, β-Blocker **invasiv** ⟶ CRT Ultima Ratio: Kunstherz, Herztransplantation
angeborene Nierenerkrankung, NSAR, Diabetes, rez. Harnwegsinfekt BGA, Ca^{2+}, PO^{4-}, Vit. D, ANA, ANCA, C_3, C_4, Serum-Elektrophorese, Bence-Jones-Proteinurie, Urinsediment EKG, Sono Abdomen Nierenbiopsie	Vermeidung nephrotoxischer Substanzen, Proteinrestriktion, Trinkmengenbegrenzung, Gewichtskontrollen, Ausgleich E'lyt-/Vit.-D-Haushalt, Diuretika, Bikarbonat (Azidoseausgleich) RR-Einstellung, Dialyse Ultima Ratio: Nierentransplantation
OP, Radiatio, Reiseanamnese (Tropenaufenthalt), Familienanamnese (hereditäre Form) indirekte Lymphografie mit wässrigem KM, Funktionslymphszintigrafie	**konservativ** ⟶ Hautpflege, manuelle Lymphdrainage, Kompressionstherapie, Bewegungstherapie **operativ** ⟶ Resektion, ableitende Methoden, autologe Lymphgefäßtransplantation
Urtikaria in der Anamnese, Allergien, ACE-Hemmer, ASS, Familienanamnese f. C1-Esteraseinhibitormangel (C1-INH) HNO-Status Aktivität u. Konzentration von C1-INH, C4, Auto-AK gegen C1-INH	O_2-Gabe über Maske, ggf. Intubation u. Beatmung **histaminvermittelte Angioödeme** ⟶ Absetzen der auslösenden Substanzen, Kortikosteroide, Antihistaminika **hereditäres Angioödem** ⟶ im Akutstadium: C1-INH-Konzentrat, FFP, Volumensubstitution Langzeitprophylaxe ⟶ Androgenderivat (Danazol)
Ernährung, B-Symptomatik, Diarrhö, schäumender Urin Hautturgor, Leberhautzeichen, Aszites BZ, Albumin, BGA Sono Abdomen	 diätetisch **medikamentös** ⟶ Diuretika, Aldosteronantagonisten, Kompressionstherapie, Therapie der Grunderkrankung

3.11 Umschriebene Gewebeschwellung

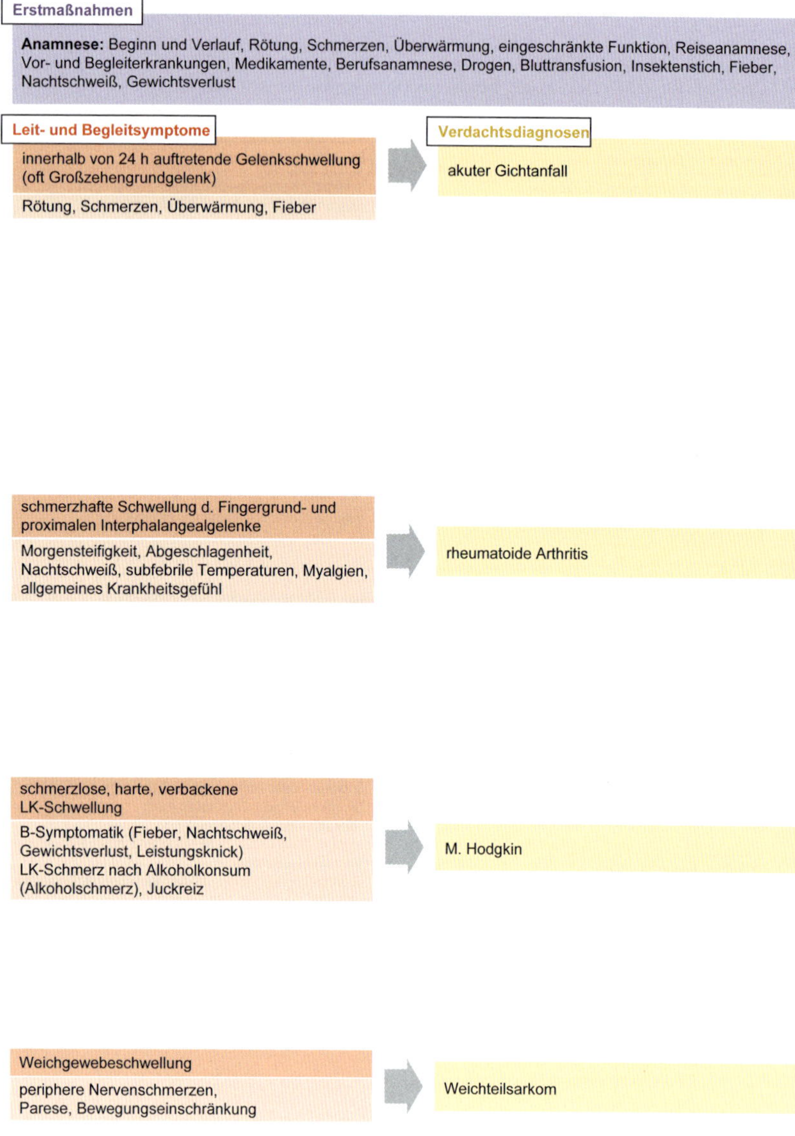

Definition

Vergrößerung eines Gewebes, z.T. mit Veränderung seiner Form oder Konsistenz

Untersuchung: Puls, RR, Inspektion/Palpation/Auskultation d. Thorax, d. Abdomens, d. Schilddrüse, LK-Status

Labor: Diff.-BB, BSG, CRP

Spezifische Diagnostik	Spezifische Therapie
Nahrungs-/Alkoholexzess, Familienanamnese, kardiovaskuläre Erkrankung Untersuchung des Bewegungsapparats Blut → Hsre, Kreatininclearance Urin → Hsre im 24-h-Urin, Quotient Hsre/Krea im Spontanurin (normal < 0,8) Rö betroffenes Gelenk, Arthrosonografie, DECT (Dual Energy Computed Tomography) Gelenkpunktion zum Nachweis von Natriumuratkristallen	**akuter Anfall** → NSAR, Kortikoide, Colchicin Kühlung, Hochlagern **Allgemeinmaßnahmen** → Gewichtsreduktion, Meiden von Alkohol, Fleisch, Schalentieren, mit Fruktose angereicherten Getränken **Dauerbehandlung** → Urikostatika (Allopurinol, Febuxostat), Urikosurika (Benzbromaron, Probenecid)
schmerzhafter Händedruck (Gaenslen-Zeichen) Rheumaknoten, Schwanenhals-, Knopflochdeformität, ulnare Deviation der Finger, Gelenkankylosierung, polyartikuläres, symmetrisches Verteilungsmuster in den Prädilektionsregionen (HG, MCP, PIP, MTP) IgM-Rheumafaktor, AK gegen zyklische, citrullinierte Peptide/Proteine (ACPA), Urinuntersuchung, ANA, ANCA, HLA-B27, Hrse, Gelenkpunktat Rö/Sono/MRT betroffene Gelenke, Szintigrafie Arthroskopie mit Biopsie, Gelenkpunktion	**physikalisch** → Thermo-, Hydro-, Kryo-, Physiotherapie **medikamentös** → NSAR, Kortikoide, DMARD z.B. Methotrexat, Infliximab, Tocilizumab **invasiv** → Radiosynoviorthese (RSO), Synovektomie, Gelenkersatz
Immunsuppressiva, Radiatio, HIV-Infektion, Zytostatika, radioaktive Stoffe bei Frauen β-HCG-Test, GOT, GPT, LDH, AP, γ-GT, Bili, Krea, Hrse, HIV-1/2-AK, anti-HBs, anti-HBc, anti-HCV, histologische Untersuchung Sono Abdomen, Hals; CT Hals, Thorax, Abdomen, ggf. MRT, PET, Rö Thorax LK-Exstirpation, Knochenmarkbiopsie	kombinierte Chemoradiotherapie gemäß Histologie und Stadieneinteilung, Hochdosischemotherapie mit autologer Stammzelltransplantation
Tumorgröße, Konsistenz, Verschieblichkeit, LK Molekulargenetik MRT Tumorregion und regionäre LK, Staging: cMRT/PET Biopsie, Knochenmarkbiopsie, Lumbalpunktion bei parameningeal gelegenen Tumoren	OP, Chemo-, Radiotherapie abhängig von der Lokalisation, der Tumorgröße und der Histologie

3.12 Lymphknotenschwellung

Erstmaßnahmen

Anamnese: Patientenalter, Dauer der LK-Schwellung, Geschwindigkeit der Größenzunahme der LK-Schwellung, Schmerzhaftigkeit der LK, Verteilungsmuster (lokalisiert vs. generalisiert), Lokalisation der LK-Schwellung, B-Symptomatik (Gewichtsverlust, Nachtschweiß, Fieber), kürzlicher Kontakt zu infektiös Erkrankten, Sexualkontakte (ungeschützt?), Reiseanamnese, Umgebungsanamnese, Infektionsanamnese, Medikamenteneinnahme

Leit- und Begleitsymptome	Verdachtsdiagnosen
akute generalisierte LK-Schwellung Fieber, Angina tonsillaris, Hepatosplenomegalie, ggf. Exanthem, Hepatitis	akute Mononukleose
akute generalisierte LK-Schwellung Pharyngitis, Fieber, Kopfschmerzen, Exanthem, gastrointestinale Symptome	akute HIV-Infektion
chronische LK-Schwellung Splenomegalie, ggf. B-Symptome, ggf. weitere Raumforderungen an der Haut, im HNO- oder Gastrointestinalbereich	Non-Hodgkin-Lymphom
chronische LK-Schwellung (Häufigkeit: zervikal > axillär > mediastinal) (Pel-Ebstein-)Fieber, ggf. mit B-Symptomatik, LK-Schmerz nach Alkoholkonsum oder Hepatosplenomegalie	Hodgkin-Lymphom
akute bihiläre Lymphadenopathie Polyarthritis, Erythema nodosum, Fieber, ggf. Augenbeteiligung (Konjunktivitis) 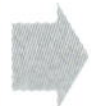	Löfgren-Syndrom

Definition

lokalisierte oder generalisierte Vergrößerung von einzelnen oder mehreren LK

Körperliche Untersuchung: Abtasten aller LK-Stationen im Seitenvergleich einschließlich der Lymphbahnen, Größe, Lokalisation, Verteilungsmuster, Verschieblichkeit (verschieblich, fixiert), Konsistenz (hart, weich), schmerzhaft vs. schmerzlos auf Druck, Zeichen einer begleitenden Infektion (Otitis, Pharyngitis, Vaginitis, lokalisierte Infektion)

Spezifische Diagnostik	Spezifische Therapie
I.d.R. Alter < 30. LJ LDH und Transaminasen (erhöht), Leukozyten (erhöht), Wolf-Quotient (Lymphozytenzahl/Leukozytenzahl) > 0,35; Blutausstrich (Pfeiffer-Zellen), AK (Anti-VCA, Anti-EBNA-1, Anti-EA) Sono Abdomen	**symptomatisch** ⟶ NSAR (z.B. Paracetamol) zur Fiebersenkung und Schmerztherapie, Flüssigkeitsgabe, körperliche Schonung
Sexualanamnese (2–6 Wochen nach ungeschütztem Geschlechtsverkehr), Fatigue, Gewichtsverlust reduzierter Allgemeinzustand Screeningtest: ELISA Bestätigungstest: Western Blot bei High-Risk-Patienten mit negativem ELISA sowie zur Bestimmung der Viruslast: HIV-RNA-PCR Screening auf Hepatitis-B- oder -C-Koinfektion: Tansaminasen	**cART** mit einer Kombination von nukleosidischen Reverse-Transkriptase-Inhibitoren, nichtnukleosidischen Reverse-Transkriptase-Inhibitoren, Protease-Inhibitoren, Integrase-Inhibitoren z.B. **Dreier-Kombination** von nukleosidischen Reverse-Transkriptase-Inhibitoren: Zidovudin, Lamivudin, Abacavir
Alter (mittleres bis höheres Erwachsenenalter), Immundefekte, Lösungsmittel, radioaktive Strahlung, Infektionen (HTLV, EBV, Helicobacter pylori) Einteilung nach Ann Arbor BSG, LDH, Immunhistochemie (CD20 bei B-Zell-Lymphom, CD3 bei T-Zell-Lymphom), LK-Histologie, Knochenmarkzytologie und -histologie, Immunglobuline, Molekulardiagnostik Rö Thorax in 2 Ebenen, Sono Abdomen, CT von Hals, Thorax und Abdomen, ggf. PET-CT LK-Exstirpation, Biopsie von befallenen extranodalen Organen (z.B. Magen, Haut)	**kurativ** ⟶ - niedrigmalignes Lymphom im Stadium I und II: Strahlentherapie - hochmalignes Lymphom: CHOP- oder CHOP-R-Polychemotherapie **symptomatisch** ⟶ niedrigmalignes Lymphom im Stadium III und IV: Watch and Wait, palliative CHOP- oder CHOP-R-Polychemotherapie
Alter (Häufigkeitsgipfel: junges Erwachsenenalter, 5. Lebensdekade), Immunsuppressiva, Radiatio, Zytostatika, radioaktive Stoffe, HIV- oder EBV-Infektion Einteilung nach Ann Arbor BSG und LDH (erhöht), Leukozyten (Eosinophilie, absolute Lymphozytopenie), LK-Histologie: Reed-Sternberg-Zellen, Knochenmarkzytologie und -histologie Rö Thorax in 2 Ebenen, Sono Abdomen, CT von Hals, Thorax und Abdomen, ggf. PET-CT LK-Exstirpation, Knochenmarkbiopsie und -aspiration	**kurativ** ⟶ Early Stage (Stadium I und II ohne RF): 2 Zyklen ABVD-Chemotherapie + Involved-Field-Strahlentherapie Intermediate Stage (Stadium I und II mit RF): 2 Zyklen ABVD-Chemotherapie + 2 Zyklen BEACOPP-Chemotherapie + Involved-Field-Strahlentherapie Advanced Disease (Stadium II mit extranodalem Befall oder großem Mediastinaltumor, III oder IV): 6 Zyklen BEACOPP-Chemotherapie + Radiatio von Restlymphom
akuter Beginn der Krankheitssymptome gerötete, geschwollene Gelenke (meist Sprunggelenk), ggf. gerötetes Auge Entzündungsparameter (CRP, BSG, Leukozyten), ACE Rö Thorax	**symptomatisch** ⟶ NSAR

3.13 Veränderungen des weißen Blutbilds

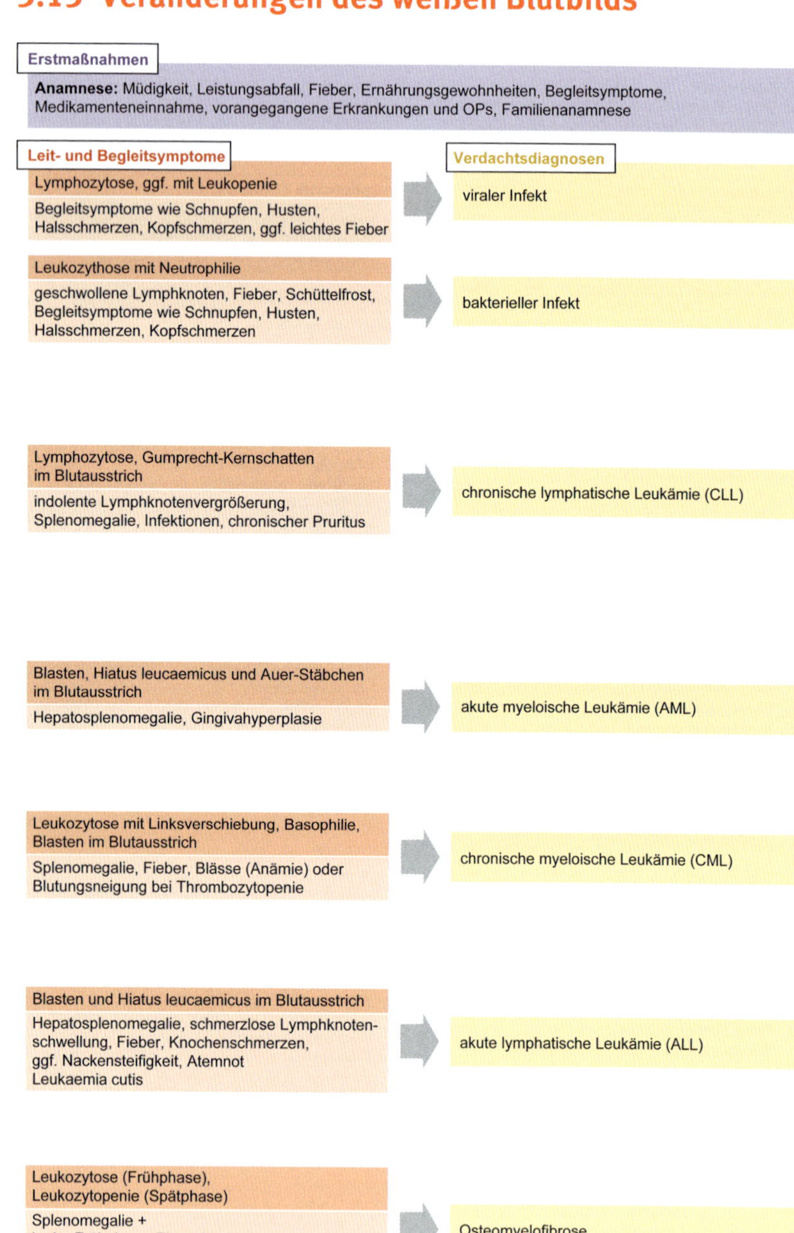

Definition

Veränderung der Leukozytenzahl und/oder -zusammensetzung

Körperliche Untersuchung: Farbe von Schleimhäuten und Konjunktivä, Petechien
Labor: BB mit Diff.-BB, Hb

Spezifische Diagnostik	Spezifische Therapie
Fieberhöhe und -verlauf, Kontakt zu Erkrankten ggf. CRP, ggf. Ferritin	**supportiv** → Schmerztherapie (NSAR), ausreichende Flüssigkeitszufuhr
Fieberhöhe und -verlauf, Kontakt zu Erkrankten ggf. CRP, ggf. Ferritin, ggf. Abstrich und Erregerdiagnostik, ggf. BK	Antibiotikatherapie **supportiv** → Schmerztherapie (NSAR), ausreichende Flüssigkeitszufuhr
hohes Lebensalter, positive Familienanamnese, Lösungsmittelexposition ggf. vergrößerte Parotis und Tränendrüse (Mikulicz-Syndrom), Einteilung nach Binet in Stadium A–C (Kriterien: Anzahl der betroffenen Lymphknotenregionen, Hb, Thrombozytenzahl) Blutausstrich, Durchflusszytometrie mit Immunphänotypisierung (CD19, 20, 23; Leichtkettenrestriktion), Immunglobulinbestimmung/Serumelektrophorese (γ-Bande erniedrigt), FISH-Analyse (Deletion 17p13?) ggf. Sono Abdomen und Lymphknoten ggf. Knochenmark- oder Lymphknotenbiopsie	**medikamentös** → asymptomatisches Stadium: Watch and Wait symptomatisches Stadium: A und B, oder Stadium C: verschiedene Therapieschemata in Abhängigkeit von Deletion 17p13 und Allgemeinzustand (verwendete Substanzen: u.a. Fludarabin, Cyclophosphamid, Rituximab, Idealisib); **bei Rezidiv** → ggf. allogene Stammzelltransplantation **supportiv** → Erythrozyten-/Thrombozytensubstitution, Infektionsprophylaxe
Infekte, Blutungsneigung Gerinnungsdiagnostik, LDH, Hsre, Blutausstrich, Knochenmarkdiagnostik Sono Abdomen Knochenmarkbiopsie	**medikamentös** → Chemotherapie (ggf. + Stammzelltransplantation) mit Induktions-, Konsolidierungs- und Erhaltungstherapie; bei akuter Promyelozytenleukämie: Induktion mit All-trans-Retinsäure (Vit.-A-Derivat) + Arsentrioxid **supportiv** → keimarme Umgebung, Hygienemaßnahmen, Infektionsprophylaxe (u.a. Amphotericin-B-Tabletten/-Mundspülung und Aciclovir), Antiemetika, Prophylaxe eines Harnsäuresteins (Allopurinol oder Rasburicase, Hydrierung)
Nachtschweiß, Leistungsminderung, Fieber, Sehstörungen, Priapismus Blutausstrich, Zytochemie (alkalische Leukozytenphosphatase vermindert), Zytogenetik (BCR-ABL-Fusionsgen, Philadelphia-Chromosom), Knochenmarkdiagnostik Knochenmarkbiopsie	**medikamentös** → Tyrosinkinaseinhibitor (Imatinib, Nilotinib, Dasatinib); bei Versagen der Tyrosinkinaseinhibitor-Therapie: allogene Stammzelltransplantation **supportiv** → ggf. akute Zytoreduktion mittels Hydroxyurea oder Leukozytapherese, Prophylaxe eines Harnsäuresteins (Allopurinol oder Rasburicase, Hydrierung)
Infekte, Blutungsneigung Gerinnungsdiagnostik, LDH, Hsre, Blutausstrich, Liquordiagnostik, Knochenmarkdiagnostik Rö Thorax, Sono Abdomen Knochenmarkbiopsie, Lumbalpunktion	**medikamentös** → ZNS-Prophylaxe: Chemotherapie: MTX, Cytarabin Chemotherapie (ggf. + Stammzelltransplantation mit Induktions-, Konsolidierungs- und Erhaltungstherapie **supportiv** → keimarme Umgebung, Hygienemaßnahmen, Infektionsprophylaxe (u.a. Amphotericin-B-Tabletten/-Mundspülung und Aciclovir), Antiemetika, Prophylaxe eines Harnsäuresteins (Allopurinol oder Rasburicase, Hydrierung)
hohes Lebensalter, bekannte myeloproliferative Erkrankung, Leistungsabfall, Müdigkeit alkalische Leukozytenphosphatase (erhöht), Blutausstrich, Knochenmarkhistologie, Genetik (JAK2/V617-Mutation) Sono Abdomen Knochenmarkbiopsie	**medikamentös** → Frühphase: Thrombozytenaggregationshemmung mit ASS, Spätphase: Thalidomid, ggf. Erythrozytensubstitution, bei jungen Patienten: ggf. allogene Stammzelltransplantation ggf. OP zur Symptomkontrolle → Splenektomie

3.14 Veränderungen des roten Blutbilds

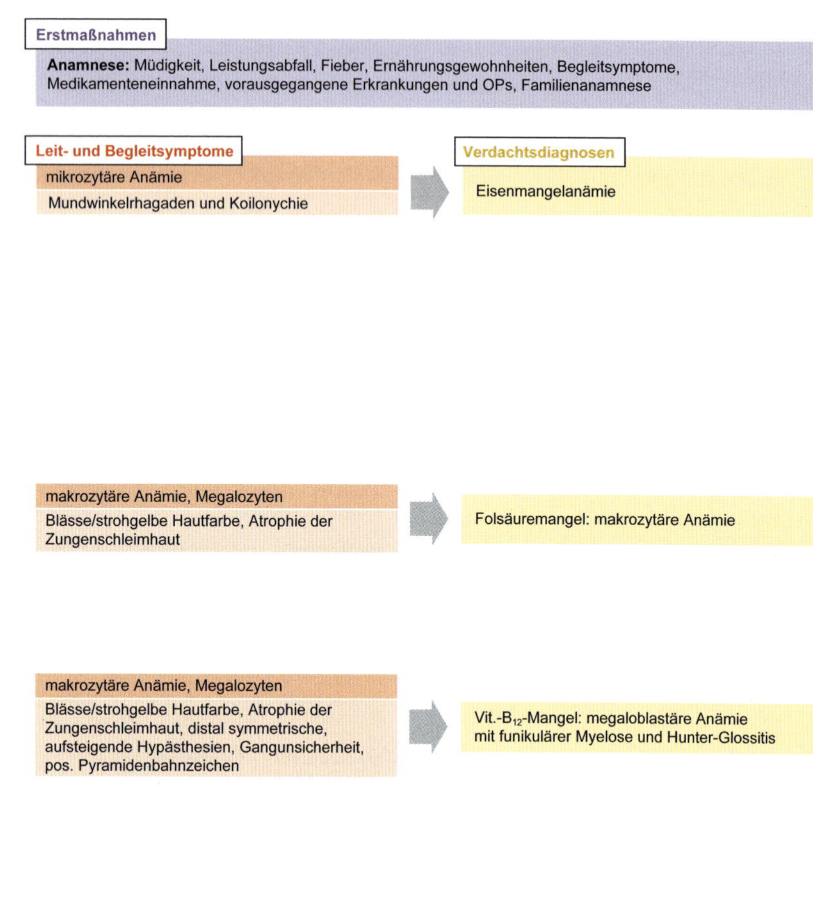

Anämie, Sphärozyten
Ikterus, Splenomegalie, Gallensteine, Oberbauchschmerzen
→ hereditäre Sphärozytose

Definition

Veränderung der Erythrozytenzahl, -form oder des Hämoglobingehalts

Körperliche Untersuchung: Farbe/Blutungen von Schleimhäuten, Konjunktiven
Labor: BB mit Diff.-BB, Hb, MCH, MCV, MCHC, Gesamtbili

Spezifische Diagnostik	Spezifische Therapie
Fleischkonsum, chronische Blutungen, Blut im Urin, Menstruationsanamnese (Frequenz, Dauer, Intensität), Stuhlveränderungen (Farbe, Beschaffenheit, Frequenz) Blässe der Konjunktiven und Schleimhäute, urologische/gynäkol. Untersuchung Ferritin und CRP, Transferrinsättigung, sTfR, sTfR-Ferritin-Index, Retikulozytenzahl; bei V.a. gastrointestialen Blutverlust: Stuhltest auf okkultes Blut bei V.a. gastrointestialen Blutverlust Endoskopie	**kausal** → Ursache adressieren (Ernährung, Blutung etc.) **supportiv zur Füllung der Fe-Speicher** → Fe-Substitution: - zweiwertiges Fe als Tabletten, Kapseln oder Tropfen - alternativ: parenterale Substitution mit dreiwertigem Fe (Fe-Carboxymaltose)
Mangelernährung (Alkoholismus), Malassimilation, Schwangerschaft, Medikamenteneinnahme (u.a. Methotrexat, Azathioprin) Homocystein, Methylmalonylsäure, Hämolyseparameter (LDH, indirektes Bili), Retikulozyten, Blutausstrich ggf. Knochenmarkbiopsie	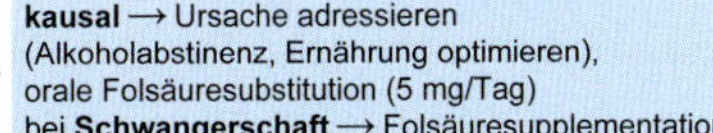 **kausal** → Ursache adressieren (Alkoholabstinenz, Ernährung optimieren), orale Folsäuresubstitution (5 mg/Tag) bei **Schwangerschaft** → Folsäuresupplementation
Malnutrition, perniziöse Anämie, vegane Ernährung, Maldigestion, Fischbandwurm, Langzeittherapie mit PPI oder Metformin Stimmgabelversuch, neurologische Untersuchung Homocystein, Methylmalonylsäure, Hämolyseparameter (LDH, indirektes Bili), Retikulozyten, Blutausstrich, ggf. Suche nach Parietalzell-AK ggf. Endoskopie, ggf. Schilling-Test ggf. Knochenmarkbiopsie	**kausal** → Therapie einer Fischbandwurmerkrankung, Ernährungsumstellung **symptomatisch** → parenterale Vit.-B_{12}-Substitution (Hydroxycobalamin), neurologische Betreuung
Familienanamnese, Gallensteine in der Eigen- oder Familienanamnese Splenomegalie Hämolysezeichen (indirektes Bili, Haptoglobin, LDH), RDW, Retikulozyten, Tests auf osmotische Fragilität (OFT, AGLT), Durchflusszytometrie (Eosin-5-Maleimid-Test), Coombs-Test (Ausschluss Autoimmunhämolyse), Blutausstrich Sono Abdomen	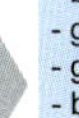 **supportiv** → - bei Neugeborenen → Phototherapie - ggf. Bluttransfusionen - ggf. Folsäuresupplementation - bei schwerer Erkrankung → komplette oder nahezu vollständige Splenektomie (vor OP Impfung gegen Influenza, Pneumokokken, Meningokokken, Haemophilus influenzae)

3.15 Fieber und Schüttelfrost

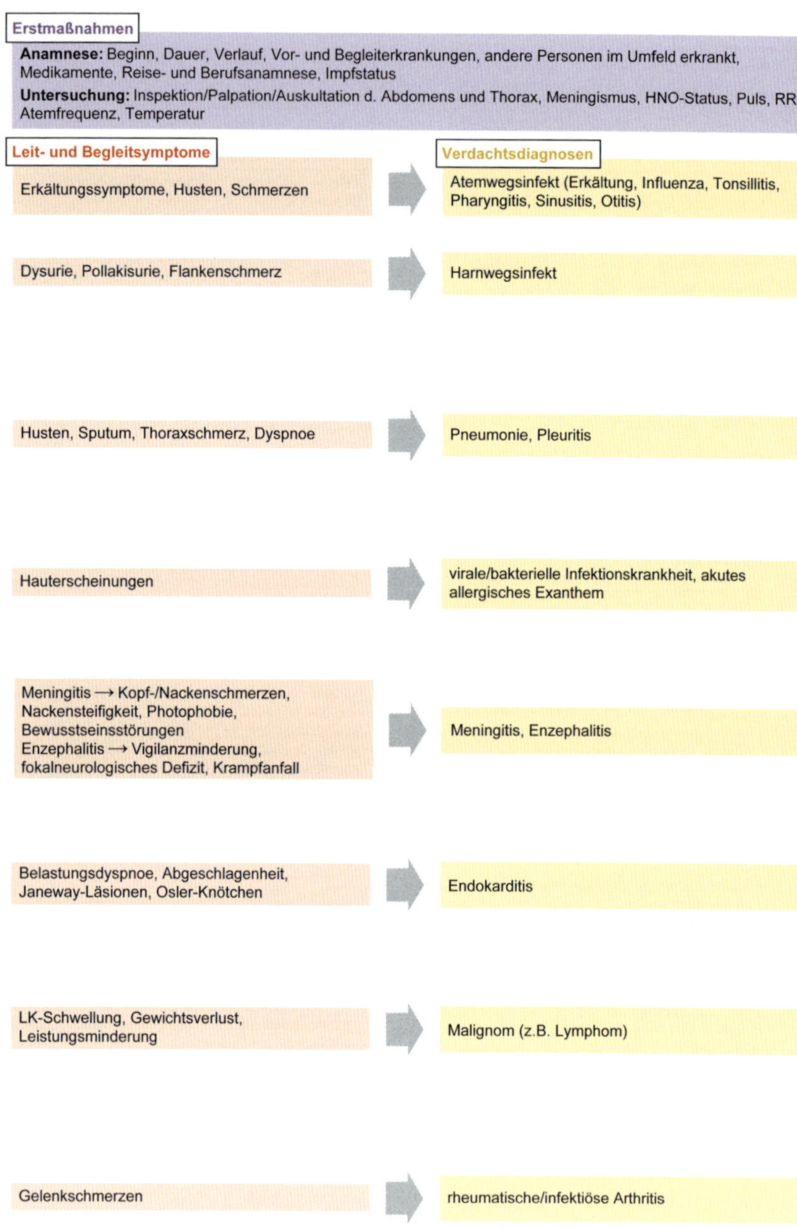

Definition

Fieber → Körpertemperatur > 38,3 °C oral oder axillär gemessen
Schüttelfrost → Zittern der Skelettmuskulatur, nicht willentlich beeinflussbar, Symptom heftiger fiebriger Erkrankungen

Labor: Diff.-BB, CRP, BSG
Therapie: erhöhte Flüssigkeitszufuhr, kalte Wadenwickel, leichte Kost, Bettruhe oder körperliche Aktivität reduzieren, Antipyretika, Schüttelfrost → Opioid i.v. (Pethidin), Wärmedecke

Spezifische Diagnostik	Spezifische Therapie
Streptokokken-Schnelltest nach Rachenabstrich, EBV-Schnelltest, CMV-DNA-Nachweis	symptomatische Therapie mit Analgetika/ Antipyretika, ggf. Antibiose
Urin → Kultur, Sediment Blut → BK, Krea, Hst Sono Nieren und ableitende Harnwege, MCU bei Kindern	Blasenkatheter entfernen! **symptomatisch** → Wärme, Spasmolytika, Analgetika, 3–4 l Flüssigkeit/Tag **antibiotisch** → kalkulierte Antibiose (z.B. Fosfomycin) **operativ** → bei vesikourethralem Reflux
Immunsuppression, COPD, Asthma abgeschwächtes AG, pos. Bronchophonie und Stimmfremitus Blut → Leukozytose mit Linksverschiebung, toxische Granulation, Eosino- und Lymphopenie, BGA, BK, Sputum → Erregerkultur; Urin → Legionellen-Ag Rö Thorax, Pulsoxymetrie	**antibiotisch** → Aminopenicillin + Betalaktamaseinhibitor Anpassung nach Antibiogramm **symptomatisch** → Sekretolytika, Inhalation, Atemübungen, O_2-Gabe
Juckreiz, Halsschmerzen, Medikamenteneinnahme Lokalisation, Verteilung, Schleimhautbefall BB, AK-Titer, Rachenabstrich Hautbiopsie mit Histopathologie	**Masern, Röteln, Dreitagefieber, Windpocken** → symptomatisch **Scharlach** → Penicillin für 10 Tage **Steven-Johnson-Syndrom (TEN)** → Intensivtherapie
Exanthem, Meningismus Blut → Kulturen, INR/Quick, PTT Liquor → Zellzahl, Gesamteiweiß, Zucker, Laktat, Liquor-Serum-Quotient (Albumin, IgG, IgA, IgM), Kultur EEG, cMRT Lumbalpunktion	**Meningitis** → kalkulierte Antibiose (Ceftriaxon + Ampicillin) **Enzephalitis** → kausale Therapie z.B. Aciclovir bei HSV-Enzephalitis **symptomatisch** → Intensivüberwachung, Kortikoide
künstliche Herzklappe, Katheter, OP Herzgeräusch, Neurostatus BK EKG, Sono Abdomen, TTE TEE	kalkulierte Antibiose, Anpassung nach Antibiogramm (mind. 4 Wochen), ggf. OP
Immunsuppression, Z.n. Bestrahlung, Infektionen (z.B. HIV) LDH CT Thorax, Sono + CT Abdomen, ggf. PET-CT Knochemark-/LK-Biopsie, molekulare Diagnostik	**Hodgkin-Syndrom** → je nach Stadium Polychemotherapie (ABVD/BEACOPP) ± Radiatio **NHL** → je nach Histologie und Gruppe Radiatio oder Immun/Chemotherapie, ggf. Stammzelltransplantation
Morgensteifigkeit, Bewegungseinschränkung, Z.n. Urethritis/Enteritis, Z.n. Streptokokkeninfekt, Hautveränderungen, ACR-Kriterien für SLE Beweglichkeitsprüfung, Auskultation Rheumafaktoren, Anti-CCP, ANA, Anti-ds-DNA, Erregernachweis aus dem Punktat Sono, Rö, Szintigrafie Gelenkpunktion, Arthroskopie	**rheumatisches Fieber** → Penicillin, NSAR, Kortikosteroide, Rezidivprophylaxe **RA** → Physiotherapie, NSAR, Kortikoide, Basistherapeutika **Reiter-Arthritis** → Infektsanierung, dann wie RA **SLE** → NSAR, Hydroxychloroquin, Immunsuppressiva **infektiöse Arthritis** → Spülung, Ruhigstellung, Antibiose

4 Hals, Stimme, Sprechen, Sprache

4.1 Struma

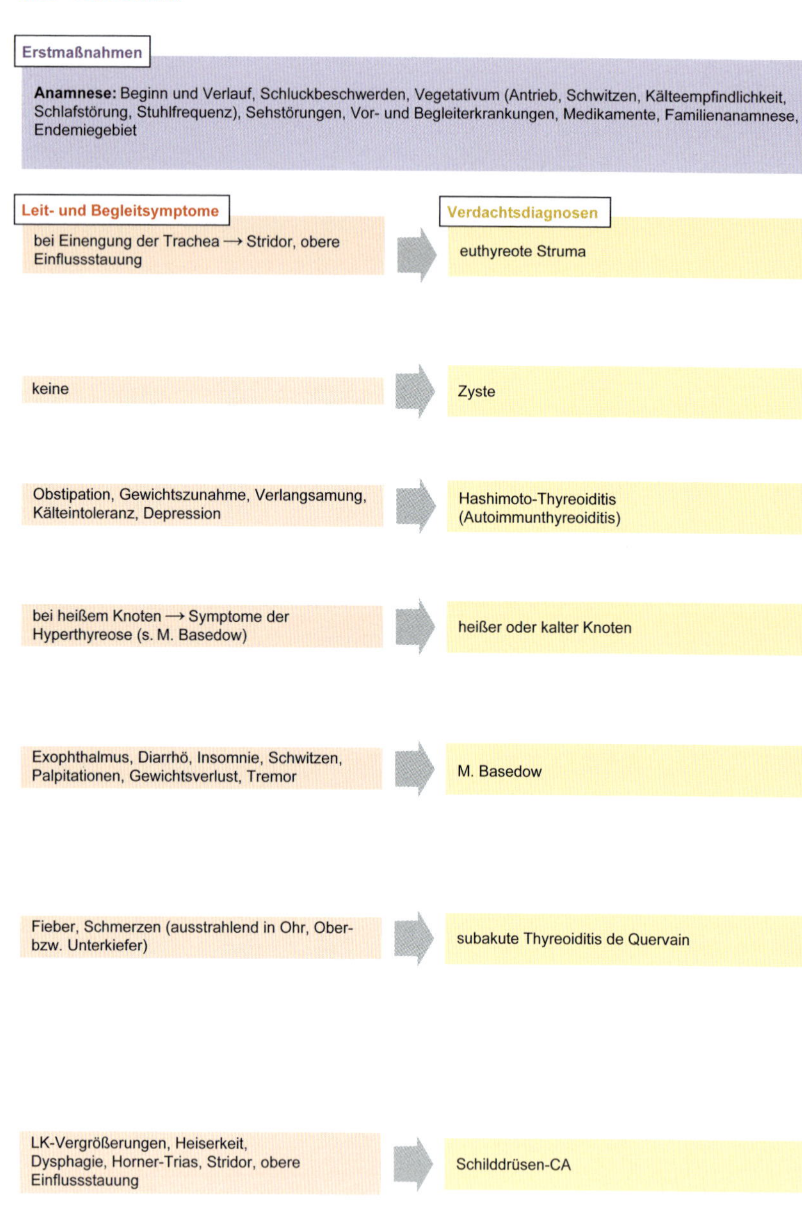
Erstmaßnahmen
Anamnese: Beginn und Verlauf, Schluckbeschwerden, Vegetativum (Antrieb, Schwitzen, Kälteempfindlichkeit, Schlafstörung, Stuhlfrequenz), Sehstörungen, Vor- und Begleiterkrankungen, Medikamente, Familienanamnese, Endemiegebiet
Leit- und Begleitsymptome
Verdachtsdiagnosen
bei Einengung der Trachea → Stridor, obere Einflussstauung
euthyreote Struma
keine
Zyste
Obstipation, Gewichtszunahme, Verlangsamung, Kälteintoleranz, Depression
Hashimoto-Thyreoiditis (Autoimmunthyreoiditis)
bei heißem Knoten → Symptome der Hyperthyreose (s. M. Basedow)
heißer oder kalter Knoten
Exophthalmus, Diarrhö, Insomnie, Schwitzen, Palpitationen, Gewichtsverlust, Tremor
M. Basedow
Fieber, Schmerzen (ausstrahlend in Ohr, Ober- bzw. Unterkiefer)
subakute Thyreoiditis de Quervain
LK-Vergrößerungen, Heiserkeit, Dysphagie, Horner-Trias, Stridor, obere Einflussstauung
Schilddrüsen-CA

Definition

Vergrößerung der Schilddrüse oder von Teilen des Organs; physiologisches Schilddrüsenvolumen: w < 18 ml; m < 25 ml

Untersuchung: Inspektion/Palpation/Auskultation d. Schilddrüse (Größe, Form, Schluckverschieblichkeit/Konsistenz/Schwirren), LK-Status, Größe, Gewicht, BMI, Puls, RR

Labor: TSH, fT_3, fT_4

Bildgebung/Funktionsdiagnostik: Sono Schilddrüse (Volumenbestimmung, Echogenität, Vaskularisierung, Halo, Konsistenz, Begrenzung), Schilddrüsenszintigrafie

Spezifische Diagnostik	Spezifische Therapie
Schwangerschaft, Pubertät, Klimakterium, Lithium Schilddrüse schluckverschieblich, weich	**medikamentös** → Jodidsubstitution, evtl. in Kombination mit Thyroxin **operativ** (bei Einengung d. Halsorgane) → Teil- oder Totalresektion **alternativ** → Radiojodtherapie
keine hyper-/hypothyreotischen Beschwerden einseitige SD-Vergrößerung, weiche Konsistenz im Sono echofreie, im Szintigrafie kalte Raumforderung	 nicht nötig, bei Vergrößerung erneute Kontrolle
Familienanamnese, Postpartalzeit, Diabetes Vitiligo, derber Tastbefund TPO-AK	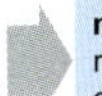 **medikamentös** → Thyroxinsubstitution regelmäßige Kontrollen und Anpassung der Dosierung
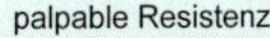 palpable Resistenz kalter Knoten → Calcitonin, Pentagastrintest kalter Knoten → Feinnadelaspirationspunktion	 **heißer Knoten** → Radiojodtherapie **kalter Knoten** → suppressive Thyroxinbehandlung **V.a. Malignität** → Hemithyreoidektomie
Familienanamnese, Rauchen augenärztliche Untersuchung TRAK (Auto-AK gg. TSH-Rezeptor) MRT Orbita	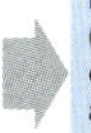 **konservativ** → Rauchstopp, Thyreostatika (Thiamazol, Carbimazol) **operativ** → Strumektomie **alternativ** → Radiojodtherapie **schwere Orbitopathie** → i. v. Kortikoide, ggf. OP
vorausgegangener viraler Infekt Schilddrüse druckschmerzhaft, schluckverschieblich, derber Tastbefund BSG, transitorische Hyper-/Hypothyreose! Rö Thorax Feinnadelaspirationspunktion	in 70% Spontanheilung **medikamentös** → NSAR, Kortikosteroide cave: Thyreostatika sind kontraindiziert!
rasches Wachstum, Radiatio der Halsregion, Familienanamnese für MEN Strumaknoten von derb-harter Konsistenz, keine Schluckverschieblichkeit Blut → Calcitonin, Pentagastrintest, Thyreoglobulin (Verlaufskontrolle) Genanalyse → Mutation im RET-Onkogen CT/MRT Halsregion, Staging Feinnadelaspirationspunktion, Laryngoskopie, Ösophagoskopie	**operativ** → radikale Thyreoidektomie mit Neck Dissection **additiv** → ablative Radiojodtherapie (4 Wochen postoperativ), nachfolgend suppressive Thyroxinsubstitution **medulläres CA** → Vandetanib **anaplastisches CA** → Radiochemo

4.2 Stimmstörungen

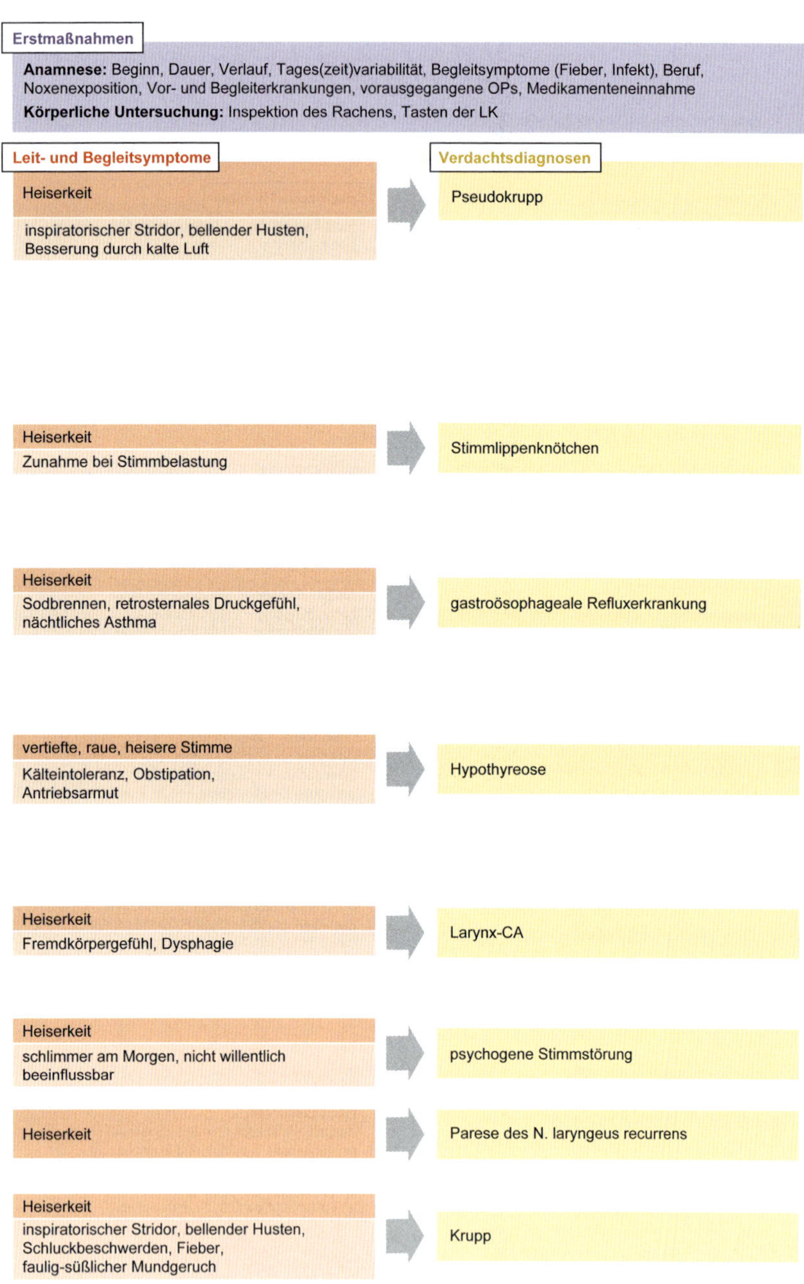

Erstmaßnahmen

Anamnese: Beginn, Dauer, Verlauf, Tages(zeit)variabilität, Begleitsymptome (Fieber, Infekt), Beruf, Noxenexposition, Vor- und Begleiterkrankungen, vorausgegangene OPs, Medikamenteneinnahme
Körperliche Untersuchung: Inspektion des Rachens, Tasten der LK

Leit- und Begleitsymptome	Verdachtsdiagnosen
Heiserkeit inspiratorischer Stridor, bellender Husten, Besserung durch kalte Luft	Pseudokrupp
Heiserkeit Zunahme bei Stimmbelastung	Stimmlippenknötchen
Heiserkeit Sodbrennen, retrosternales Druckgefühl, nächtliches Asthma	gastroösophageale Refluxerkrankung
vertiefte, raue, heisere Stimme Kälteintoleranz, Obstipation, Antriebsarmut	Hypothyreose
Heiserkeit Fremdkörpergefühl, Dysphagie	Larynx-CA
Heiserkeit schlimmer am Morgen, nicht willentlich beeinflussbar	psychogene Stimmstörung
Heiserkeit	Parese des N. laryngeus recurrens
Heiserkeit inspiratorischer Stridor, bellender Husten, Schluckbeschwerden, Fieber, faulig-süßlicher Mundgeruch	Krupp

Definition

Dysphonie: veränderter Klang und eingeschränkte Leistungsfähigkeit der Stimme

Spezifische Diagnostik	Spezifische Therapie
Alter < 5 Jahre, familiäre Häufung, v.a. in Herbst-/Wintermonaten Schweregradbeurteilung: I - bellender Husten II - Ruhestridor, juguläre Einziehungen III - Dyspnoe, ausgeprägte thorakale Einziehungen, Blässe, Agitation, Tachykardie IV - Zyanose, Bradykardie, Somnolenz BGA (ab III)	I - Luftbefeuchtung II - zusätzlich rektale Steroide, ggf. Inhalation mit Adrenalin III - zusätzlich inhalatives Adrenalin, Puls- und RR-Monitoring, BGA-Analyse IV - zusätzlich O_2-Gabe, intensivmedizinisches Monitoring, ggf. Sedierung und Intubation
Stimmüberlastung (Lehrer, Erzieher etc.), v.a. Frauen stecknadelkopfgroße, sich gegenüberliegende Verdickungen im vorderen/mittleren Simmlippendrittel indirekte Laryngoskopie, Stroboskopie	Stimmschonung, Logopädie mikrochirurgische Entfernung bei Persistenz
Adipositas, Alkohol, axiale Gleithernie, Schlafen mit erhöhtem Oberkörper Endoskopie mit Biopsie, 24-h-pH-Messung, Mannometrie des unteren ÖS	**medikamentös** → Protonenpumpeninhibitoren, bei Barrett-Ösophagus und Low-grade-IEN: regelmäßige Kontrollen, bei High-grade-IEN: endoskopische Mukosaresektion, bei axialer Gleithernie ohne Ansprechen auf medikamentöse Therapie: Fundoplikatio mit Hiatoplastik und Gastropexie
Autoimmunerkrankungen, Familienanamnese, Medikamenteneinnahme (Amiodaron, Lithium, Thyreostatika) trockene Haut, Bradykardie, generalisiertes Myxödem TSH, fT_4, fT_3, TPO-AK, TG-AK Sono (Hashimoto-Thyreoiditis mit diffuser Echoarmut)	Substitution von L-Thyroxin (bei primärer Hypothyreose titriert nach TSH)
Nikotin- oder Alkoholabusus, Beruf (Quarzarbeiter, Chemiearbeiter, Kraftfahrer u.a.), Laryngozele, Immunsuppression indirekte Laryngoskopie, Stroboskopie, Staging (Sono und CT/MRT des Halses, Rö Thorax) direkte Laryngoskopie mit Biopsie	abhängig von Tumorlokalisation und Stadium: partielle oder totale Laryngektomie (offen oder mittels Laser), zusätzlich oder alternativ: definitive Radio-(chemo)-Therapie, ggf. Neck Dissection; für fortgeschrittene Tumoren: Cetuximab (EGFR-Antagonist)
nicht bewältigte Konflikte, außergewöhnliche psychische Belastungen	psychotherapeutische Behandlung
Schilddrüsen-OP, Tumor des Kopf-Hals-Bereichs indirekte Laryngoskopie mit Stimmlippendarstellung	**supportiv** → Sprachtherapie
Diphtherie-Impfung, Kontakt zu Erkrankten Angina tonsillaris mit Pseudomembranen, Cäsarenhals Kultur (Neisser-Färbung), Diphtherietoxinnachweis (PCR, Elok Test)	**kausal** → Diphtherie-Antitoxin, i.v.-Antibiotika-Therapie (Penicillin G oder Erythromycin) **symptomatisch** → NSAR

4.3 Sprechstörungen

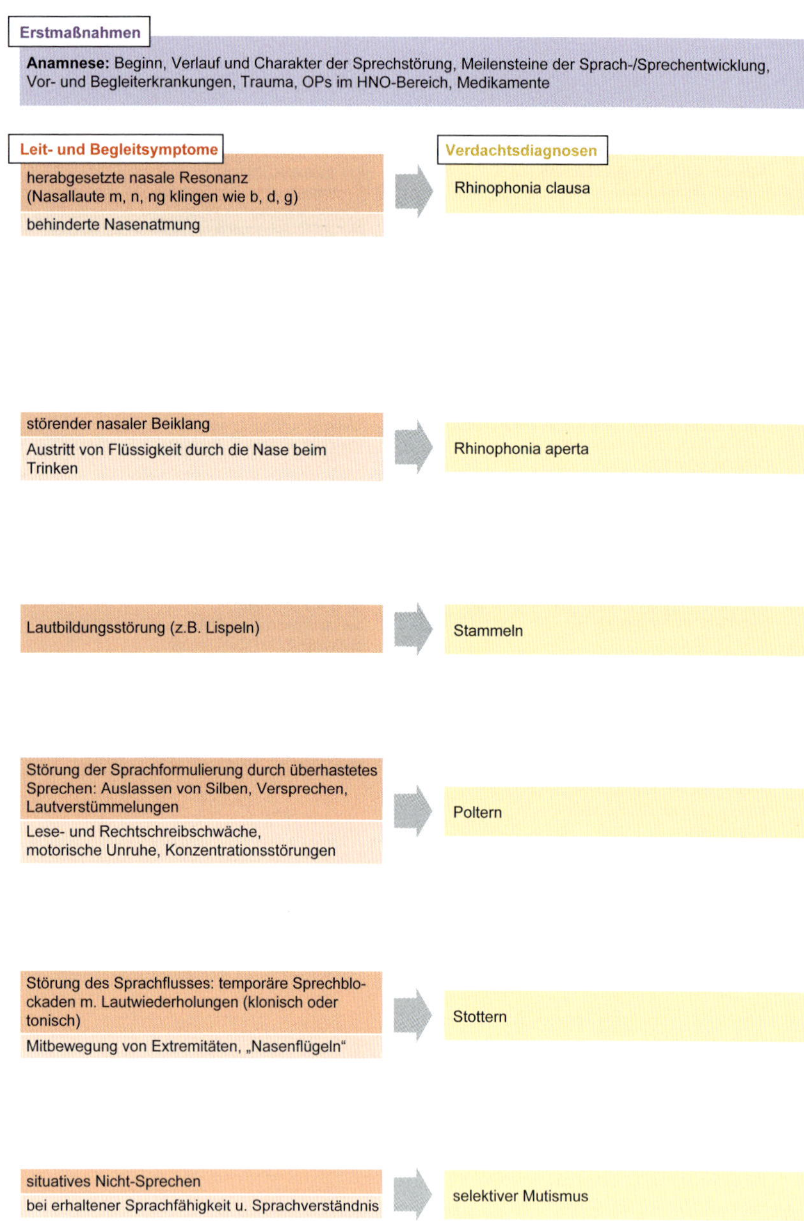

Erstmaßnahmen

Anamnese: Beginn, Verlauf und Charakter der Sprechstörung, Meilensteine der Sprach-/Sprechentwicklung, Vor- und Begleiterkrankungen, Trauma, OPs im HNO-Bereich, Medikamente

Leit- und Begleitsymptome	Verdachtsdiagnosen
herabgesetzte nasale Resonanz (Nasallaute m, n, ng klingen wie b, d, g) behinderte Nasenatmung	Rhinophonia clausa
störender nasaler Beiklang Austritt von Flüssigkeit durch die Nase beim Trinken	Rhinophonia aperta
Lautbildungsstörung (z.B. Lispeln)	Stammeln
Störung der Sprachformulierung durch überhastetes Sprechen: Auslassen von Silben, Versprechen, Lautverstümmelungen Lese- und Rechtschreibschwäche, motorische Unruhe, Konzentrationsstörungen	Poltern
Störung des Sprachflusses: temporäre Sprechblockaden m. Lautwiederholungen (klonisch oder tonisch) Mitbewegung von Extremitäten, „Nasenflügeln“	Stottern
situatives Nicht-Sprechen bei erhaltener Sprachfähigkeit u. Sprachverständnis	selektiver Mutismus

Definition

Einschränkung des Sprechens bei erhaltenem Sprachverständnis, die Lautbildung, Sprechflüssigkeit und Silben-Korrektheit umfassen kann

Spezifische Diagnostik	Spezifische Therapie
Allergien, chronische Rhinitis/Sinusitis Abklärung der organischen Ursache (z.B. Nasenpolypen, Nasenmuschelhyperplasie, Nasenseptumdeviation, Adenoidhyperplasie, Nasentumoren) Rhinoskopie, Rhinomanometrie	**medikamentös** ⟶ schleimhautabschwellende Nasensprays **operativ** ⟶ z.B. Entfernung von Nasenpolypen logopädische Therapie
Z.n. Eingriff wegen Schlafapnoesyndrom, Adenotomie oder Tonsillektomie Abklärung der organischen Ursache (z.B. Lippen-Kiefer-Gaumen-Spalte) Rhinoskopie	 logopädische Therapie **operativ** ⟶ gemäß der organischen Ursache, z.B. Verschluss einer Lippen-Kiefer-Gaumen-Spalte
im Kindesalter hinreichende Sprechanregung Hörprüfung, Untersuchung auf Fehlstellungen von Zunge, Kiefer und Zähnen	 Sprachförderung, nach dem 4. LJ ggf. logopädische Therapie
fehlendes Störungsbewusstsein, Besserung bei langsamem Sprechen, Verschlechterung bei Anspannung Seeman-Silbenwiederholungstest 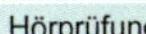 Hörprüfung	 logopädische Therapie
Verschlechterung bei langsamem Sprechen und bei Anspannung, Besserung beim Singen oder Sprechen in anderer Sprache verzögerte Sprachrückkopplung Hörprüfung	 logopädische Therapie, Psychotherapie, autogenes Training
Sprachverhalten (verbale Kommunikation erfolgt mit vertrauten Personen normal, fehlt in anderen sozialen Kontexten), psychosoziale Anamnese	 Verhaltenstherapie

4.4 Sprachstörungen

Erstmaßnahmen

Anamnese: Alter, Sprachentwicklung und -verhalten (normaler Sprachgebrauch möglich, in welchen Situationen?), Entwicklung der Symptomatik (akut oder allmählich), Begleitsymptome, soziale Anamnese

Leit- und Begleitsymptome		Verdachtsdiagnosen
episodenhafte Sprachstörung anschließend pulsierender, zunehmender, meist einseitiger Kopfschmerz, Phono- und Photophobie, Übelkeit	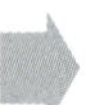	Migraine accompagnée
akute sensorische Aphasie und verwaschene Sprache rechtsseitig: Hemiparese, zentrale Fazialisparese, Gefühlsstörung, Hemianopsie	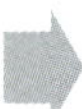	linkshemisphärischer, ischämischer Schlaganfall
Sprachentwicklungsverzögerung bzw. -störung mit Echolalien, Neologismen oder fehlender Spracherwerb fehlendes soziales Lächeln, eingeschränkter Blickkontakt, Objektbezogenheit, stereotypes, repetitives Verhalten (Motorik, Rituale)	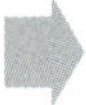	frühkindlicher Autismus
komplexe vokale Tics wie Koprolalie (obszöne Wörter), Echolalie (Wort-/Satzwiederholungen von Gesprochenem) oder Palilalie (Wiederholen selbst gesprochener Wörter) multiple komplexe motorische Tics wie Klatschen, Echopraxie (Nachahmung von Bewegungen), Zupfen an der Kleidung		Tourette-Syndrom
akute sensorische Aphasie Bewusstseinsstörung, Wesensveränderung, epileptische Anfälle		Herpes-simplex-Enzephalitis

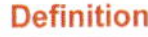

Definition

Beeinträchtigung der expressiven oder rezeptiven sprachlichen Verhaltensmodalitäten (Semantik, Syntax, Morphologie, Phonologie)

Körperliche Untersuchung: neurologische und organische Auffälligkeiten

Spezifische Diagnostik

Dauer der Sprachstörung (< 60 min), Dauer der Kopfschmerzen (4–72 h) Prodromi (z.B. Stimmungsschwankungen, Gähnen), Kopfschmerzverstärkung bei körperlicher Betätigung, Familienanamnese

Ausschluss anderer Kopfschmerzursachen: RR, Testung auf Druckschmerz der trigeminalen Austrittspunkte, des Bulbus, der A. temporalis superficialis, der Kalotte, Beurteilung des Zahnstatus und der Kiefermechanik

Spezifische Therapie

supportiv → Bettruhe, Reizabschirmung, Antiemetikum (Metoclopramid bzw. Domperidon bei Kindern)
medikamentöse Akuttherapie →
leichte bis mittelstarke Migraine → NSAR (ASS, Ibuprofen, Paracetamol)
mittelstarke bis starke Migraine → Triptane (p.o., nasal, rektal oder s.c.)
bei langen Anfällen/Rezidiven → Ergotamintartrat
Prophylaxe → nichtmedikamentös (Stressreduktion, Ausdauersport, Muskelrelaxation nach Jacobson, Biofeedback-Training) und medikamentös (β-Blocker, Topiramat, Valproat oder Flunarizin)

---

meist gehobenes Alter, arterielle Hypertonie, Arteriosklerose, pAVK, KHK, DM, TIA

neurologische Untersuchung auf fokal-neurologisches Defizit (u.a. Lähmungen, Gefühlsstörung, Sprachstörung)

cCT/cMRT (z.A. Blutung; z.N. Ödem und/oder hyperdensem Mediazeichen); zur Ursachensuche: EKG, Echokardiografie, Doppler-Sonografie der Karotiden, DSA der Hirnarterien

akut → Sauerstoffgabe; hypertone RR-Einstellung (Ziel: 160–180 mmHg/90–100 mmHg, Senkung ab > 220 mmHg sys. oder > 120 mmHg diast.), Neuroprotektion (Normoglykämie und Normothermie gewährleisten)
kausal → Lysetherapie innerhalb von 4,5 h bei Fehlen von KI, mechanische Rekanalisation innerhalb von 6 h
supportiv → intensives Monitoring, Frühmobilisation, Frührehabilitation
Sekundärprophylaxe → ASS 100 mg p.o., orale Antikoagulation bei Vorhofflimmern, Statin, operative Versorgung einer Karotisstenose, Einstellung kardiovaskulärer RF

Verlauf der kindlichen Entwicklung (Meilensteine), soziale Anamnese, Auffälligkeiten in sozialer Interaktion, Kommunikation und Verhalten

Beobachtung des kindlichen Verhaltens, standardisierte Testverfahren (ADI-R, ADOS-G)

Verhaltenstherapie und Kompetenztraining, Elternberatung und -training, ggf. Physiotherapie und Ergotherapie, Etablierung stabiler sozialer Strukturen

---

unwillkürlich, progredienter Verlauf, Kindesalter, Verschlimmerung der Symptomatik bei Angst

Psychoedukation, Verhaltenstherapie
medikamentös → Dopaminrezeptor-Antagonisten
interventionell → ggf. tiefe Hirnstimulation bei Erwachsenen mit Therapieresistenz

---

vorausgehendes Prodromalstadium (hohes Fieber, Kopfschmerzen, Abgeschlagenheit), differenzialdiagnostisch: Auslandsreisen, Immunsuppression, Tierbisse

Blut: Leukozyten, CRP, Procalcitonin
Liquor: Protein, Glu, Laktat, PCR auf HSV-DNA

cMRT (frontotemporale Hyperintensität in T2), EEG

Lumbalpunktion

intensivmedizinische Überwachung
supportiv → Thromboseprophylaxe, Normothermie einstellen, bei epileptischen Anfällen antikonvulsive Therapie, bei erhöhtem Hirndruck Oberkörperhochlagerung, ggf. Steroidgabe
kausal → Aciclovir i.v. für 14 Tage (regelmäßige Kontrolle der Nierenwerte!)

5 Atemwege, Lunge, Brustkorb

5.1 Auswurf (abnormes Sputum)

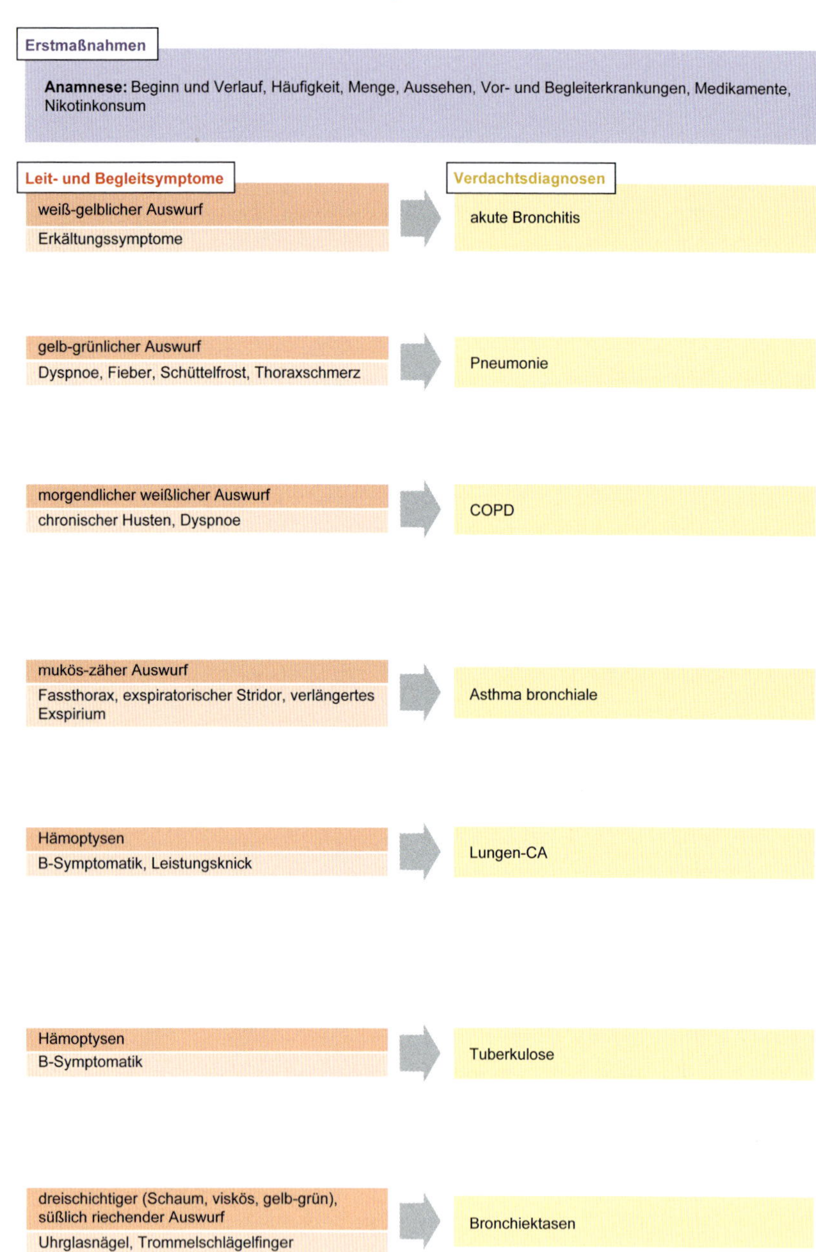

Erstmaßnahmen

Anamnese: Beginn und Verlauf, Häufigkeit, Menge, Aussehen, Vor- und Begleiterkrankungen, Medikamente, Nikotinkonsum

Leit- und Begleitsymptome	Verdachtsdiagnosen
weiß-gelblicher Auswurf Erkältungssymptome	akute Bronchitis
gelb-grünlicher Auswurf Dyspnoe, Fieber, Schüttelfrost, Thoraxschmerz	Pneumonie
morgendlicher weißlicher Auswurf chronischer Husten, Dyspnoe	COPD
mukös-zäher Auswurf Fassthorax, exspiratorischer Stridor, verlängertes Exspirium	Asthma bronchiale
Hämoptysen B-Symptomatik, Leistungsknick	Lungen-CA
Hämoptysen B-Symptomatik	Tuberkulose
dreischichtiger (Schaum, viskös, gelb-grün), süßlich riechender Auswurf Uhrglasnägel, Trommelschlägelfinger	Bronchiektasen

Definition

expektoriertes Bronchialsekret, das sich in Farbe, Geruch oder Menge von physiologischem Sputum unterscheidet

Untersuchung: HNO-Status, Inspektion/Auskultation/Perkussion Thorax, LK-Status, Puls, RR, Atemfrequenz, Temperatur
Sputumdiagnostik (Kultur, ggf. PCR, Ag-AK-Nachweis)
Labor: BB, CRP, BSG

Spezifische Diagnostik	Spezifische Therapie
Infekt d. oberen Atemwege verschärftes AG	ausreichende Flüssigkeitszufuhr, ggf. Mukolytika, Inhalationen
Krankenhausaufenthalt letzte 4 Wochen, Immunsuppression, antibiotische Vortherapie klingende, feinblasige RGs, Bronchialatmen, pos. Bronchophonie und Stimmfremitus Sputum, BK, Legionellen-Ag im Urin, ggf. BAL, ggf. spez. PCR, BGA Rö Thorax, Pulsoxymetrie	Volumen, Inhalation, Antibiose mit Aminopenicillin und β-Lactamase-Inhibitor, Cephalosporin oder Fluorchinolon +/- Makrolid
Nikotinkonsum spastische RGs, hypersonorer KS, Zwerchfelltiefstand, Uhrglasnägel, Fingerverfärbung BGA Bodyplethysmografie, Rö/CT Thorax	Rauchentwöhnung, Influenza-/Pneumokokken-Impfung, Physiotherapie, Stufentherapie mit β-Sympathomimetika/Anticholinergika, Kortikoiden, Langzeit-O_2, ggf. Lungenvolumenreduktion
Manifestationsalter, Häufigkeit d. Anfälle, Auslösefaktoren, Allergene, Neurodermitis, Rauchen, berufl. Exposition hypersonorer KS, Zwerchfelltiefstand, Spastik Gesamt-IgE, spez. IgE-AK, Allergietest Spirometrie + Reversibilitätstest, Peak-Flow-Protokoll, Rö Thorax	Allergenkarenz, Hyposensibilisierung **Stufe 1** → $β_2$-Sympathomimetika bei Bedarf **Stufe 2** → + inhalative Kortikoide **Stufe 3/4** → + lang wirksame $β_2$-Sympathomimetika, Theophyllin, Leukotrien-Rezeptor-Antagonisten **Stufe 5** → + orale Kortikoide + ggf. Anti-IgE-AK
Raucheranamnese, Berufsanamnese (Asbest?) Pulmo: oft unauffällig, paraneoplastische Syndrome (Lambert-Eaton-Syndrom, SIADH, Cushing Syndrom) Rö/CT Thorax, PET-CT, cMRT Bronchoskopie mit PE, evtl. EBUS	Therapie **nach Histologie** und Stadieneinteilung → OP, Immunchemotherapie, Radiatio
Reiseanamnese, Sexualanamnese, Tuberkulosefälle in näherer Umgebung, Immunsuppression (z.B. HIV, Chemo) LK-Schwellungen Tuberkulin-Hauttest, T-cell Interferon Gamma Release Assay, 3 x Sputum (Mikroskopie: Ausstrich mit Ziehl-Neelsen-Färbung), Kultur Rö Thorax	Isolierung d. Patienten **kurative Standardtherapie** (6 Monate) → Kombination Isoniazid, Rifampicin, Pyrazinamid, Ethambutol über 2 Monate, dann Isoniazid, Rifampicin über 4 Monate
angeborene Erkrankungen, rez. pulmonale Infekte, rheumatoide Arthritis, Sjögren-Syndrom feuchte RGs Immunglobuline quantitativ Rö/CT Thorax Bronchoskopie	**chirurgisch** → Resektion eines Segments/Lobus **symptomatisch** → Physiotherapie, Inhalation, Bronchospasmolyse, Antibiose nach Antibiogramm, Impfungen (Influenza, Pneumokokken)

5.2 Dyspnoe

Erstmaßnahmen

Anamnese: Beginn und Verlauf (akut/chronisch, persistierend/paroxysmal, tags/nachts), Fremdkörper, Trauma, Besserung/Verschlechterung durch welche Faktoren (z. B. Oberkörperlagerung, Belastung), Vor- und Begleiterkrankungen, Medikamente, Rauchen

Leit- und Begleitsymptome | **Verdachtsdiagnosen**

kardiovaskulär bedingt

akut einsetzende Dyspnoe
AP-Beschwerden, thorakaler Vernichtungsschmerz, Angst

akutes Koronarsyndrom

Dyspnoe akut (Lungenödem)/ progrediente Belastungsdyspnoe
Zyanose, Tachykardie, Nykturie

Linksherzinsuffizienz

akut einsetzende Dyspnoe
Thoraxschmerz, Kollaps, Synkope, evtl. Hämoptysen, trockener Reizhusten

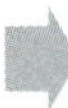

Lungenembolie

pulmonal bedingt

Dyspnoe akut, rezidivierend
Agitation, Somnolenz, Zyanose, Hyperventilation, exspiratorischer Stridor, verlängertes Exspirium

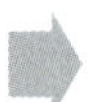

Asthmaanfall

akute Dyspnoe
Husten, stechende, einseitige Schmerzen

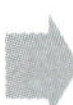

Pneumothorax

andere Ursachen

Dyspnoe persistierend, verstärkt bei Belastung
Blässe, Zungenbrennen, Mundwinkelrhagaden, Palpitationen, Müdigkeit, Leistungsminderung

Anämie

Dyspnoe akut, rezidivierend
Parästhesien, Karpopedalspasmen, Benommenheit, Angst

Hyperventilationssyndrom

Definition mit subjektiver Atemnot einhergehende erschwerte Atemtätigkeit

Untersuchung: Atmung, Blässe/Zyanose, Uhrglasnägel, Trommelschlägelfinger, Einsatz d. Atemhilfsmuskulatur, Thoraxexkursion/-deformitäten, Aszites, Adipositas, Puls, RR, Inspiration/Palpation/Perkussion/Auskultation Thorax
Bildgebung/Funktionsdiagnostik: Lufu, EKG, Rö Thorax
Therapie: Beruhigung, angenehme Lagerung (z.B. Sitzen), O_2-Gabe

Spezifische Diagnostik	Spezifische Therapie
kardiovaskuläres Risikoprofil, Vorerkrankungen Auskultation Herzenzyme (Troponin T/I, LDH, Myoglobin, CK-MB, GOT, GPT) TTE, 12-Kanal-EKG Linksherzkatheter (Goldstandard)	akut: MONAH **M**orphin **O**$_2$-Nasensonde **N**itrate sublingual **A**SS + Clopidogrel/Ticagrelor **H**eparin/Fondaparinux in der Klinik: Antikoagulation, β-Blocker, Statine, ACE-Hemmer, Akut-PTCA mit/ohne Stentimplantation
Herzerkrankungen, Schlafen mit erhöhtem Oberkörper 3. Herzton, basal feuchte RGs NT-proBNP, BGA TTE, EKG, Rö Thorax Koronarangiografie	Gewichtsreduktion, Nikotinkarenz, ACE-Hemmer, β-Blocker, Diuretika, Aldosteronantagonisten **Lungenödem** → medikamentöse Vor- und Nachlastsenkung, ggf. Intensivtherapie
tiefe Venenthrombose, Immobilisation, Malignom oft unauffällig, Thrombosezeichen D-Dimere, INR/Quick, PTT, BB, Troponin I/T, NT-proBNP EKG, TTE, Angio-CT	O_2, halbsitzende Lagerung, sofortige Antikoagulation (z.B. Heparin), medikamentös/operativ Thrombolyse, langfristig antikoagulieren (z.B. NOAK)
evtl. Fremdanamnese, Häufigkeit d. Anfälle, Auslösefaktoren, Allergien hypersonorer KS, trockene RGs, AG ↓ „silent chest", Zwerchfelltiefstand, Pulsus paradoxus, Tachykardie BGA	Salbutamol-Spray, Prednisolon i.v., Mg^{2+} i.v., Theophyllin i.v., Maskenbeatmung, Intubation
Trauma, medizinische Intervention, früherer Pneumothorax, COPD, Lungen-CA einseitig aufgehobenes AG, hypersonorer KS, Hautemphysem BGA Sono/Rö Thorax	Thoraxdrainage, evtl. Thorakoskopie **Spannungspneumothorax** → Entlastungspunktion im 2. ICR/MCL mit großlumiger Kanüle, Pleurasaugdrainage
Blutungszeichen (GI, Gyn, Urin), Vorerkrankungen (CED, Ulcus), Medikamente (Antikoagulation, Chemo), Schwangerschaft, Mangelernährung, ethn. Herkunft Systolikum über Aortenklappe, digital-rektale Untersuchung, LK, Hepato-Splenomegalie, neurologischer Status (Ataxie, Parästhesien) Diff.-BB, Ferritin, Retikulozyten, Vit. B_{12}, Folsäure, Haemoccult-Test Sono Abdomen Endoskopie, Knochenmarkpunktion	Behandlung der Grunderkrankung, Substitution (Fe, Folsäure, Vit. B_{12}, Transfusion)
psychische Belastungssituation Hyperreflexie (Chvostek, Trousseau-Zeichen) Ca, BGA (respiratorische Alkalose)	Atemanweisung, Benzodiazepine, Verhaltenstherapie

5.3 Hämoptoe

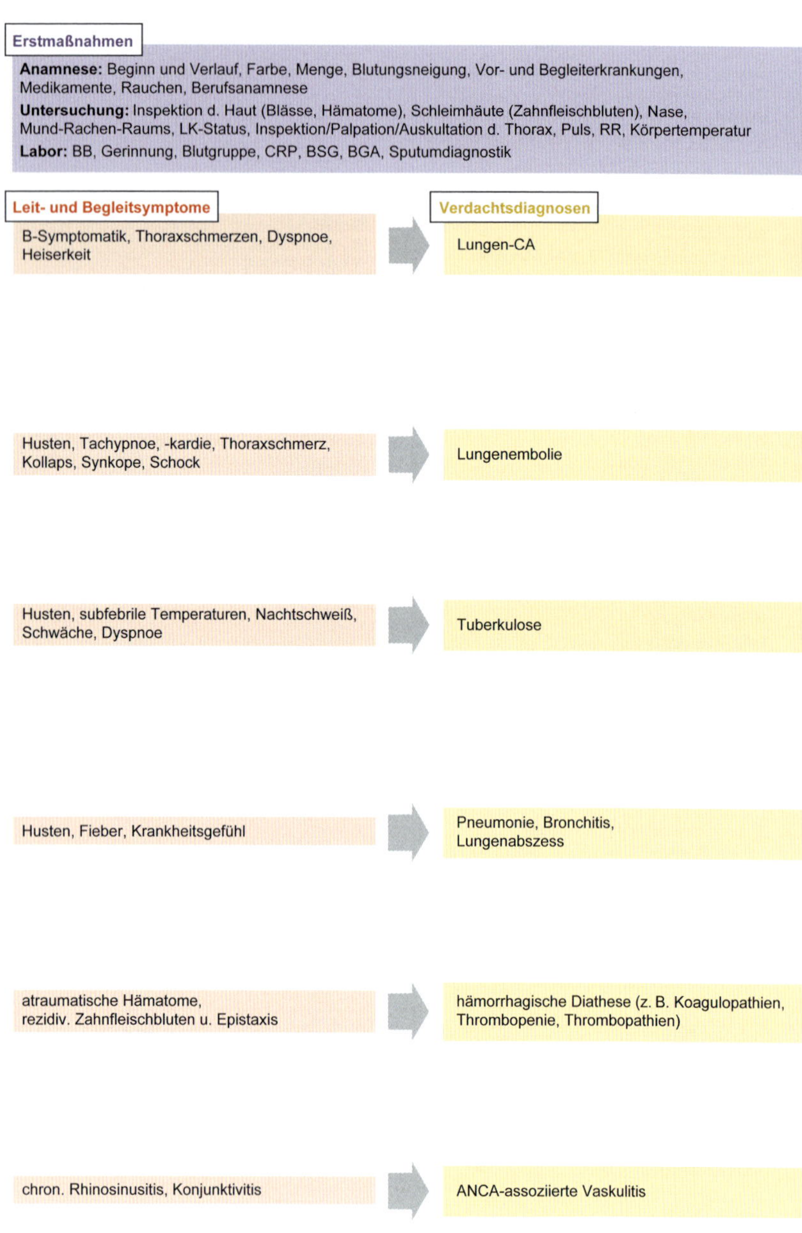
Erstmaßnahmen
Anamnese: Beginn und Verlauf, Farbe, Menge, Blutungsneigung, Vor- und Begleiterkrankungen, Medikamente, Rauchen, Berufsanamnese
Untersuchung: Inspektion d. Haut (Blässe, Hämatome), Schleimhäute (Zahnfleischbluten), Nase, Mund-Rachen-Raums, LK-Status, Inspektion/Palpation/Auskultation d. Thorax, Puls, RR, Körpertemperatur
Labor: BB, Gerinnung, Blutgruppe, CRP, BSG, BGA, Sputumdiagnostik
Leit- und Begleitsymptome
Verdachtsdiagnosen
B-Symptomatik, Thoraxschmerzen, Dyspnoe, Heiserkeit
Lungen-CA
Husten, Tachypnoe, -kardie, Thoraxschmerz, Kollaps, Synkope, Schock
Lungenembolie
Husten, subfebrile Temperaturen, Nachtschweiß, Schwäche, Dyspnoe
Tuberkulose
Husten, Fieber, Krankheitsgefühl
Pneumonie, Bronchitis, Lungenabszess
atraumatische Hämatome, rezidiv. Zahnfleischbluten u. Epistaxis
hämorrhagische Diathese (z. B. Koagulopathien, Thrombopenie, Thrombopathien)
chron. Rhinosinusitis, Konjunktivitis
ANCA-assoziierte Vaskulitis

Definition

Aushusten großer Blutmengen (> 50 ml) bzw. Blutbeimischung im Auswurf (Hämoptysis)

Bildgebung/Funktionsdiagnostik: Bronchoskopie

Therapie: Beruhigung d. Patienten, ggf. Benzodiazepine zur Beruhigung, Morphin zur Analgesie, rasche Beseitigung d. abgehusteten Blutes (Absaugung) bei starker Hämoptoe Lagerung d. Patienten auf die Seite der vermuteten Blutungsquelle, O_2-Gabe, EKs, endoskopische oder chirurgische Blutstillung vorbereiten

Spezifische Diagnostik / **Spezifische Therapie**

Raucheranamnese, Berufsanamnese (Asbest?)

Pulmo: oft unauffällig, paraneoplastische Syndrome (Lambert-Eaton-Syndrom, SIADH, Cushing-Syndrom)

Rö/CT Thorax, PET-CT, cMRT

Bronchoskopie mit PE, evtl. EBUS

→ Therapie **nach Histologie** und Stadieneinteilung → OP, Immunchemotherapie, Radiatio

tiefe Venenthrombose, Immobilisation, Malignom

oft unauffällig, Thrombosezeichen

D-Dimere, INR/Quick, PTT, BB, Troponin I/T, NT-proBNP

EKG, TTE, Angio-CT

→ O_2, halbsitzende Lagerung, sofortige Antikoagulation (z.B. Heparin), medikamentös/operativ Thrombolyse, langfristig antikoagulieren (z.B. NOAK)

Reiseanamnese, Sexualanamnese, Tuberkulosefälle in näherer Umgebung, Immunsuppression (z. B. HIV, Chemo)

LK-Schwellungen

Tuberkulin-Hauttest, T-cell Interferon Gamma Release Assay, 3 x Sputum (Mikroskopie: Ausstrich mit Ziehl-Neelsen-Färbung), Kultur

Rö Thorax

→ Isolierung d. Patienten
kurative Standardtherapie (6 Monate) → Kombination Isoniazid, Rifampicin, Pyrazinamid, Ethambutol über 2 Monate, dann Isoniazid, Rifampicin über 4 Monate

Beschwerdedauer, Ausprägung, weitere Erkrankungen (z.B. Asthma, COPD)

feuchte RGs, evtl. abgeschwächtes AG, verstärkter Stimmfremitus bei Pneumonie

BB, BSG, CRP, Sputum, BK, Legionellen-Ag im Urin

Rö/CT Thorax

→ **Bronchitis:** Flüssigkeitszufuhr, Mukolytika, Inhalationen
Pneumonie: AB-Therapie bei ambulant erworbener Pneumonie (z.B. Aminopenicillin/Cephalosporin), bei stationär erworbener Pneumonie nach Antibiogramm
Abszess: operative Sanierung

Antikoagulanzien, bekannte Koagulopathien, starke postoperative Nachblutung

Leberwerte, Einzelfaktorenanalyse, Lupusantikoagulans-Test, Antikardiolipin-AK-Bestimmung

Rö Thorax, Sono Abdomen

→ evtl. Substitution v. Gerinnungsfaktoren, Vit. K, TK, EK, FFP, Abklärung und Therapie d. Grunderkrankung

B-Symptomatik, Gelenkschmerzen, Asthma

Dermastatus (Vaskulitis, Purpura), HNO-Status, Ophthalmoskopie, Neuro-Status (Mononeuritis multiplex)

c-/p-ANCA, Krea, GFR, Urinsediment

CT Thorax + NNH, EKG, Bodyplethysmografie

Bronchoskopie, Biopsie

Glukokortikoide, Cyclophosphamid, Rituximab

5.4 Husten

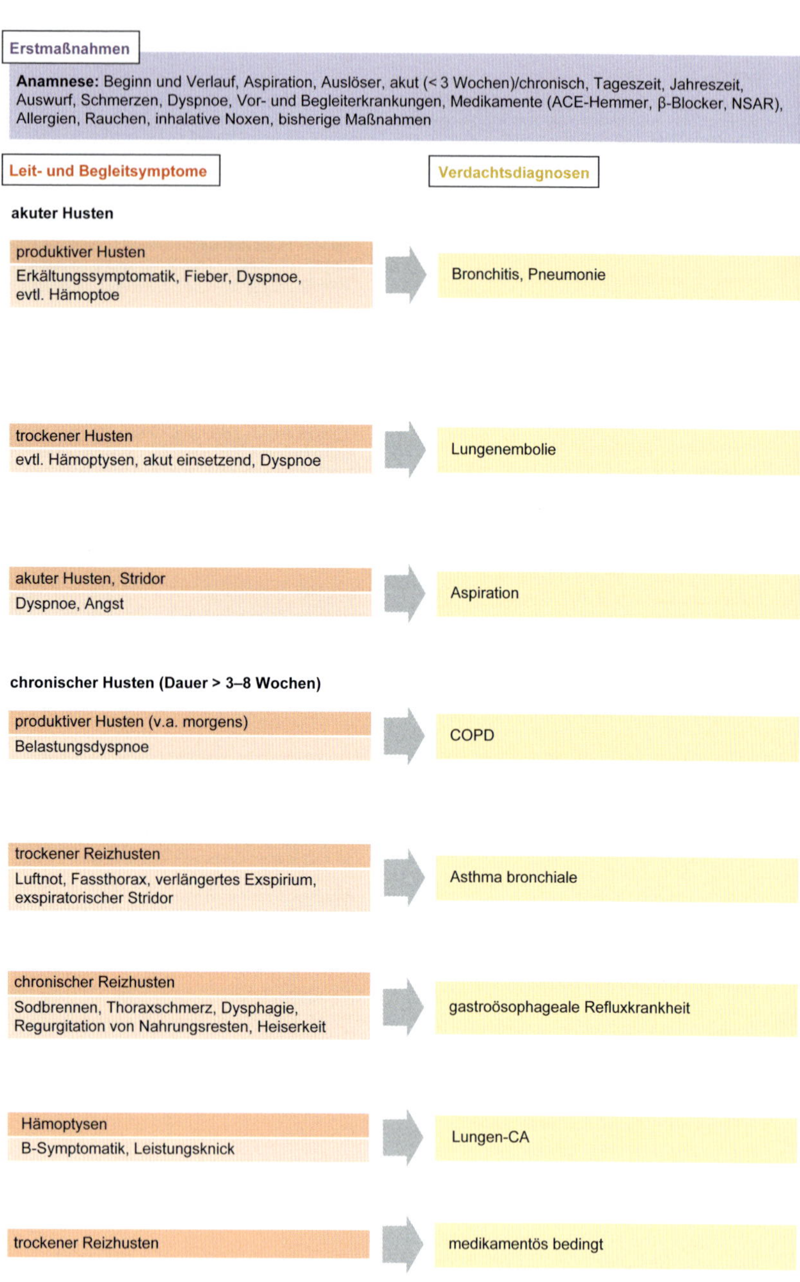
Erstmaßnahmen
Anamnese: Beginn und Verlauf, Aspiration, Auslöser, akut (< 3 Wochen)/chronisch, Tageszeit, Jahreszeit, Auswurf, Schmerzen, Dyspnoe, Vor- und Begleiterkrankungen, Medikamente (ACE-Hemmer, β-Blocker, NSAR), Allergien, Rauchen, inhalative Noxen, bisherige Maßnahmen
Leit- und Begleitsymptome
Verdachtsdiagnosen
akuter Husten
produktiver Husten
Erkältungssymptomatik, Fieber, Dyspnoe, evtl. Hämoptoe
Bronchitis, Pneumonie
trockener Husten
evtl. Hämoptysen, akut einsetzend, Dyspnoe
Lungenembolie
akuter Husten, Stridor
Dyspnoe, Angst
Aspiration
chronischer Husten (Dauer > 3–8 Wochen)
produktiver Husten (v.a. morgens)
Belastungsdyspnoe
COPD
trockener Reizhusten
Luftnot, Fassthorax, verlängertes Exspirium, exspiratorischer Stridor
Asthma bronchiale
chronischer Reizhusten
Sodbrennen, Thoraxschmerz, Dysphagie, Regurgitation von Nahrungsresten, Heiserkeit
gastroösophageale Refluxkrankheit
Hämoptysen
B-Symptomatik, Leistungsknick
Lungen-CA
trockener Reizhusten
medikamentös bedingt

Definition

willkürliches oder über Hustenreflex ausgelöstes unwillkürliches, explosionsartiges Ausstoßen von Luft

Untersuchung: Inspektion (Zyanose, Blässe, Enanthem, Exanthem, obere Einflussstauung, Fassthorax, Atemhilfsmuskulatur), Palpation (Atemexkursionen), Perkussion (hypersonorer/abgeschwächter KS), Auskultation (RGs, abgeschwächtes AG), HNO-Status, LK-Status

Spezifische Diagnostik	Spezifische Therapie
Beschwerdedauer, Ausprägung, weitere Erkrankungen (z.B. Asthma, COPD) feuchte RGs, evtl. abgeschwächtes AG, verstärkter Stimmfremitus bei Pneumonie BB, CRP, BK, Sputum, Legionellen-Ag im Urin Rö Thorax bei V.a. Pneumonie	erhöhte Flüssigkeitszufuhr, Mukolytika (ACC), Inhalationen **Pneumonie** → Antibiotikatherapie bei ambulant erworbener Pneumonie z.B. Aminopenicillin/ Cephalosporin; bei stationär erworbener Pneumonie nach Antibiogramm
tiefe Venenthrombose, Immobilisation, Malignom oft unauffällig, Thrombosezeichen D-Dimere, INR/Quick, PTT, BB, Troponin I/T, NT-proBNP EKG, TTE, Angio-CT	O_2, halbsitzende Lagerung, sofortige Antikoagulation (z.B. Heparin), medikamentös/ operativ Thrombolyse, langfristig antikoagulieren (z.B. NOAK)
Erstauftreten beim Essen/Spielen, Art d. Fremdkörpers Inspektion Rachenraum, abgeschwächetes AG Rö Thorax in Exspiration Laryngoskopie, Bronchoskopie	kräftige Schläge auf den Rücken, Heimlich-Handgriff **Kleinkinder** → an Beinen hochheben und mit flacher Hand auf den Rücken schlagen, bronchoskopische Entfernung des Fremdkörpers
Rauchen (!), Passivrauchen, Berufsanamnese abgeschwächtes AG, expiratorisches Giemen, Uhrglasnägel Bodyplethysmografie, BGA	Rauchentwöhnung, Physiotherapie, Grippeschutzimpfung **Stufentherapie** mit β_2-Sympathomimetika/ Anticholinergika, Kortikosteroiden, Langzeit-O_2-Therapie, ggf. Lungenvolumenreduktion
Jahreszeitabhängigkeit, Familienanamnese, Atopie, Allergenexposition Zwerchfelltiefstand, hypersonorer Kopfschall, trockene RGs BGA, Gesamt-IgE, spez. IgE-AK Lufu + Bronchospasmolyse-Test, Rö Thorax	Allergenkarenz, evtl. Hyposensibilisierung: **Stufentherapie** mit β_2-Sympathomimetika und Kortikosteroiden, ggf. zusätzlich Leukotrien-Rezeptor-Antagonisten, Theophyllin, Anti-IgE-AK
scharfe Gewürze, Alkohol, Adipositas Langzeit-pH-Metrie, Impedanzmessung ÖGD mit Biopsie	Gewichtsreduktion, eiweiß-/fettarme Ernährung, frühabends Abendessen, nachts Oberkörperhochlagerung, Nikotin-/Alkoholkarenz, Protonenpumpenblocker (PPI), H_2-Rezeptorenblocker, Metoclopramid, Antazida **schwerer Verlauf** → OP (Fundoplicatio n. Nissen)
Raucheranamnese, Berufsanamnese (Asbest?) Pulmo: oft unauffällig, paraneoplastische Syndrome (Lambert-Eaton-Syndrom, SIADH, Cushing-Syndrom) Rö/CT Thorax, PET-CT, cMRT Bronchoskopie mit PE, evtl. EBUS	Therapie **nach Histologie** und Stadieneinteilung → OP, Immunchemotherapie, Radiatio
Medikamentenanamnese (v.a. ACE-Hemmer)	Ersatz der ACE-Hemmer durch z.B. AT_1-Rezeptor-Antagonisten

5.5 Hyperventilation

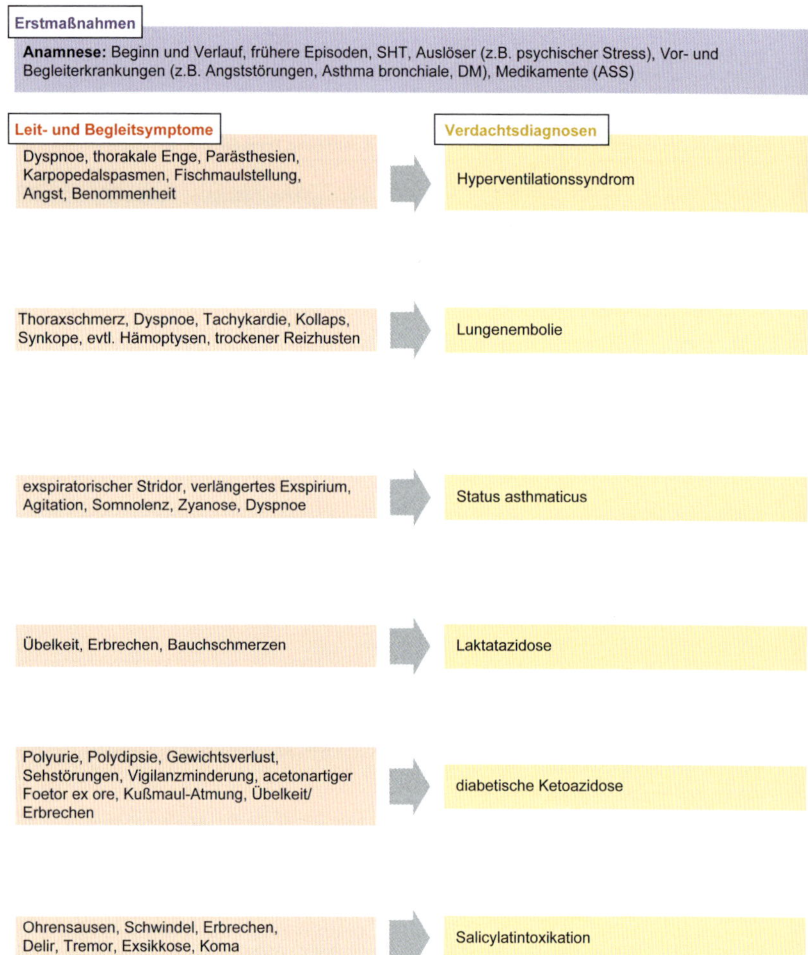

Erstmaßnahmen

Anamnese: Beginn und Verlauf, frühere Episoden, SHT, Auslöser (z.B. psychischer Stress), Vor- und Begleiterkrankungen (z.B. Angststörungen, Asthma bronchiale, DM), Medikamente (ASS)

Leit- und Begleitsymptome		Verdachtsdiagnosen
Dyspnoe, thorakale Enge, Parästhesien, Karpopedalspasmen, Fischmaulstellung, Angst, Benommenheit	→	Hyperventilationssyndrom
Thoraxschmerz, Dyspnoe, Tachykardie, Kollaps, Synkope, evtl. Hämoptysen, trockener Reizhusten	→	Lungenembolie
exspiratorischer Stridor, verlängertes Exspirium, Agitation, Somnolenz, Zyanose, Dyspnoe	→	Status asthmaticus
Übelkeit, Erbrechen, Bauchschmerzen	→	Laktatazidose
Polyurie, Polydipsie, Gewichtsverlust, Sehstörungen, Vigilanzminderung, acetonartiger Foetor ex ore, Kußmaul-Atmung, Übelkeit/ Erbrechen	→	diabetische Ketoazidose
Ohrensausen, Schwindel, Erbrechen, Delir, Tremor, Exsikkose, Koma	→	Salicylatintoxikation

Definition

(un)willentliche Beschleunigung und/oder Vertiefung d. Atmung über den Körperbedarf hinaus bei erniedrigtem pCO_2 (Hypokapnie) und normalem bis erhöhtem pO_2

Untersuchung: internistische und neurologische Untersuchung, Puls, RR, Atemfrequenz, Körpertemperatur

Spezifische Diagnostik	Spezifische Therapie
psychische Belastungssituation Hyperreflexie (Chvostek-, Trousseau-Zeichen) Ca, BGA (respiratorische Alkalose)	Atemanweisung, Benzodiazepine, Verhaltenstherapie
tiefe Venenthrombose, Immobilisation, Malignom oft unauffällig, Thrombosezeichen D-Dimere, INR/Quick, PTT, BB, Troponin I/T, NT-proBNP EKG, TTE, Angio-CT	O_2, halbsitzende Lagerung, sofortige Antikoagulation (z.B. Heparin) medikamentös/operativ Thrombolyse, langfristig antikoagulieren (z.B. NOAK)
evtl. Fremdanamnese, Häufigkeit d. Anfälle, Auslösefaktoren, Allergien hypersonorer KS, trockene RGs, AG ↓ („silent chest"), Zwerchfelltiefstand, Pulsus paradoxus, Tachykardie BGA	Salbutamol-Spray, Prednisolon i.v., Mg^{2+} i.v., Theophyllin i.v., Maskenbeatmung, Intubation
Schock, Hypoxie, Leber-/Niereninsuffizienz, Medikamentenanamnese (Metformin, Zidovudin) BGA, E'lyte	Flüssigkeitssubstitution und ggf. Pufferung mit Bikarbonat, ggf. K-Substitution, intensivmedzinische Überwachung, ggf. Dialyse Vermeidung der auslösenden Noxen
DM Exsikkose, Pseudoperitonitis BGA, Laktat, Osmolalität, BZ, E'lyte, PO^{4-}, Krea, Hst, Urinstatus	**akut** → sofortige Volumengabe, K-Substitution, Insulin (cave K), ggf. Natriumbikarbonat, Intensivüberwachung **langfristig** → medikamentöse Einstellung d. DM
Zeitpunkt und Menge d. ASS-Einnahme Exsikkose, Hyperthermie, Tachykardie, grobblasige RGs bei Lungenödem BGA, E'lyte, Krea, Salicylatspiegel EKG	Volumen, Aktivkohle, Alkalisierung (Natriumbicarbonat), Dialyse, Intensivüberwachung

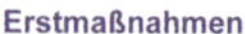

5.6 Stridor

Erstmaßnahmen

Anamnese: Beginn und Verlauf, Fremdkörper, Vor- und Begleiterkrankungen (Infektionskrankheiten, Asthma bronchiale), Intubationen, operative Eingriffe (Strumektomie), Allergien, Medikamente

Leit- und Begleitsymptome		Verdachtsdiagnosen
in- und exspiratorischer Stridor Dyspnoe, evtl. Zyanose, Tachykardie		Aspiration
inspiratorischer Stridor progrediente Dyspnoe, evtl. Schwellung der Zunge/Lippen/Lider		Angioödem
inspiratorischer Stridor Hypersalivation, Fieber, kloßige Stimme, Halsschmerzen		Epiglottitis
exspiratorischer Stridor Fassthorax, verlängertes Exspirium, Husten mit mukös-zähem Auswurf		Asthma bronchiale
exspiratorischer Stridor Husten, Dyspnoe, Thoraxschmerzen, Hämoptysen, Heiserkeit, B-Symptomatik		Lungen-/Larynx-CA
in- und exspiratorischer Stridor umschriebene Schwellung am Hals, Kloßgefühl, Halsschmerzen, Schluckstörungen, obere Einflussstauung, Dyspnoe, Heiserkeit		Struma (blande, Adenom, CA, M. Basedow)

Definition

pfeifendes AG bei Verengung der Atemwege

Untersuchung: Zyanose, Uhrglasnägel, Trommelschlägelfinger, HNO-Status, Untersuchung der Schilddrüse (Struma), LK-Status, Inspektion/Palpation/Perkussion/Auskultation d. Thorax (Fassthorax, Orthopnoe, Atemexkursionen, Klopfschall, in- oder exspiratorischer Stridor, RGs), Puls, RR, Atemfrequenz, Temperatur

Spezifische Diagnostik	Spezifische Therapie
vorangegangene Nahrungsaufnahme (z.B. Nüsse), unbeaufsichtigtes Spielen bei Kindern ggf. distal abgeschwächtes AG Rö Thorax, BGA Laryngoskopie/Bronchoskopie	Heimlich-Handgriff/feste Schläge auf den Rücken, O_2-Nasensonde, Breitbandantibiose, Laryngoskopie/Bronchoskopie mit Versuch der Fremdkörperentfernung
Wespen-/Bienenstich, Verzehr bestimmter Nahrungsmittel (Erdbeeren, Nüsse), Einnahme eines Medikaments (v.a. ASS, ACE-Hemmer) Urtikaria, Insektenstiche, Exanthem, Bronchospasmus, Hypotension Gesamt-IgE, spez. IgE-AK, C_4, Aktivität + Konzentration von C_1-Inhibitor	Weglassen der auslösenden Noxe, Allergenkarenz **Anaphylaxie** → Kortikosteroide, Antihistaminika, Epinephrin **bradykinin-vermittelt** → C1-Inhibitor-Konzentrat, FFP, Volumen, Bradykinin-Rezeptor-Antagonist
kein Husten, Impfstatus, Dysphagie, Nahrungsaufnahme Larynxinspektion nur in Intubationsbereitschaft BB, CRP, BK	 Antibiose (Cephalosporin), Glukokortikoide, Adrenalin vernebeln
Manifestationsalter, Häufigkeit der Anfälle, Auslösefaktoren, Allergene, Familienanamnese, Rauchen, berufliche Exposition hypersonorer KS, Zwerchfelltiefstand, Spastik Gesamt-IgE, spez. IgE-AK, Allergietest Rö Thorax, Lufu mit Methacholinprovokationstest, Peak-Flow-Protokoll	Allergenkarenz, Hyposensibilisierung **Stufe 1** → β_2-Sympathomimetika bei Bedarf **Stufe 2** → + inhalative Kortikoide **Stufe 3/4** → + lang wirksame β_2-Sympathomimetika Theophyllin, Leukotrien-Rezeptor-Antagonisten **Stufe 5** → + orale Kortikoide, ggf. Anti-IgE-AK
Raucheranamnese (Beginn, Pack Years), kanzerogene Substanzen (Asbest), Berufsanamnese (z.B. Bergbau) CT Hals/Thorax, ggf. PET-CT, cMRT, Lufu, TTE Laryngoskopie/Bronchoskopie + Biopsie, ggf. EBUS	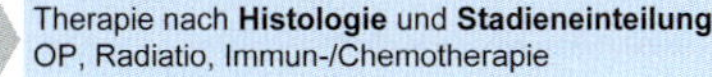 Therapie nach **Histologie** und **Stadieneinteilung:** OP, Radiatio, Immun-/Chemotherapie
Familienanamnese für Schilddrüsen- und Autoimmunerkrankungen, ionisierende Strahlen Auskultation der Schilddrüse (Schwirren) TSH, fT_3, fT_4, Ca, TRAK Sono Schilddrüse, Schilddrüsenszintigrafie Feinnadelaspirationspunktion	**medikamentös** → Thyreostatika (Thiamazol Carbimazol) bei Hyperthyreose, L-Thyroxin +/- Jodid bei Hypothyreose **operativ** → Strumektomie **alternativ** → Radiojodtherapie siehe Leitsymptom „Struma"

5.7 Schmerzen bei der Atmung

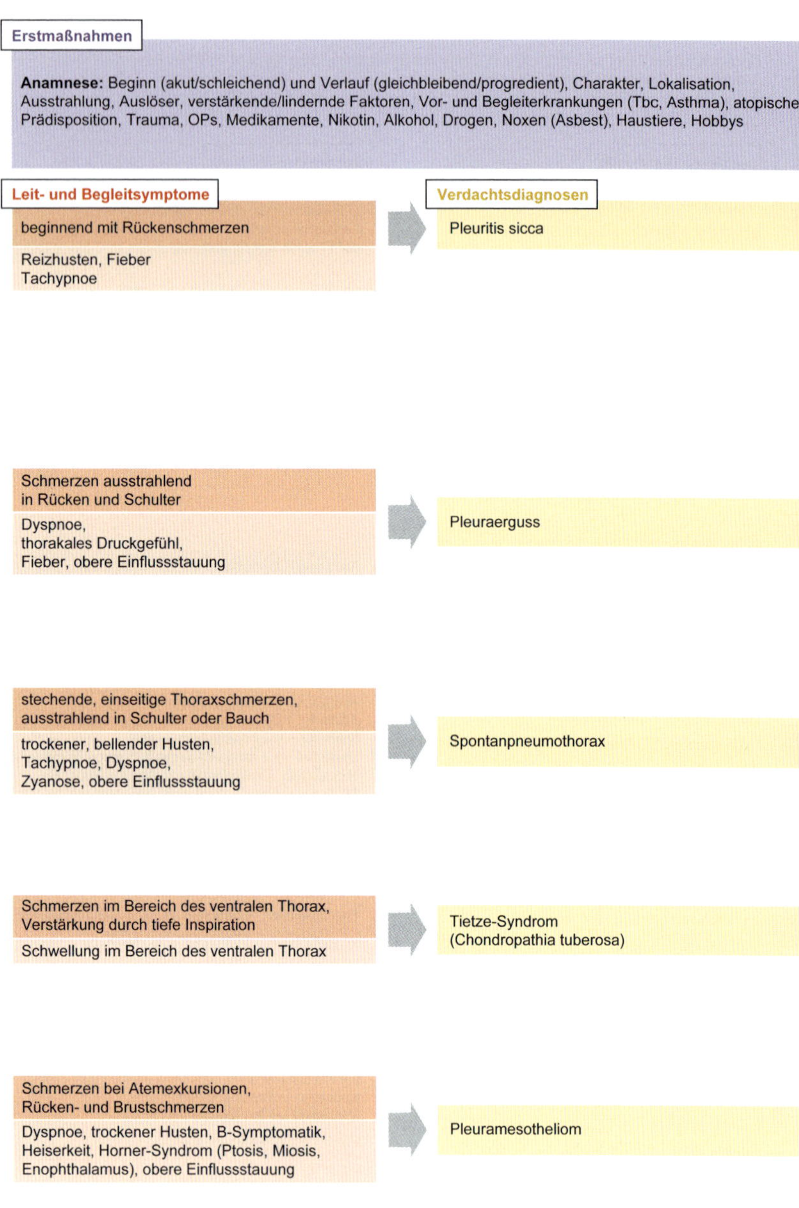

Definition

atemabhängiger Schmerz, Intensität meist bei der Inspiration stärker als bei der Exspiration

Untersuchung: Puls, RR, Temperatur, Inspektion (Verletzung, Thoraxdeformitäten, Gebrauch der Atemhilfsmuskulatur)/Palpation (Thoraxinstabilität, Stimmfremitus)/Perkussion (KS, Bestimmung der Lungengrenzen)/Auskultation Thorax (AG), Auskultation Herz

Labor: BB, E'lyte, CRP, BSG, BGA

Bildgebung/Funktionsdiagnostik: Rö Thorax

Spezifische Diagnostik	Spezifische Therapie
Lungenerkrankung, z.B. Pneumonie im Vorfeld Pleurareiben (feines Reibegeräusch bis grobes Lederknarren), KS-Dämpfung D-Dimere (z.A. Lungenembolie), Erregernachweis, Antibiogramm, BK Rö Thorax: Zwerchfellhochstand Pleurapunktion (Zytologie, Bakteriologie)	**Antibiose** bei Pneumonie oder Tbc **Schmerzbehandlung** → NSAR Atemgymnastik
Aufhebung des AG und des Stimmfremitus, gedämpfter KS Diff.-BB, Untersuchung d. Ergussflüssigkeit CT Thorax, Sono Pleurapunktion (Zytologie, Bakteriologie)	Behandlung der Grunderkrankung (Herzinsuffizienz, Pneumonie), Atemgymnastik **interventionell** → Pleurapunktion, Thoraxsaugdrainage **operativ** → Pleurodese (Verklebung von Pleura visceralis und parietalis), Thorakoskopie **medikamentös** → Analgetika
Fliegen in großer Höhe, Sporttauchen, Z.n. Pneu hypersonorer KS, abgeschwächtes AG, asymmetrische Atembewegungen, Hautemphysem Pulsoxymetrie, CT Thorax	O_2-Gabe, sofortige Entlastungspunktion im 2. ICR/MCL oder 4. ICR hintere Axillarlinie mit großlumiger Kanüle, Pleurasaugdrainage, thorakoskopische Versorgung: - atypische Resektion der Lunge - Pleurektomie - Pleurodese
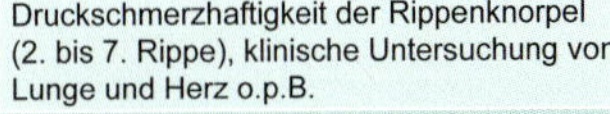 Druckschmerzhaftigkeit der Rippenknorpel (2. bis 7. Rippe), klinische Untersuchung von Lunge und Herz o.p.B. MRT Thorax (Schwellung der Rippenknorpel)	keine kausale Therapie, häufig Spontanremission! Analgetika, lokale Infiltration mit Lokalanästhetika und Glukokortikoiden
Asbestexposition Aufhebung des AG und des Stimmfremitus, gedämpfter KS Diff.-BB CT Thorax, MRT Thorax, Sono Pleurapunktion unter sonografischer Kontrolle (sanguinolentes Punktat), Thorakoskopie mit Entnahme von Tumorgewebe, Immunhistochemie	Meldung an die Berufsgenossenschaft (Berufskrankheit) - Pleurektomie/Dekortikation - extrapleurale Pleuropneumektomie - Chemotherapie - Radiatio - multimodale Therapie

5.8 Thoraxschmerz

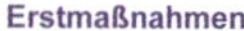

Erstmaßnahmen

Anamnese: Beginn und Verlauf, Charakter, Intensität, Lokalisation, Auslöser (körperliche/seelische Belastung, Kälte, Nahrungsaufnahme), beeinflussende Faktoren, Ansprechen auf Nitrate, Größe, Gewicht, Ernährung, Vor- und Begleiterkrankungen, Medikamente, Rauchen, Alkohol, körperliche Aktivität, Familienanamnese, sozioökonomischer Status

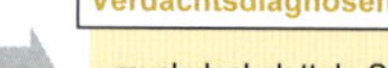

Leit- und Begleitsymptome		Verdachtsdiagnosen
akuter lokalisierter Schmerz, auf Druck/Rotationsbewegung/Inspiration auslösbar keine Begleitsymptome	→	muskuloskelettale Schmerzen
subakute Schmerzen bei Inspiration Fieber, Husten		Pleuritis
akut einsetzender Vernichtungsschmerz mit Ausstrahlung in den linken Arm, Kiefer, Rücken, Epigastrium thorakale Enge unter Belastung, Dyspnoe, Angst, Schweißausbruch		akutes Koronarsyndrom
akut einsetzende, stechende Schmerzen Dyspnoe, evtl. Hämoptysen, trockener Reizhusten, Kollaps, Synkope	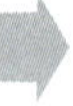	Lungenembolie
akut einsetzende atemabhängige Schmerzen Dyspnoe, Husten(reiz), Zyanose	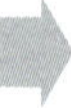	Pneumothorax
subakute atemabhängige Schmerzen im Liegen Dyspnoe, Fieber, rasche Ermüdbarkeit, Muskel- und Gliederschmerzen	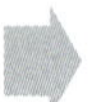	Myokarditis, Perikarditis
akut einsetzender Vernichtungsschmerz mit Ausstrahlung in den Rücken/Abdomen Dyspnoe, Bewusstseinstrübung, Tachykardie		Aortendissektion

Definition

Schmerzzustände der rippentragenden Brustwandareale, der Retrosternalregion und des Schultergürtels

Untersuchung: Gewicht, Größe, Puls, RR, Atemfrequenz, Zeichen der Herzinsuffizienz (gestaute Halsvenen, Ödeme, basal feuchte RGs), Inspektion/Palpation/Perkussion/Auskultation d. Thorax

Labor: BB, E'lyte, BSG, CRP, Troponin I/T, INR/Quick, PTT, TSH

Bildgebung/Funktionsdiagnostik: EKG, Belastungs-EKG, TTE, Rö Thorax

Therapie: Beruhigung d. Patienten, Schaffen einer ruhigen Atmosphäre

Spezifische Diagnostik	Spezifische Therapie
Trauma, Sport, unauffällige Herz-Kreislauf-Parameter, Funktionsprüfung Schultergelenke und WS je nach Schmerzlokalisation Rö Skelettstrukturen, MRT HWS/BWS	NSAR, Physiotherapie, Wärmebehandlung
Pneumonie, Infekt, Autoimmunerkrankung Pleurareiben, abgeschwächtes AG bei Erguss, feuchte klingende RGs Sono/Rö Thorax	NSAR, Atemgymnastik, ggf. Antibiose
kardiovaskuläre RF, bekannte KHK ggf. Hypotonie/Tachykardie, INR/Quick Troponin T/I, CK, CK-MB, GOT, LDH, Myoglobin EKG, TTE Koronarangiografie	**ambulant** → O_2-Gabe, Nitro als Spray/sublingual (nicht bei RR syst. < 100!), Heparinbolus i.v., ASS oral/i.v., Clopidogrel/Ticagrelor, Diazepam, Morphin langsam i.v., Atropin i.v. bei Bradykardie, β-Blocker (cave: NW und KI!) **stationär** → Reanimationsbereitschaft, Intensivstation, Koronarangiografie mit -intervention (PTCA, Stent), aortokoronarer Bypass
tiefe Venenthrombose, Immobilisation, Malignom oft unauffällig, Thrombosezeichen D-Dimere, INR/Quick, PTT, BB, Troponin I/T, NT-proBNP EKG, TTE, Angio-CT	O_2, halbsitzende Lagerung, sofortige Antikoagulation (z.B. Heparin), medikamentös/operativ Thrombolyse, langfristig antikoagulieren (z.B. NOAK)
Lungenerkrankungen, früherer Pneumothorax, Trauma, nach Intervention hypersonorer KS, abgeschwächtes AG, asymmetrische Atembewegungen, Hautemphysem, gestaute Halsvenen, Schock Sono/Rö/ggf. CT Thorax	**konservativ** → O_2-Gabe, Kontrolle **Spannungspneu** → notfallmäßige Entlastung durch Punktion im 2. ICR/MCL **invasiv** → Pleurasaugdrainage 4. ICR/vordere Axillarlinie Tauchsport meiden
vorausgegangener Infekt Perikardreiben Troponin T/I, CK, CK-MB, GOT, LDH, BK, Serologie Langzeit-EKG Myokardbiopsie, Perikardpunktion	O_2-Gabe, Schonung, Monitorüberwachung, Analgesie, Herzinsuffizienztherapie **Virusinfektion** → abwarten, ggf. antivirale Therapie (Myokarditis), NSAR + Colchicin (Perikarditis) **Autoimmunerkrankung** → Kortikoide/Immunsuppression **Herzbeuteltamponade** → Perikardpunktion
arterielle Hypertonie, Atherosklerose, bikuspidale Aortenklappe, Marfan-/Ehlers-Danlos-Syndrom, Trauma, Drogen Schockindex, Puls-/RR-Differenz D-Dimere CT-Angio, Sono Abdomen TEE	O_2-Gabe, Intensivüberwachung, Analgosedierung, RR-Senkung **operativ** → Einsatz einer Prothese mit/ohne künstl. Aortenklappe **interventionell** → Katheterisierung mit Stent

6 Herz, Kreislauf

6.1 Brustengegefühl

Erstmaßnahmen

Anamnese: Auslöser (körperliche/seelische Belastung, Kälte, voller Magen), Ansprechen auf Nitrate, Größe, Gewicht, Ernährung, Vor- und Begleiterkrankungen, Medikamente, Rauchen, Alkohol, Kaffee, körperliche Aktivität, Familienanamnese, sozioökonomischer Status

Untersuchung: Puls, RR, Atemfrequenz, Zeichen der Herzinsuffizienz (gestaute Halsvenen, Ödeme, Stauungs-RGs)

Labor: BB, E'lyte,Trigl, HDL, LDL, Chol, BSG, CRP, BB, Glu, TSH, Lipoprotein (a)

Leit- und Begleitsymptome	Verdachtsdiagnosen
kurz andauernde Beschwerden, reproduzierbar mit gleicher Intensität der Beschwerden Dyspnoe, Angst, Schweißausbruch	stabile Angina pectoris
Auftreten d. Beschwerden: • erstmalig • zunehmend in Häufigkeit, Dauer • in Ruhe/bei geringer Belastung Dyspnoe, Angst, Schweißausbruch	 instabile Angina pectoris (= Präinfarktsyndrom)
belastungsabhängige Beschwerden, die aber bei gleichbleibender Belastung wieder verschwinden	 Walking-through-Angina
Beschwerden treten in Ruhe und v.a. in den frühen Morgenstunden auf Palpitationen, Synkope, Arrhythmien	 Prinzmetal-Angina (vasospastische Angina, Variantangina)

Definition Gefühl der Enge in der Brust mit plötzlich auftretendem retrosternalem Schmerz, Dauer bis 10 min mit möglicher Ausstrahlung in li. Schulter, Arm, Hand, Kiefer

Bildgebung/Funktionsdiagnostik: EKG, Belastungs-EKG, TTE

Therapie: Beruhigung d. Patienten, Schaffen einer ruhigen Atmosphäre, O_2-Gabe, Nikotinkarenz, Reduktion von Übergewicht (BMI < 25 kg/m^2), regelmäßige körperliche Aktivität, Psychohygiene, Alkoholverzicht, Thrombozytenaggregationshemmer (Acetylsalicylsäure, Ticlopidin), Nitrate, β-Blocker und lang wirksame Ca-Antagonisten zur Anfallsprophylaxe, Einstellung einer evtl. arteriellen Hypertonie und eines DM sowie eines evtl. erhöhten Cholesterinspiegels (CSE-Hemmer, Fibrate, Colestyramin)

Spezifische Diagnostik	Spezifische Therapie
reagiert gut auf Nitro	**akut** → Nitrate sublingual oder als Spray **Anfallsprophylaxe** → β-Blocker, Ca-Antagonisten, Nitrate
verzögerte oder keine Reaktion auf Nitro Troponin T/I, CK, CK-MB, GOT, LDH, HBDH Pulsoxymetrie, ^{201}Thallium-Myokardszintigrafie, Kardio-MRT, Kardio-CT Koronarangiografie	Klinikeinweisung mit Arztbegleitung unter Reanimationsbereitschaft, Aufnahme auf Intensivstation **medikamentös** → Nitro als Spray oder sublingual (nicht bei RR syst. < 100!), Heparinbolus i.v., ASS oral oder i.v., Clopidogrel, Diazepam, Morphin langsam i.v., Atropin i.v. bei Bradykardie, β-Blocker (cave: NW und KI!), evtl. ACE-Hemmer **interventionell** → Koronarangiografie mit -intervention (PTCA, Stent), aortokoronarer Bypass
Auslöser: körperliche Belastung, sistiert bei gleichbleibender Belastung	Hinweis auf unzureichende Therapie! Erhöhung der antianginösen Therapie, 2 Hübe Nitro vor Belastung
i.d.R. keine Herzenzymerhöhung EKG (reversible ST-Hebungen ohne Entwicklung einer Infarktnarbe, die nach kurzer Zeit verschwinden) Koronarangiografie (Nachweis von Koronarspasmen)	Ca-Antagonisten (Diltiazem, Nifedipin, Verapamil)

6.2 Hypertonus (arterielle Hypertonie)

Erstmaßnahmen

Anamnese: Familienanamnese, blutdrucksteigernde Medikamente/Drogen (Steroide, Ovulationshemmer, Amphetamine, Kokain, NSAR, EPO, Ciclosporin, Lakritze), Vor- und Begleiterkrankungen (DM, Nierenerkrankungen), Nikotin, Alkohol, Kaffee, Stress, Ernährung (hochkalorisch, unausgewogen, salzreich), Schwangerschaft, Kopfschmerzen, Ohrensausen, Schwindel, Nasenbluten, Minderung der Ausdauerleistung, Unruhezustände, Palpitationen, Dyspnoe, Thoraxschmerzen

Untersuchung: Pulsstatus, RR beide Arme/Beine, Auskultation d. Thorax, d. Abdomens, d. Karotiden (Strömungsgeräusche), Größe, Gewicht, BMI

Leit- und Begleitsymptome		Verdachtsdiagnosen
		essenzielle Hypertonie (> 90% aller Hypertonien)
Schnarchen, Tagesmüdigkeit	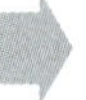	obstruktive Schlafapnoe (OSAS)
Nykturie, Polyurie, Ödeme, Dyspnoe, Anämie	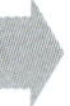	renoparenchymatöse Hypertonie (chronische Niereninsuffizienz)
schwer einstellbare, rasch progrediente Hypertonie		renovaskuläre Hypertonie (Nierenarterienstenose)
Symptome entsprechend der Grunderkrankung	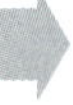	endokrin bedingte Hypertonie
Zyanose der unteren Körperhälfte	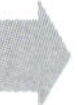	Aortenisthmusstenose
Ödeme, epileptische Anfälle, Augenflimmern, Hyperreflexie		schwangerschaftsinduzierte Hypertonie (SIH), Präeklampsie, Eklampsie

Definition

RR > 140/90 mmHg bei mehrfacher Messung (WHO)

Labor: E'lyte, Krea/GFR, Glu, HbA1c, TSH, Hsre, Trigl, Chol, HDL, LDL, Urinstatus
Bildgebung/Funktionsdiagnostik: EKG, TTE, Belastungs-EKG, Sono Abdomen, Duplexsonografie Gefäße, Knöchel-Arm-Index, Funduskopie, Rö Thorax (nicht bei SIH), 24-h-RR-Messung
Therapie: Gewichtsreduktion, sportliche Betätigung, Ernährungsumstellung (ausgewogene, ballaststoffreiche, fett- und kalorienarme Kost, Salzrestriktion), Verzicht auf Rauchen, Alkohol und Kaffee, Stressreduktion, Erlernen von Entspannungstechniken (z.B. autogenes Training)

Spezifische Diagnostik	Spezifische Therapie
Ausschluss sek. Hypertonie	ACE-Hemmer, Angiotensinrezeptorblocker, Diuretika, Ca-Antagonist, β-Blocker als Mono- oder Kombinationstherapie (je nach Patient, Vorerkrankungen, Höhe der Hypertonie)
Adipositas HNO-Status, kardiorespiratorische Polysomnografie	Gewichtsreduktion, Unterkieferprotrusionsschiene, CPAP
angeborene (Nierenzysten)/erworbene Nierenleiden (diabetische Nephropathie, NSAR-Abusus) BGA (metabolische Azidose), Urinsediment	**allgemein** → eiweißarme (1g/kg tgl.) Kost, Vermeidung nephrotoxischer Medikamente und Rö-KM **medikamentös** → ACE-Hemmer, Angiotensin-II-Rezeptor-Antagonisten Behandlung der Grunderkrankung, Dialyse, Nierentransplantation
paraumbilikales Strömungsgeräusch Captopril-Test Farbduplexsonografie, Nierenarterien, MRT-/CT-Angiografie Nierenarterien DSA	Therapie der Grunderkrankung z.B. PTA, evtl. mit Stenteinlage, Antihypertensiva
Conn-Syndrom → K, Cl, Mg, Renin, Aldosteron, Hyperparathyreoidismus → TSH, fT_3, fT_4, M. Cushing → Kortisoltagesprofil, Dexamethason-Hemmtest, Phäochromzytom → Katecholamine/Metanephrine im 24-h-Sammelurin Sono/CT/Szintigrafie Schilddrüse, Nebenschilddrüsen, Nebennieren	**Conn-Syndrom** → operative Adenomentfernung **Hyperparathyreoidismus** → operative Nebenschilddrüsenresektion, **Hyperthyreose** → Radiojodtherapie, Schilddrüsenresektion, Thyreostatika **M. Cushing** → operative Adenomentfernung **Phäochromzytom** → Tumorexstirpation, α-Blocker
Gradient Arm/Bein > 20 mmHg, abgeschwächter Femoralispuls beidseits, Systolikum links parasternal Rö Thorax: betonter Aortenknopf, Rippenusuren, Kardio-MRT	**OP** → Isthmusplastik **interventionell** → kathetergestützte Ballondilatation + Stent
Schwangerschaft Reflexstatus Blut → BB, INR/Quick, PTT, GOT, GPT, Bili, LDH, Haptoglobin, GFR Urin → Protein	α-Methyldopa, β_1-selektive β-Blocker **akut** → Nifedipin, Urapidil, Dihydralazin

6.3 Arterielle Hypotonie

Erstmaßnahmen

Anamnese: Medikamenteneinnahme (Psychopharmaka, Antihypertonika, Antiarrhythmika, Diuretika, Vasodilatatoren), Familienanamnese, Begleitsymptome (u.a. Schwindel, Synkope), Diarrhö, Flüssigkeitsaufnahme

Untersuchung: RR-Messung

Leit- und Begleitsymptome		Verdachtsdiagnosen
Angina pectoris, Synkope, Dyspnoe		Aortenklappenstenose
arterielle Hypotonie der unteren Extremität arterielle Hypertonie der oberen Extremität	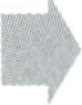	Aortenisthmusstenose
Adynamie, Verlust der Sekundärbehaarung (bei Frauen), blasse Haut		Hypophysenvorderlappeninsuffizienz
großer Hoden bzw. Klitorishypertrophie, Hyperkaliämie, Erbrechen, metabolische Azidose	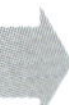	adrenogenitales Syndrom mit Salzverlust
Adynamie, Verlust der Sekundärbehaarung (bei Frauen), Pigmentierung der Haut und Schleimhäute		M. Addison
Kußmaul-Zeichen, gestaute Halsvenen, Lebervergrößerung		konstriktive Perikarditis

Definition

systolischer RR <100 mmHg

Spezifische Diagnostik	Spezifische Therapie
Atherosklerose, rheumatisches Fieber spindelförmiges Systolikum im 2. ICR rechts parasternal, Pulsus parvus et tardus EKG, Rö Thorax, Echokardiografie (TTE/TEE), CW-Doppler, Kardio-MRT/-CT	symptomatisches Vitium: Klappenersatz (operativ, TAVI)
Kopfschmerz, Nasenbluten RR-Gradient zwischen oberer und unterer Extremität > 20 mmHg, warme Hände, kalte Füße, abgeschwächte Fußpulse, Gefäßgeräusch interskapulär, lauter A2 Bariumbreischluck (3er-Zeichen, Epsilonzeichen) Rö Thorax (Rippenusuren am Unterrand der 3. und 4. Rippe), Echokardiografie, Doppler-Untersuchung, MRT/CT Herzkatheter	**frühzeitige Operation** (Resektion mit End-zu-End-Anastomose/Protheseninterponat/ Isthmusplastik)
Blutverluste unter Geburt (Sheehan-Syndrom), zerebrale Ischämie RR, Hautturgor Insulinhypoglykämietest, zusätzlich TRH-Test, GnRH-Test cMRT	**Substitution** der Glukokortikoide (Hydrokortison), **Substitution** der Schilddrüsenhormone (L-Thyroxin) **Substitution** von Östrogen/Gestagen (bei Frauen) und Testosteron (bei Männern)
Säugling, Familienanamnese Exsikkose, Apathie 17-Hydroxyprogesteron, Kortisol, ACTH, Na, K, BGA	**Substitution** der Glukokortikoide (Hydrokortison) und der Mineralokortikoide (Fludrokortison), ggf. Genitaloperation
Familienanamnese, Autoimmunerkrankungen, Salzhunger RR, Hautturgor E'lyte, Aldosteron, Renin, ACTH-Kurztest, Plasma-ACTH	**Substitution** der Glukokortikoide (Hydrokortison) und der Mineralokortikoide (Fludrokortison), bei Frauen evtl. DHEA-Gabe
frühere Perkarditis Ödeme, Pulsus paradoxus EKG, Echokardiografie, Rö Thorax, Kardio-MRT/CT	Dekortikation (operative Entschwielung), Perikardektomie

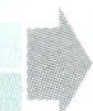

6.4 Herz-Kreislauf-Stillstand

Erstmaßnahmen

1. Erfassen der Situation (Fremdanamnese: Unfall, Suizidversuch, Intoxikation, bisherige Maßnahmen/ Erste Hilfe etc., Unfallstelle sichern), **Eigenschutz** (Handschuhe anziehen)
2. Untersuchung: Vigilanzkontrolle (lautes Ansprechen, Schmerzreiz), Atmungskontrolle (Prüfen des AG über Mund/Nase, Thoraxbewegungen), Esmarch-Handgriff (Überstrecken des Kopfes), Mundinspektion, digitale Ausräumung; simultan dazu Pulskontrolle
3. Verstärkung anfordern (ambulant → Hilferuf über 112 absetzen: wo, was, wie viele Verletzte, welche Art von Verletzungen, warten auf Rückfragen; stationär → Schwestern rufen, Defibrillator und Notfallkoffer anfordern, Reanimationsteam/ICU alarmieren)

Leit- und Begleitsymptome		Verdachtsdiagnosen
lebloser Patient; s. Definition	→	defibrillierbarer Rhythmus
	→	defibrillierbarer Rhythmus
	→	nichtdefibrillierbarer Rhythmus
	→	nichtdefibrillierbarer Rhythmus

Definition

akuter Ausfall der Herz-Kreislauf-Funktion, der unbehandelt zum Tod führt ⟶ Bewusstlosigkeit, Atemstillstand, kein Puls tastbar

4. Sofortiger Beginn mit kardiopulmonaler Reanimation (CPR) mit 30 x Herzdruckmassage, 2 x Beatmung
5. Währenddessen durch Helfer: Anbringen von Defibrillations- und EKG-Elektroden, i.v./i.o. Zugang, Volumen, O_2-Gabe, Maskenbeatmung, ggf. Absaugung, supraglottische Atemhilfsmittel/Intubation
6. Weitere Diagnostik: Pupillenkontrolle, Entkleiden + Inspektion, Thorax-Auskultation, Temperaturmessung

Labor: BGA mit Glukose, Hb, K, Ca, Laktat; Sono Herz/Lunge (Suche nach reversiblen Ursachen ⟶ **HITS: H**ypoxie, **H**ypovolämie, **H**ypo-/Hyperkaliämie & metabolische Störungen, **H**yperthermie, **H**erzbeuteltamponade, **I**ntoxikation, **T**hrombose [koronar/pulmonal], **S**pannungspneumothorax)

Spezifische Diagnostik

v.a. Thrombembolie (akutes Koronarsyndrom/Lungenembolie), Intoxikation (v.a. Medikamente), Hypo-/Hyperkaliämie (u.a. E'lyt-/metabolische Entgleisungen)

EKG: Kammerflimmern (VF)

Spezifische Therapie

CPR bis Defibrillator verfügbar, Defibrillation (150–360 J), CPR 2 min, Rhythmuskontrolle + 2. Schock, CPR 2 min, Rhythmuskontrolle + 3. Schock, 1 mg Adrenalin + 300 mg Amiodaron (weiter so, Medikamente nach jedem 2. Schock; falls Asystolie ⟶ s.u.)

kausal ⟶ Lyse, Koronarangiografie, ggf. Antidot, E'lytausgleich

v.a. Intoxikation, Hypo-/Hyperkaliämie (u.a. E'lyt-/metabolische Entgleisungen)

EKG: pulslose ventrikuläre Tachykardie (VT)

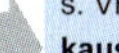

s. VF

kausal ⟶ ggf. Antidot-Gabe, E'lytausgleich (insbesondere Mg hochnormal halten)

v.a. Hypovolämie, Herzbeuteltamponade, Spannungspneumothorax

EKG: pulslose elektrische Aktivität (PEA)

CPR, 1 mg Adrenalin – sobald verfügbar, Rhythmuskontrolle alle 2 min, Adrenalin alle 2 Zyklen

kausal ⟶ Volumen/Blutstillung, Entlastungspunktion

v.a. Hypoxie, Hypothermie, alle Patienten im Verlauf

EKG: Asystolie

s. PEA

kausal ⟶ Oxygenierung, vorsichtiges Erwärmen

6.5 Herzrhythmusstörungen

Erstmaßnahmen

Anamnese: Umstand des Auftretens (u.a. plötzlich ohne besondere Umstände, Stromunfall, Hypothermie, Z.n. OP/Intervention am Herzen), frühere Ereignisse, Vorerkrankungen (u.a. KHK, Herzinfarkt, Herzinsuffizienz,

Leit- und Begleitsymptome

tachykarde Herzrhythmusstörung; schmale QRS-Komplexe in periodisch zu- und abnehmenden Abständen mit P-Welle; großer Frequenzuwachs in der Inspiration, Frequenzabfall in der Exspiration

asymptomatisch

Verdachtsdiagnosen

respiratorische Sinusarrhythmie

tachykarde Herzrhythmusstörung; schmale QRS-Komplexe in unregelmäßigen Abständen ohne P-Wellen

Palpitationen, Dyspnoe, Herzrasen, Angina pectoris

Tachyarrhythmia absoluta bei Vorhofflimmern

bradykarde Herzrhythmusstörung;
1) schmale QRS-Komplexe, P-Wellen in unterschiedlichen Abständen zum QRS-Komplex und/oder ohne einen auf sie folgenden QRS-Komplex
2) breite QRS-Komplexe mit unabhängig auftretenden P-Wellen

Blässe, Schwindel, Synkopen (Morgagni-Adams-Stokes-Anfälle), Herzinsuffizienz

AV-Block
1) II. Grades
2) III. Grades

anfallartig auftretende und sich oft selbstterminierende tachykarde Herzrhythmusstörung; schmale QRS-Komplexe in regelmäßigen Abständen, ggf. P-Wellen vor oder nach QRS-Komplex sichtbar

Palpitationen, Dyspnoe, Herzrasen, Angina pectoris

paroxysmale supraventrikuläre Tachykardie (SVT): atrioventrikuläre Reentry-Tachykardie (AVRT) oder AV-Knoten-Reentry-Tachykardie (AVNRT)

bradykarde Herzrhythmusstörung, intermittierend, konstant oder im Wechsel mit Tachykardie; schmale QRS-Komplexe mit P-Wellen und normaler PQ-Beziehung

Blässe, Schwindel, Synkopen (Morgagni-Adams-Stokes-Anfälle), Herzinsuffizienz

Sick-Sinus-Syndrom
1) persistierende Bradykardie
2) intermittierender Sinusarrest/sinuatrialer Block
3) Tachykardie-Bradykardie-Syndrom (TBS) (paroxysmale SVT, Vorhofflimmern oder Vorhofflattern + asystolische Pause + bradykarder Sinusrhythmus)

Definition

Herzaktion weicht in ihrem Rhythmus von üblicher Norm ab, d.h. in Frequenz, Regelmäßigkeit und/oder Form

Kardiomyopathie, Herzklappenerkrankungen, Hyperthyreose), Familienanamnese, Medikamenteneinnahme (u.a. β-Blocker, Schilddrüsenhormone, β-Sympathomimetika, Digoxin)

Körperliche Untersuchung: RR, Puls, 12-Kanal-EKG

Spezifische Diagnostik	Spezifische Therapie
Kinder und Jugendliche	physiologisch; keine Therapie erforderlich
Herzerkrankungen (Ischämie, Herzvitien [v.a. Mitralstenose], Myokarditis, Herzinsuffizienz, Kardiomyopathien, Reizleitungsstörungen), Rechtsherzbelastung (wie bei Lungenembolie oder COPD), E'lytstörungen, Medikamente, Hyperthyreose, nach Akoholexzess (Holiday-Heart-Syndrom) peripheres Pulzdefizit, Lautstärkenvariabilität des 1. Herztons BB, TSH (z.A. Hyperthyreose), E'lyte, Krea, CRP, Quick/INR, PTT EKG; Verdacht ohne Nachweis: Langzeit-EKG und Eventrekorder; Echokardiografie	Therapie der zugrunde liegenden Erkrankung (z.B. Umstellen der Medikamente, Ausgleich der E'lytstörung, Therapie d. Vitiums/Myokarditis/ Hyperthyreose) **symptomatisch** → Frequenzkontrolle +/- Antikoagulation +/- Rhythmuskontrolle: **Frequenzkontrolle** → β-Blocker oder Ca-Antagonisten vom Verapamil-Typ, ggf. + Digitalisglykoside **Rhythmuskontrolle** → Kardioversion sofort wenn: < 48 h, kardiale Dekompensation oder nach Ausschluss kardialer Thromben im TEE, ansonsten nach 4-wöchiger Antikoagulation **Thromboembolieprophylaxe** → gemäß CHA_2DS_2-VASc-Score, ggf. alternativ Herzohrverschluss
Medikamente (u.a. Ca-Antagonisten, β-Blocker, Digitalis), angeborene Herzfehler, ischämische Herzerkrankung (KHK, Herzinfarkt), Kardiomyopathie, Myokarditis TSH (z.A. Hypothyreose), CRP und BSG (z.A. Infektion), NT-proBNP, Serologie bei V.a. spezifische Erreger (z.B. Borrelien) EKG (u.a. PQ-Zeit-Verlängerung, Ausfall eines QRS-Komplexes, PQ-Dissoziation), Langzeit-EKG, ggf. Atropin-Test oder Belastungs-EKG, Echokardiografie ggf. His-Bündel-EKG (Unterscheidung zwischen Blockade oberhalb oder unterhalb des His-Bündels)	**kausal** → auslösende Medikamente umstellen/ absetzen, zugrunde liegende Erkrankung behandeln (akuter Herzinfarkt, Myokarditis) **symptomatisch** → **ab AV-Block II. Grades Typ Mobitz:** Schrittmacherimplantation **bei akutem AV-Block III. Grades:** zur Überbrückung subkutaner Schrittmacher **bei Morgagni-Adams-Stokes-Anfall:** Reanimation
meist jüngere, herzgesunde Personen diagnostische Terminierung bei vagalen Manövern BB, TSH (z.A. Hyperthyreose), E'lyte (z.A. Hypokaliämie), Krea, CRP, Quick/INR, PTT EKG (AVNRT: unauffällig zwischen Anfällen; AVRT: ggf. Delta-Welle), Echokardiografie elektrophysiologische Untersuchung mit Darstellung der akzessorischen Bahn	**Akuttherapie des anhaltenden Anfalls** → **hämodynamisch instabil** → elektrische Kardioversion **hämodynamisch stabil** → vagale Manöver (Eiskrawatte, Valsalva-Pressversuch), medikamentös (AVNRT: Adenosin, Ca-Antagonisten vom Verapamil-Typ oder Ajmalin, AVRT: Ajmalin), Overdrive-Pacing oder Elektrokardioversion **Langzeittherapie** → HFS-/Kryo-Ablation der akzessorischen Leitungsbahn (AVRT) bzw. des Slow-Pathway (AVNRT)
KHK, Herzinfarkt, Kardiomyopathie, Myokarditis, idiopathische Leitungssystemdegeneration BB, TSH (z.A. Hypothyreose), E'lyte (z.A. Hyperkaliämie), Krea, CRP, Quick/INR, PTT Langzeit-EKG (Quantifizierung der Bradykardie), Belastungs-EKG bzw. Atropin-Test (z.A. chronotroper Inkompetenz), Echokardiografie elektrophysiologische Untersuchung (Sinusknotenerholungszeit verlängert auf > 1500 ms)	Behandlung extrakardialer Ursachen; **bei kardial bedingter Bradykardie** → Schrittmacher **bei TBS** → Schrittmacher + antiarrhythmische Therapie (β-Blocker oder Ca-Antagonisten vom Verapamil-Typ)

6.6 Obere Einflussstauung

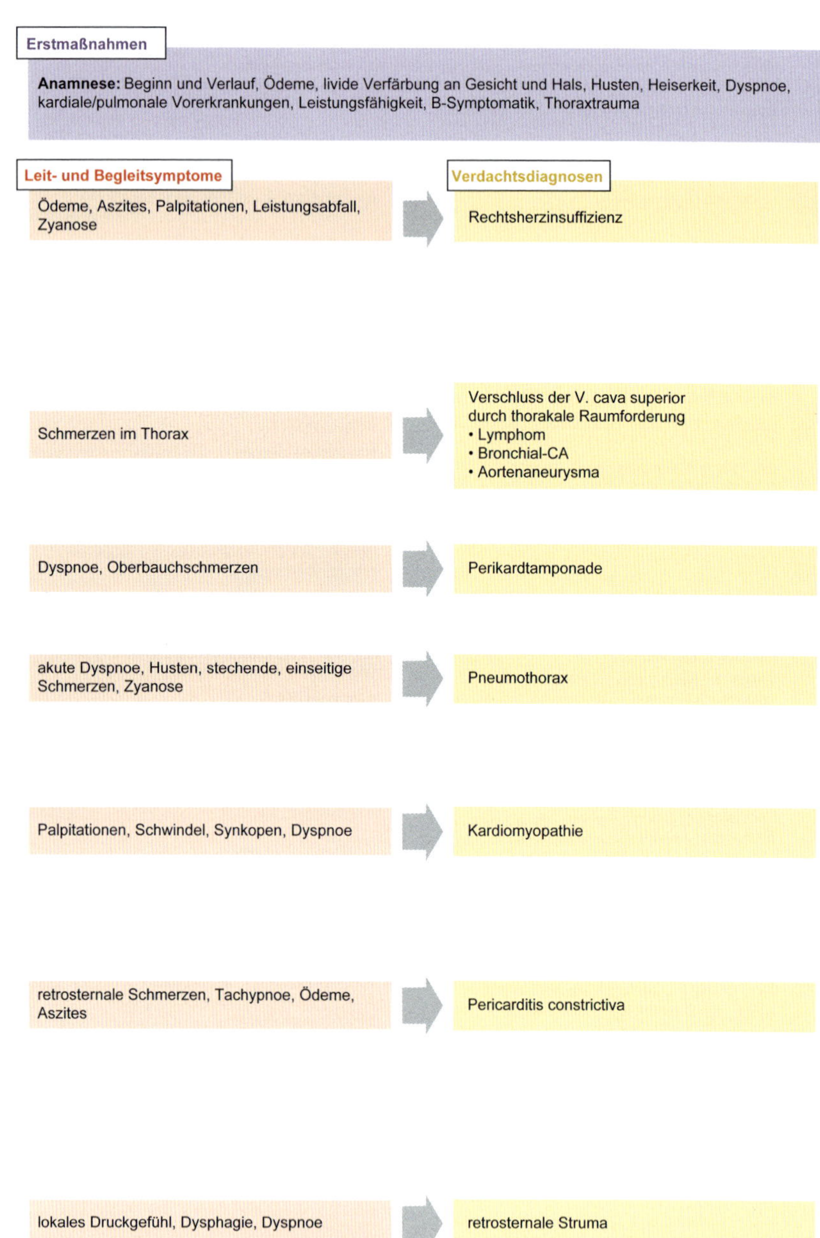

Definition

abnorme Venenerweiterung und -füllung im Bereich des Halses und der oberen Körperhälfte

Untersuchung: Zyanose, Inspektion/Palpation/Auskultation/Perkussion d. Thorax (Pulsus paradoxus, pos. hepatojugulärer Reflux), RR

Labor: Diff.-BB, CRP, BSG, INR/Quick, PTT

Bildgebung/Funktionsdiagnostik: Rö Thorax, EKG, TTE, farbkodierte Duplexsonografie

Spezifische Diagnostik	Spezifische Therapie
Nikotin, bekannte pulmonale Hypertonie GOT, GPT, Troponin T/I, CK/CK-MB, BNP/NT-proBNP, Krea, Hst, BGA Stressecho, Langzeit-EKG, Lufu Links-/Rechtsherzkatheter, TEE	limitierte Kochsalz- und Flüssigkeitszufuhr, medikamentöse Diurese, ACE-Hemmer, Digitalisglykoside, β-Blocker, moderates körperliches Ausdauertraining Ultima Ratio: Herztransplantation
bei Tumor: B-Symptomatik, Schmerzen, Dyspnoe; bei Aneurysma ggf. Symptome d. Aorteninsuffizienz/KHK evtl. auskultatorisch abgeschwächtes AG im entsprechenden Bereich CT Thorax Biopsie (Bronchoskopie/CT-gestützt) (cave: Blutungsrisiko!)	Cava-Stent, operative Resektion eines Aneurysmas, stadiengerechte Therapie der Grunderkrankung
Pulsus paradoxus TTE	**akut** → Punktion d. Ergusses unter echokardiografischer Kontrolle **chronisch** → Perikardfensterung oder Perikardektomie
Trauma, medizinische Intervention, früherer Pneumothorax einseitig aufgehobenes AG, hypersonorer KS, ggf. Hautemphysem, Schock BGA	O_2-Gabe, Monitoring **spontan-/traumatischer Pneumothorax** → Thoraxdrainage, evtl. Thorakoskopie **Spannungspneumothorax** → Entlastungspunktion im 2. ICR/MCL mit großlumiger Kanüle, Pleurasaugdrainage
Leistungssport, Familienanamnese, Speicherkrankheit, Radio-/Chemotherapie Untersuchung von Gendefekten kardialer Sarkomerproteine Langzeit-EKG, Kardio-MRT Links- und Rechtsherzkatheter, Myokardbiopsie	Antiarrhythmika, Implantation eines Kardioverters/Defibrillators, Meiden kardiotoxischer Einflüsse (Alkoholkarenz), Behandlung herzbelastender Störungen (z. B. Anämie), orale Antikoagulation
Herz-OP, Bestrahlung, Tbc Pulsus paradoxus, Hepatomegalie, Perikardreiben Urin → Proteinurie, Blut → NT-proBNP Kardio-MRT, Sono Abdomen TEE, Rechts-/Linksherzkatheteruntersuchung mit Druckmessung und Ventrikelangiografie (charakteristisch: erhöhte enddiastolische Druckwerte im re. und li. Vorhof sowie in der Pulmonalarterie)	OP (Dekortikation durch subtotale Perikardektomie)
Schwitzen, Palpitationen, Gewichtsverlust Palpation d. Schilddrüse, HNO-Status TSH, fT_3, fT_4 Schilddrüsensono- und -szintigrafie, MRT, CT ohne KM, Stimmbandfunktionsuntersuchung Feinnadelaspirationszytologie	Strumektomie, Thyroxinsubstitution

6.7 Schock

Erstmaßnahmen

Anamnese: Beginn und Verlauf, Unfallhergang, auslösendes Ereignis, Vor- und Begleiterkrankungen, Medikamente, Alkohol, Drogen, Gifte, Allergien
Untersuchung: Inspektion (Zyanose, Verletzungen, Insektenstiche, Halsvenen gestaut), Puls, RR, Schockindex (physiologisch < 0,5), Atemfrequenz, Temperatur, Bewusstseinslage, Inspektion/Palpation/Auskultation d. Thorax und Abdomens, Hautkolorit, Rekapillarisierungszeit

Leit- und Begleitsymptome	Verdachtsdiagnosen
Blässe, flacher Puls, Tachykardie, Hypotonie, periphere Zyanose	hypovolämischer Schock
Dyspnoe, Hypotonie, Tachykardie, flacher Puls, gestaute Halsvenen	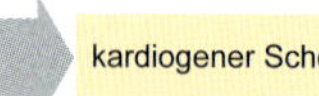 kardiogener Schock
Tachykardie, Verwirrtheit, Vigilanzstörung, Kaltschweißigkeit, Krampfanfälle	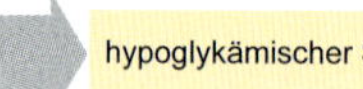 hypoglykämischer Schock
mind. Stufe I und II der anaphylaktischen Reaktion: I Hautreaktion + Allgemeinsymptome (Schwindel, Kopfschmerz) II + kardiovaskuläre Symptome (RR ↓ & Puls ↑), gastrointestinale Symptome (Übelkeit, Erbrechen), leichte Dyspnoe III + schwere respiratorische Symptome (Bronchospasmus) IV Kreislaufstillstand, Atemstillstand	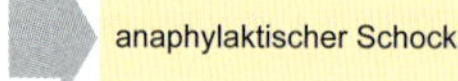 anaphylaktischer Schock
SOFA-Score-Anstieg um ≥ 2 + Serumlaktat ↑ + Hypotonie trotz Vasopressoren cave: Frühphase: warm-trockene Haut Spätphase: Kaltschweißigkeit, Tachykardie, Hypotonie	septisch-toxischer Schock
schlaffe Para- oder Tetraplegie, Überlaufblase, Hyperthermie, periphere Vasoparalyse, motorische/sensible Ausfälle	 neurogener Schock (Hämatom, Abszess, Fraktur)

Definition

globales Kreislaufversagen, das infolge eines Missverhältnisses zwischen Herzzeitvolumen und Durchblutungsbedarf der Organe auftritt und zur Hypoxie der Gewebe führt

Labor: BB, INR/Quick, PTT, Glu, E'lyte, BGA, CK, Krea, Urin-Output, Laktat
Bildgebung/Funktionsdiagnostik: Echokardiografie, BZ-Schnelltest, EKG, ZVD-Messung
Therapie: Patienten beruhigen, O_2-Gabe, Monitoring von Diurese, Puls, RR, Atmung, Temperatur und Bewusstsein, Analgesie, ggf. vasoaktive Substanzen

Spezifische Diagnostik	Spezifische Therapie
Trauma, Verbrennung, Dehydratation, Post-OP-Status Krea, Laktat Sono Abdomen ZVD (erniedrigt)	Schocklagerung, Volumengabe i.v. (Kristalloide), Kompression blutender Wunden, Wundversorgung, Bluttransfusion (EKs, FFP, ggf. Thrombozytenkonzentrate) **medikamentös** ⟶ Katecholamine (Noradrenalin, Dobutamin) **operativ** ⟶ Blutstillung
Z.n. Myokardinfarkt, kardiale Vorerkrankungen, TVT, Verletzung Auskultation (grobblasige RGs bei Linksherzinsuffizienz, einseitig abgeschwächtes AG bei Spannungspneumothorax, ggf. weite Spaltung des 2. Herztons bei Lungenembolie, abgeschwächte Herztöne bei Perikardtamponade) Myoglobin, Troponin T/I, CK-MB, NT-proBNP, D-Dimere Rö Thorax ZVD (erhöht)	Oberkörperhochlagerung, zurückhaltend i.v. Flüssigkeitsgabe, je nach Ursache: **Myokardinfarkt** ⟶ Reperfusion (PTCA, Lyse) **Lungenembolie** ⟶ Lyse **Perikardtamponade** ⟶ Punktion **Spannungspneumothorax** ⟶ Thoraxdrainage
Insulin oder Sulfonylharnstoffe; verstärkte Wirkung von Sulfonylharnstoffen bei gleichzeitiger Einnahme von NSAR, ACE-Hemmern oder β-Blockern, bekanntes Insulinom, MEN1 Reflexstatus (Hyperreflexie, evtl. pathologische Reflexe), Whipple-Trias (BZ-Grenze wählen; es existieren Verschiedene, „40–50 mg/dl" wäre eine Lösung + hypoglykämische Symptome + Besserung der Symptome nach Glukosegabe) 40–50 mg/dl, C-Peptid, bei V.a. Insulinom: 72-h-Fastentest	**akut: medikamentös** ⟶ Bolusgabe von 40 ml Glukose 40%, anschließend Infusion mit Glukose 5%, bei fehlender Möglichkeit zum Legen eines venösen Zugangs: Glukagon i.m. oder s.c. langfristig: stationäre Einstellung des DM, Therapie der Grunderkrankung (z.B. Insulinom)
dosisunabhängiges Auftreten nach Zufuhr von allergenen Substanzen und tierischen Antiseren	Antigenzufuhr stoppen!, Schocklagerung, zügige Volumengabe i.v. **medikamentös** ⟶ Adrenalin i.m. oder i.v. + Antihistaminika i.v. + Glukokortikoide i.v. bei Bronchospasmus: + inhalative schnell wirksame β-Sympathomimetika bei Kreislaufversagen: CPR Intensivüberwachung, stationärer Aufenthalt für mind. 24 h (2-gipfliger Verlauf des anaphylaktischen Schocks möglich) bei Entlassung: Allergieausweis und Notfallmedikationsset (H_1-Antihistaminikum, Glukokortikoid und Adrenalin) langfristig: Hyposensibilisierung anstreben
qSOFA-Score (Atemfrequenz > 22/min, Verwirrtheit, RR syst. ≤ 100 mmHg) SOFA-Score (PaO_2/FiO_2, Thrombozyten, Bili, RR, GCS, Krea/Diurese) mind. 2 BK, Antibiogramm ZVD (normal), ggf. TEE (z.A. Endokarditis)	Infektionsquelle/-herd identifizieren und sanieren, Entfernen/Wechseln von ZVK/Blasenkathetern **medikamentös** ⟶ kalkulierte Antibiose, Thromboseprophylaxe, Stressulkusprophylaxe (PPI)
Auskultation Abdomen (paralytischer Ileus?), neurologische Untersuchung Rö WS in 2 Ebenen, CT/MRT WS (Ödem, Höhlenbildung, Nekrose)	waagrechte Lagerung (Vakuummatratze) **akut** ⟶ Volumengabe i.v. (Kristalloide), Vasopressoren (Noradrenalin, Vasopressin) **supportiv** ⟶ Thromboseprophylaxe, Blasenkatheter oder suprapubische Ableitung **langfristig** ⟶ Therapie der Grunderkrankung sofern möglich (u.a. operative Dekompression)

6.8 Synkope

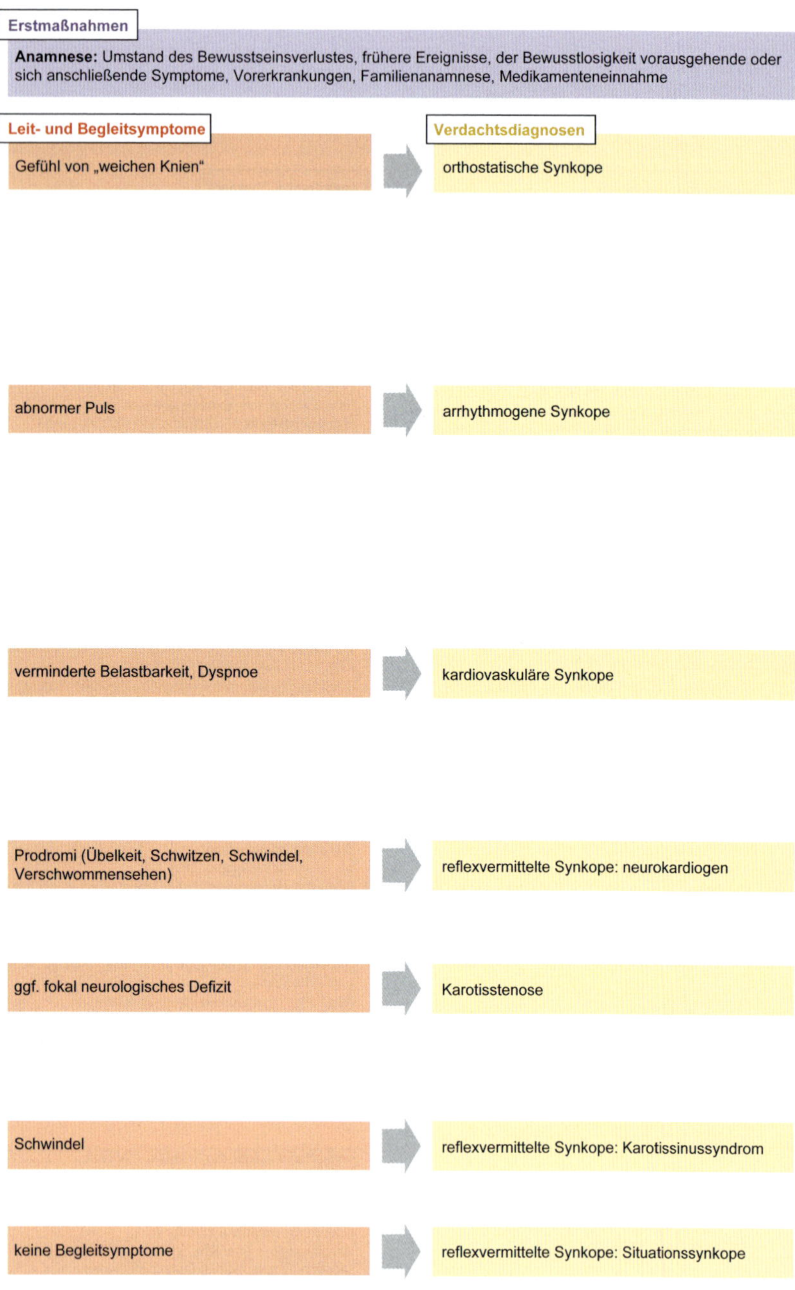
Erstmaßnahmen
Anamnese: Umstand des Bewusstseinsverlustes, frühere Ereignisse, der Bewusstlosigkeit vorausgehende oder sich anschließende Symptome, Vorerkrankungen, Familienanamnese, Medikamenteneinnahme
Leit- und Begleitsymptome
Verdachtsdiagnosen
Gefühl von „weichen Knien“
orthostatische Synkope
abnormer Puls
arrhythmogene Synkope
verminderte Belastbarkeit, Dyspnoe
kardiovaskuläre Synkope
Prodromi (Übelkeit, Schwitzen, Schwindel, Verschwommensehen)
reflexvermittelte Synkope: neurokardiogen
ggf. fokal neurologisches Defizit
Karotisstenose
Schwindel
reflexvermittelte Synkope: Karotissinussyndrom
keine Begleitsymptome
reflexvermittelte Synkope: Situationssynkope

Definition

plötzlich einsetzender, spontan reversibler Bewusstseinsverlust

Körperliche Untersuchung: RR, Puls, 12-Kanal-EKG

Spezifische Diagnostik	Spezifische Therapie
auf plötzliches Aufstehen oder längeres Stehen folgend, vasodilatative Medikamente, autonome Neuropathie oder M. Parkinson, Familienanamnese Schellong-Test	**kausal** → Einstellung/Umstellung vasodilatativer Medikamente **supportiv** → Aufklärung, Beruhigung, ausreichende Trinkmenge und Salzaufnahme, Optimierung zugrunde liegender Erkrankungen (u.a. DM bei autonomer Neuropathie), Orthostase-Training, ggf. Midodrin, Fludrokortison, Stützstrümpfe
bekannte Herzrhythmusstörung, Herzerkrankung, Lyme-Borreliose, Schrittmacher, Sauerstoffunterversorgung des Myokards (z.B. Angina pectoris, Herzinfarkt) Bradykardie oder Tachykardie, Pulsdefizit EKG, 24-h-Langzeit-EKG, Schrittmacherkontrolle, bei Verdacht ohne pos. Befund: Ergometrie, externer Eventrekorder ggf. implantierbarer Eventrekorder, ggf. elektrophysiologische Untersuchung	**kausal** → Therapie der arrhythmieauslösenden Grunderkrankung, bei Vorhofflimmern und -flattern: Katheterablation **symptomatisch** → bei Sinusknotenerkrankung, AV-Block Grad II Mobitz 2 oder III: Schrittmacherimplantation bei Vorhoftachykardie: medikamentöse antiarrhythmische Therapie bei ventrikulärer Tachykardie und struktureller Herzerkrankung/Postinfarktpatienten: ICD-Implantation
Alter des Patienten, Unfallereignis, kardiovaskuläres Profil (u.a. arterielle Hypertonie, Hypercholesterinämie, Rauchen), hochgradige Aortenstenose, pulmonale Hypertonie, Lungenembolie, akute Aortendissektion ggf. Zyanose, pathologische Auskultation von Herz und/oder Lunge NT-proBNP, Troponin, D-Dimere Echokardiografie, ggf. Lungenfunktionsuntersuchung, ggf. Rö Thorax, ggf. Duplexsonografie ggf. invasive Druckmessungen mittels Herzkatheteruntersuchung (z.N. pulmonaler Hypertonie oder Aortenstenose)	**kausal** → Therapie der Grunderkrankung: bei Aortenstenose: Klappenersatz, bei Aortendissektion (Stanford A und ggf. bei Stanford B): Kunststoffprothese bei massiver Lungenembolie: rekanalisierende Maßnahmen **supportiv** → Sauerstoffgabe, Schmerztherapie bei Aortendissektion, medikamentöse Therapie der pulmonalen Hypertonie (u.a. Ca-Antagonist, Endothelin-Rezeptor-Antagonist, PDE-5-Hemmer), Antikoagulation bei Lungenembolie
vorausgehende emotionale Belastung, meist jüngerer, gesunder Patient Kipptisch-Test	Aufklärung, Beruhigung, Triggerfaktoren vermeiden ggf. Midodrin
bekannte KHK, Hypercholesterinämie, Rauchen, arterielle Hypertonie Strömungsgeräusche über den Karotiden Duplexsonografie der Karotiden, CT mit Angiografie ggf. DSA	 invasive Therapie der Karotisstenose ab Stenose > 50 % nach NASCET (Thrombendarteriektomie); Einstellung kardiovaskulärer RF
Auftreten bei rascher Kopfdrehung oder einengendem Kragen Karotissinusmassage Duplexsonografie, ggf. Lungenfunktionsuntersuchung, ggf. Rö Thorax	 **symptomatisch** → Einstellung kardiovaskulärer RF, bei kardioinhibitorischem Typ: ggf. Schrittmacherimplantation
bei Husten, Niesen, Lachen, Stuhlgang	 Aufklärung, Beruhigung, Triggerfaktoren vermeiden

6.9 Zyanose

Erstmaßnahmen

Anamnese: Beginn und Verlauf, auslösende/verbessernde Faktoren, Kälteempfindlichkeit, Vor- und Begleiterkrankungen, kindliche Entwicklung, OPs (Herz/Lunge), Nikotin, Allergien, Medikamente, Drogen, Berufsnoxen (Anilin, Benzol, Nitrate, Nitrite)

Leit- und Begleitsymptome		Verdachtsdiagnosen
zentrale Zyanose Dyspnoe, Trommelschlägelfinger, Uhrglasnägel, Gedeihstörung		kardiale Erkrankung (z.B. angeborener Herzfehler, Klappenvitium)
zentrale Zyanose bronchiale Spastik, abnormes Sputum, Belastungsdyspnoe	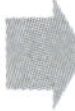	pulmonale Erkrankung (z.B. Lungenemphysem, COPD, Asthma bronchiale)
periphere Zyanose lokalisiertes Ödem, Schmerzen, Überwärmung, Umfangsdifferenz	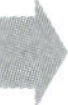	Phlebothrombose
periphere Zyanose typischer Verlauf: 1. Ischämie (Blässe), 2. Zyanose (Blauwerden), 3. schmerzhafte reaktive Hyperämie (Rötung)	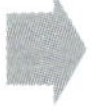	primäres/sekundäres Raynaud-Syndrom
periphere Zyanose Parästhesien, Kältegefühl, Claudicatiobeschwerden, Ruheschmerzen		Endangiitis obliterans

Definition

blau-rote Färbung von Haut und Schleimhäuten infolge Abnahme des O_2-Gehalts im Blut, zentrale Zyanose → O_2-Sättigung d. arteriellen Blutes ist vermindert, periphere Zyanose → O_2-Sättigung d. arteriellen Blutes ist normal, aber erhöhte periphere Ausschöpfung

Untersuchung: Zyanose zentral/peripher, Uhrglasnägel, Trommelschlägelfinger, Osler-Knötchen, Splitterblutungen, Thoraxdeformitäten, Auskultation d. Thorax, peripherer Pulsstatus, Druckschmerz Thrombosepunkte, RR im Seitenvergleich

Labor: BB, BGA

Bildgebung/Funktionsdiagnostik: Rö Thorax, EKG, TTE, Doppler-Status, Lufu

Spezifische Diagnostik	Spezifische Therapie
körperliche Belastbarkeit, Dyspnoe, Nykturie, Synkopen, Palpitationen Herzgeräusche, feuchte grobblasige RGs, Pulsdifferenz Polyglobulie MRT Thorax Links- und Rechtsherzkatheter	**operativ** → Korrektur angeborener Herzfehler, Klappenersatz, Herz-Lungen-Transplantation **medikamentös** → Diuretika, Frequenzkontrolle, ggf. Antikoagulation, Therapie einer pulmonalen Hypertonie/Herzinsuffizienz
Exazerbationen, körperliche Belastbarkeit Fassthorax, abgeschwächtes AG, leise Herztöne BSG, CRP, Sputumdiagnostik Bodyplethysmografie, CT Thorax Bronchoskopie	Nikotinkarenz, Patientenschulung, Impfungen, Physiotherapie, Ernährungsberatung, Langzeit-O_2-Therapie **medikamentös** → β_2-Sympathomimetika, Anticholinergika, Theophyllin, Glukokortikoide, Mukolytika, Antibiotika **operativ** → Lungenvolumenreduktion Ultima Ratio: Lungentransplantation
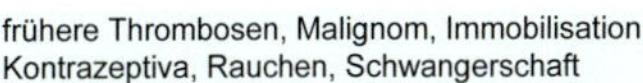 frühere Thrombosen, Malignom, Immobilisation, Kontrazeptiva, Rauchen, Schwangerschaft D-Dimere, Schwangerschaft Doppler-Sonografie	Kompressionstherapie **medikamentös** → Heparin, Fondaparinux, NOAK **operativ** → Thrombolyse, Thrombektomie
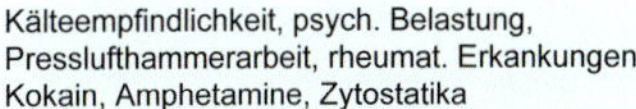 Kälteempfindlichkeit, psych. Belastung, Presslufthammerarbeit, rheumat. Erkankungen, Kokain, Amphetamine, Zytostatika Faustschlussprobe, Kälteprovokationstest, Kapillarmikroskopie BSG, CRP, Eiweiß- und Immunelektrophorese, Kryoglobuline, Kälteagglutinine, Auto-AK → ANA, Anti-DNA-AK (SLE), Anti-SCL70 (Sklerodermie) Duplexsonografie, Oszillografie	**primäres** Raynaud-Syndrom → Nikotinkarenz, Schutz der Akren von Kälte, Vasodilatation durch Ca-Antagonisten, ggf. Sildenafil, lokale Botulinumininjektion **sekundäres** Raynaud-Syndrom zusätzlich → Behandlung der Grunderkrankung
Fortschreiten von distal nach proximal, Kälteempfindlichkeit oberflächliche Venenentzündungen, trophische Störungen an den Akren, Ulcera, Knöchel-Arm-Index MR-Angiografie arterielle Angiografie, selektive Feinnadel-DSA (A. brachialis bzw. A. femoralis communis)	**konservativ** → Nikotinkarenz, Kälteschutz der Akren, Fokalsanierung, Ca-Kanalblocker, Prostaglandin, Antikoagulation/ASS **operativ** → thorakale und lumbale Sympathektomie (CT-gesteuert)

7 Verdauungsorgane

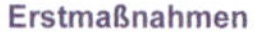

7.1 Foetor ex ore

Erstmaßnahmen

Anamnese: Beginn, Art, Vor- und Begleiterkrankungen, OPs am GI-Trakt (z.B. Ösophagusersatz durch Kolon), Medikamente, Ernährung, Alkohol, Rauchen

Leit- und Begleitsymptome		Verdachtsdiagnosen
schlechte Mundhygiene, Zahnfleischbluten, Zahnschmerzen		Gingivitis, Karies, Parodontitis
acetonartiger Geruch Polyurie, Polydipsie, Gewichtsverlust, Sehstörungen, Hyperventilation, Kußmaul-Atmung		diabetische Ketoazidose
fauliger Geruch gurgelndes Geräusch b. Trinken, Dysphagie, Regurgitation, Hustenreiz b. Nahrungsaufnahme, Fremdkörpergefühl	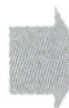	Ösophagusdivertikel
fötider Geruch subfebrile Temperaturen, Gewichtsverlust, Husten mit übel riechendem Auswurf, Hämoptysen	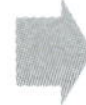	Lungenabszess
Geruch nach roher Leber Ikterus, Somnolenz, Flapping-Tremor, Hyperventilation, Pruritus		akutes Leberversagen
mäuseartiger Geruch geistige Retardierung (unbehandelt), Neigung zu Ekzemen, Krampfanfälle, aggressive, autistische u. psychotische Verhaltensauffälligkeiten, extrapyramidale Bewegungsstörungen		Phenylketonurie
Geruch nach Bittermandelöl starke Krämpfe, Dyspnoe, Erbrechen, Bewusstlosigkeit, hellrote Färbung von Haut und Schleimhäuten		Zyankalivergiftung

Definition übler Mundgeruch

Untersuchung: Blässe, Zyanose, Ikterus, Aszites, Leberhautzeichen, Uhrglasnägel, Trommelschlägelfinger, Inspektion d. Mund-/Rachenraums, Mundhygiene, Zahnstatus, Inspektion, Palpation, Perkussion, Auskultation d. Thorax und Abdomens

Labor: BB, CRP, BSG, E'lyte

Spezifische Diagnostik	Spezifische Therapie
Zahnpflege, Stress, Mangelernährung, Immunsuppression zahnärztliche Untersuchung	Gebisssanierung, Mundhygiene, professionelle Zahnreinigung, antibakterielle/desodorierende Mundspüllösungen
bekannter DM Glu, HbA1c, BGA, Krea, Hst, Ketonkörper (β-Hydroxybutyrat, Acetoacetat, Aceton), Auto-AK (IAA, GADA, IA-2A), Urinstatus	Insulin, Volumengabe, K-Substitution, Natriumbikarbonat/Tris-Puffer, Intensivüberwachung, medikamentöse Einstellung d. Diabetes, Ernährungsberatung
gastroösophagealer Reflux INR/Quick, PTT Ösophagusbreischluck mit wasserlöslichem KM, Ösophagusmanometrie ÖGD mit Biopsien (z.A. Ösophagus-CA)	endoskopische oder operative Divertikelresektion
Aspiration (bei Bewusstseinsstörungen, Krampfanfällen, neuromuskulären Erkrankungen), Pneumonie abgeschwächtes AG, gedämpfter KS BK, Sputumkultur, Erregernachweis und Antibiogramm aus invasiv gewonnenem Probenmaterial, BGA Rö Thorax (Spiegelbildung), CT Thorax transtracheale Aspiration, Bronchoskopie, perthorakale Feinnadelaspiration	**symptomatisch** → Physiotherapie, Lagerungsdrainagen, Inhalationen (Kochsalzlösung, β_2-Sympathomimetika) **invasiv** → bronchoskop. Absaugung über Spülkatheter, perthorakale Punktion und Spülung, **operativ** → Abszessresektion **medikamentös** → kalkulierte Antibiose, gezielte Antibiose nach Antibiogramm
bekannte Hepatitis, Knollenblätterpilz, Drogen, Paracetamol, Suizidversuch abnehmende Lebergröße, RR (Hypotonie) INR/Quick, PTT, Glu, Bili, GOT, GPT, Ammoniak, Krea, Hst, BGA, Urinstatus, Medikamentenspiegel, toxikologisches Screening, Virusdiagnostik Sono Abdomen, EEG Hirndruckmessung	Magenspülung, Einläufe, forcierte Diurese, Plasmapherese, Intensivüberwachung, Substitution von Volumen, E'lyte, Glu, FFP, Antithrombin III, Eiweißkarenz **Knollenblätterpilzvergiftung** → Penicillin + Silibinin **Paracetamolvergiftung** → Acetylcystein Ultima Ratio: Lebertransplantation
Familienanamnese diagnostische Gabe von Tetrahydrobiopterin (z.A. Tetrahydrobiopterinmangel), Konfirmationsdiagnostik Glu, Gesamteiweiß, Hst, Krea, Urinstatus, Neugeborenenscreening: Tandem-Massenspektrometrie, Guthrie-Test	phenylalaninarme Diät mind. bis zum 14. LJ und während der Schwangerschaft
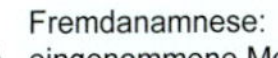 Fremdanamnese: eingenommene Menge, suizidale Absicht BGA, Glu, Gesamteiweiß, Hst, Krea, Urinstatus	 **Antidotgabe** → 4-Dimethylaminophenol (4-DMAP), Natriumthiosulfat, Hydroxycobalamin, O_2-Überdruckbehandlung

7.2 Aufstoßen

Erstmaßnahmen

Anamnese: Zeitpunkt (z.B. postprandial), Häufigkeit, akut/chronisch, Ernährung, psychosoziale Situation, Vor- und Begleiterkrankungen, Medikamente (NSAR, Kortikoide), Alkohol, Nikotin, Kaffee

Leit- und Begleitsymptome

chronisches Aufstoßen

Völle-/Druckgefühl, epigastrische Schmerzen, Unwohlsein, Brennen, Übelkeit, Erbrechen, Appetitlosigkeit, Globusgefühl, Meteorismus

Verdachtsdiagnosen

funktionelle Dyspepsie (Reizmagen) ohne organisches Korrelat

chronisches Aufstoßen

Sodbrennen, retrosternal/epigastrisch Druck und Brennen, Meteorismus, Dysphagie, Regurgitation von Nahrungsresten, Heiserkeit, Husten

gastroösophageale Refluxkrankheit

akutes Aufstoßen

epigastrische Schmerzen, Appetitlosigkeit, Übelkeit, Erbrechen, Druckgefühl im Oberbauch

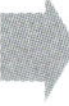

akute Gastritis

akutes Aufstoßen

Kolikschmerzen im rechten u. mittleren Oberbauch mit Ausstrahlung in re. Schulter, Brechreiz, Völlegefühl, Meteorismus, flüchtiger Ikterus, brauner Urin, entfärbter Stuhl

Gallenkolik bei Cholelithiasis

akutes Aufstoßen

Schmerzen im rechten Oberbauch, oft gürtelförmige Ausstrahlung, fettige große Stühle, Meteorismus, Übelkeit, Erbrechen, Fieber, Ikterus

akute Pankreatitis

Definition Entweichen von in den Magen gelangter Luft

Untersuchung: Inspektion (Mund-Rachen-Raum), Palpation/Perkussion/Auskultation d. Abdomens, Größe, Gewicht
Labor: BB, CRP, BSG

Spezifische Diagnostik	Spezifische Therapie
Besserung im Urlaub, Zunahme bei Stress GOT, GPT, γ-GT, Lipase, Heliobacter-pylori-Test Sono Abdomen ÖGD mit Biopsien	Abbau von Stress, regelmäßige Erholungs- und Entspannungsphasen, Ernährungsumstellung, Nikotinkarenz, Alkoholkonsum reduzieren **medikamentös** ⟶ ggf. Heliobacter-Eradikation - Protonenpumpenblocker - MCP (Domperidon, Pirenzepin, Simethicon) - Phytopharmaka - Psychotherapie
validierte Fragebogen: z.B. RDQ - pH-Metrie der Speiseröhre - kombinierte pH-Metrie/Impedanzmessung ÖGD mit Biopsien	eiweiß- und fettarme Ernährung, Nikotin- und Alkoholkarenz, Gewichtsreduktion, kein spätes Abendessen, nächtl. Hochlagerung d. Oberkörpers **medikamentös** ⟶ Protonenpumpenblocker: Antazida, H_2-Rezeptor-Antagonisten bei gelegentlichen Refluxbeschwerden **operativ** ⟶ laparoskopische Fundoplikatio
Zytostatika, Traumata, Leistungssport, nach üppiger Mahlzeit oder Alkoholexzess, postoperativ, starkes Rauchen ÖGD mit Biopsien	Weglassen auslösender Noxen, ggf. passagere Nahrungskarenz, Ernährungsumstellung (kleinere Mengen öfter am Tag statt einer großen Hauptmahlzeit) **medikamentös** ⟶ Protonenpumpenblocker, Antazida, Antihistaminika oder H_2-Blocker, Prokinetika
Familienanamnese für Gallensteine, Kontrazeptiva, Schwangerschaft, Nahrungsmittelunverträglichkeit, üppige Mahlzeit Murphy-Zeichen γ-GT, AP, direktes Bili, GOT, GPT Sono, Endosonografie, CT Abdomen, MRC, MRCP ERC, ERCP	nur bei leichten Verläufen ambulant, bei Fieber und Ikterus stationär! **Spasmolyse** ⟶ Butylscopolamin (i.v. oder Supp.) **Analgesie** ⟶ Metamizol oder Pethidin **Erbrechen** ⟶ Metoclopramid Litholyse mit Ursodesoxycholsäure, laparoskopische Cholezystektomie
frühere Gallenwegserkrankungen, Alkohol- oder Nahrungsexzess Cullen-Zeichen, Grey-Turner-Zeichen, evtl. tastbare Resistenz, RR, Puls E'lyte, Glu, γ-GT, AP, LAP, direktes Bili, GOT, GPT, Lipase, Elastase 1, Amylase, Krea, BGA, INR/Quick, PTT Sono Abdomen (Gallensteine, Pankreasveränderungen), CT Abdomen ERCP	Nulldiät, parenterale Volumen-, E'lyt- und Kaloriensubstitution, Analgetika, Thromboseprophylaxe **medikamentös** ⟶ PPI, Antibiose bei vermuteter Infektion einer Pankreasnekrose **interventionell** ⟶ endoskopische Papillotomie und Steinextraktion, endoskopisch transgastrale Nekrosektomie, CT-gesteuerte Drainageverfahren **operativ** ⟶ chirurgische Nekrosektomie und Lavage

7.3 Appetitlosigkeit

Erstmaßnahmen

Anamnese: Beginn, Auslöser (psychische/soziale Probleme), tageszeitliche Schwankungen, Abneigung gegen bestimmte Speisen, Hungergefühl, Ernährungsgewohnheiten, Stuhlgewohnheiten, Begleiterkrankungen (v.a. GI-Trakt, Nierenerkrankungen, DM), OPs, Medikamente (v.a. Zytostatika, Amphetamine), Drogen, Alkohol, Rauchen

Leit- und Begleitsymptome		Verdachtsdiagnosen
Blässe von Haut und Schleimhäuten, Mundwinkelrhagaden, Zungenbrennen, Brüchigkeit d. Nägel, Leistungsminderung, Müdigkeit		Eisenmangelanämie
Schlafstörungen, Müdigkeit, psychomotorische Unruhe, Konzentrationsstörungen, Entscheidungsunfähigkeit, Antriebsmangel, Suizidgedanken, Gewichtsverlust, Libidoverlust, Interessenverlust, Freudlosigkeit, Energielosigkeit		Depression
Gewichtsverlust, Polyurie, Polydipsie, Müdigkeit, Schwäche, Exsikkose, Leistungsminderung, Muskelschwäche, Foetor ex ore (acetonartig), Sehstörungen	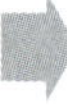	Diabetes mellitus
Gewichtsabnahme, Körperschemastörung, gesteigerte körperliche Aktivität, Amenorrhö, Lanugobehaarung, Hypotonie, Hypothermie, selbstinduziertes Erbrechen		Anorexia nervosa
Amenorrhö, Hautveränderungen, Zahnschäden, Anosmie, Persönlichkeitsveränderungen, Interesseneinengung (Drogenbeschaffung), Vernachlässigung von Beruf u. Familie, reduziertes Urteilsvermögen, Kritikminderung, riskantes Verhalten, sexuelle Enthemmung		Drogenabusus
subfebrile Temperaturen, Leistungsknick, Nachtschweiß, Widerwille gg. Fleisch, Dysphagie, Brechreiz, rezidivierendes Erbrechen, Gewichtsverlust, Druckgefühl im Oberbauch		Magen-CA

Definition herabgesetztes Bedürfnis nach Nahrungsaufnahme

Untersuchung: Blässe, Mundwinkelrhagaden, trockene Haut, Puls, RR, Temperatur, Größe, Gewicht, BMI, Inspektion Mund-/Rachenraum, Inspektion/Palpation/Perkussion/Auskultation Thorax, Abdomen

Labor: Diff.-BB, CRP, BSG, E'lyte

Spezifische Diagnostik	Spezifische Therapie
vegetarische Ernährung, Z. n. Gastrektomie, Sport, Schwangerschaft, Stillperiode, OPs, häufige Blutspenden, starke Menstruation Inspektion der Analregion, Palpation des Abdomens, digital-rektale Untersuchung Blutausstrich (mikrozytäre Erythrozyten), Glu, Fe, Transferrinsättigung, Ferritin, Krea, Hst, Haemoccult-Test, bakteriol. und parasitol. Stuhluntersuchung Sono Abdomen ÖGD, Koloskopie	orale (zweiwertiges Fe) bzw. parenterale Fe-Substitution (dreiwertiges Fe), ggf. EKs, Blutungsquelle behandeln
psychiatrische Exploration, HAMD Ausschluss organischer Ursachen	leichte depressive Episode → Watchful Waiting leichte Depression → Psychotherapie oder Pharmakotherapie schwere Depression → Psychotherapie und Pharmakotherapie
Trinkmenge, Durst, Familienanamnese Gefäßstatus, neurologische und augenärztliche Untersuchung Glu (nüchtern), HbA1c, oGTT, C-Peptid, Auto-AK (IAA, GADA, IA-2A), Trigl, HDL, LDL, GOT, GPT, Bili, Krea, Hst, Kreatininclearance, Urinstatus, Hsre, BGA	Patientenschulung, Ernährungstherapie, Bewegungstherapie, orale Antidiabetika, Insulinsubstitution, ggf. Gewichtsreduktion
Laxanzien, Diuretika, Thyroxin, EDE-Q BMI < 17,5 kg/m², psychiatrische Untersuchung, Inspektion d. Körperperipherie, Orthostasetest Hst, Krea, Leberfunktionstest, Glu, Urinstatus Sono Abdomen, EKG ÖGD	ggf. initial parenterale Ernährung, Gewichtszunahme, evidenzbasierte Psychotherapie, Verhaltenstherapie, Partner-/Familientherapie, Ernährungsschulung, Entspannungsverfahren, Soziotherapie, Selbsthilfegruppen
Drogenanamnese, Alkohol, Rauchen, Sozialanamnese Einstichstellen loco typico, gynäkol. Untersuchung, Pupillendiagnostik, zahnärztliche Untersuchung TSH, GOT, GPT, Bili, Krea, Serologie (Hepatitis, HIV), Drogenscreening mit Blut-, Speichel-, Urin-, Haarproben EEG (bes. bei Barbituratabusus), EKG, Rö Thorax	Entgiftung, Entzugsbehandlung, Psycho- und Soziotherapie, ggf. Substitutionsbehandlung, Behandlung von sekundären Organschäden und Infektionen durch i.v. Drogenabusus
frühere Magenerkrankungen (z.B. H.-pylori-Gastritis) Haemoccult-Test Sono/CT Abdomen, CT Thorax ÖGD mit multiplen Biopsien, Endosonografie, ggf. Laparoskopie	- bei oberflächlichem Magen-CA endoskopische Abtragung - neoadjuvante und adjuvante Chemotherapie in den Stadien II und III - Gastrektomie mit D2-LK-Resektion - palliative Chemotherapie bei fortgeschrittenem Stadium, Trastuzumab bei Her2-Expression

7.4 Abnormer Gewichtsverlust

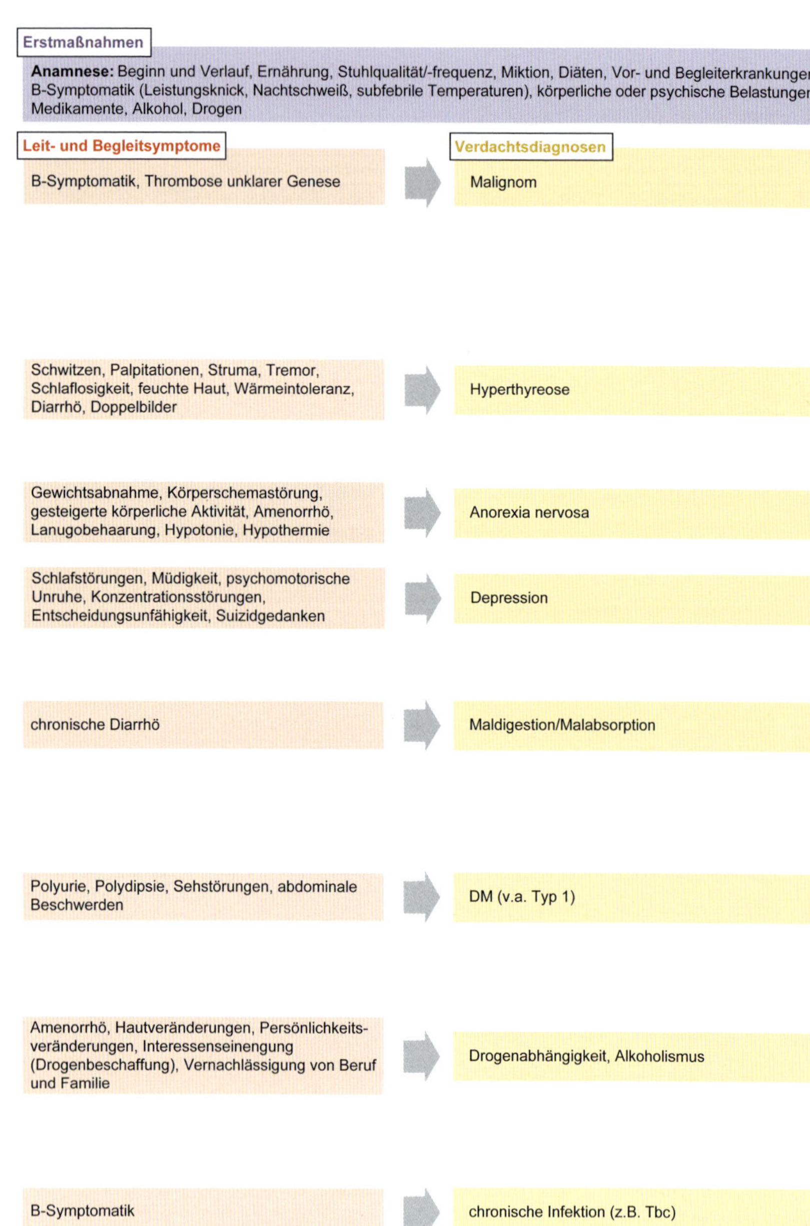

Definition unbewusster bzw. nicht durch bekannte Erkrankung erklärbarer Gewichtsverlust

Untersuchung: Blässe, stehende Hautfalten (Exsikkose), Ödeme
Labor: Diff.-BB, BSG, CRP
Therapie: ausreichende Flüssigkeits-, E'lyt- und Nährstoffzufuhr, ggf. parenteral

Spezifische Diagnostik	Spezifische Therapie
Alkohol, Rauchen, Familienanamnese, Husten, Auswurf, Dyspnoe, Stuhlveränderungen, Polypen LK, Resistenzen, DRU, gynäkol. Untersuchung, Hautinspektion LDH, Elektrophorese, Hämoccult, PSA Rö Thorax, Sono Abdomen, ÖGD, Koloskopie, Mammografie, ggf. MRT/CT	**kurativ** → OP, Immun-/Chemotherapie, Radiatio **palliativ**
jodhaltige Medikamente (z.B. Rö-KM) Auskultation d. Schilddrüse (Schwirren) TRAK, TSH, fT_3, fT_4 Sono/Szintigrafie Schilddrüse, EKG (Rhythmusstörungen)	Thyreostatika (z.B. Carbimazol), Thyreoidektomie, Radiojodtherapie
Laxanzien, Diuretika, Thyroxin BMI < 17,5, psychiatr. Untersuchung E'lyte, Krea, Eiweiß, GOT, GPT, Glu EKG	ggf. initial parenterale Ernährung, Gewichtszunahme, tiefenpsychologisch fundierte Psychotherapie, Verhaltenstherapie, Partner-/Familientherapie, Ernährungsschulung, Entspannungsverfahren, Soziotherapie, Selbsthilfegruppen
psychiatr. Exploration, neurol. Untersuchung TSH, fT_3, fT_4	Antidepressiva, Tranquilizer zur Schlafregulierung, Psychotherapie, Soziotherapie, Schlafentzug (Wachtherapie)
Nahrungsmittelunverträglichkeit, Z.n. Magen-/Dünndarmresektion, chronische Pankreatitis, CED, Verzehr von rohem Fleisch/Fisch Stuhluntersuchung → Fettgehalt, Pankreas-elastase, Parasiten, Xylose-Test, Schilling-Test, Gliadin-/Endomysium-AK, Laktose-Toleranz-Test Sono Abdomen ÖGD mit tiefer Duodenalbiopsie	**allgemein** → Substitution der fettlöslichen Vitamine ADEK, Vit. B_{12}, Folsäure, Eisen, Zink **Zöliakie/Laktase-Mangel** → gluten-/laktosefreie Diät **Pankreasinsuffizienz** → Enzymsubstitution, kurzkettige Fette **Gallensäureverlust** → Cholestyramin **CED** → Immunsuppression **Zestoden** → Mebendazol, Praziquantel, Niclosamid
Trinkmenge, Durst, Infekt, Familienanamnese Exsikkose, Pseudoperitonitis, Gefäßstatus, neurol. und augenärztliche Untersuchung Glu (nüchtern), HbA1c, oGTT, C-Peptid, Auto-AK (IAA, GADA, IA-2A), Trigl, HDL, LDL, GOT, GPT, Bili, Krea, Hst, Kreatininclearance, Urinstatus, Hsre, BGA	Insulinsubstitution
psychiatrische Exploration ataktischer Gang, Wernicke-Enzephalopathie, Tremor, typische Einstichstellen, Pupillen Bili, GOT, GPT, γ-GT, Drogenscreening mit Speichel und Urin, CDT Sono Abdomen	Entgiftung, Psycho- und Soziotherapie, ggf. Substitutionsbehandlung, Behandlung von sek. Organschäden und Infektionen durch i.v. Drogenabusus
Z.n. Infekt, Reiseanamnese, Sexualanamnese, Immunsuppression, angeborener Herzfehler, Gelenkersatz Auskultation, LK-Schwellung, Mikroembolien Tuberkulintest, HIV-Test, Blut-/Urinkulturen, Sputum-Diagnostik (Mikroskopie, Kultur), PCR Rö Thorax, ggf. PET-CT, MRT WS TEE	**Tbc** → Isoniazid + Rifampicin (6 Monate), Pyrazinamid + Ethambutol (2 Monate) **HIV** → antiretrovirale Therapie **Endokarditis lenta** → i.v. Antibiose mit Ampicillin + Gentamicin + Flucloxacillin (native Klappe); Vancomycin + Gentamycin + Rifampicin (künstliche Klappe) **Abszess** → operativ, Drainage-Einlage, Antibiose **Spondylodiszitis** → i.v. Antibiose je nach Keim

7.5 Dysphagie

Erstmaßnahmen

Anamnese: Beginn und Verlauf (akut, schleichend; intermittierend, progredient), bei fester und/oder flüssiger Nahrung, Einschluck-/Durchschluckstörung, begleitende Symptome (Speichelfluss, Regurgitation, Schmerzen, Husten, Heiserkeit, Globusgefühl, Gewichtsverlust, Hämatemesis, B-Symptomatik), Vor- und Begleiterkrankungen (Malignome, Refluxösophagitis), Medikamente, Alkohol, Rauchen

Leit- und Begleitsymptome		Verdachtsdiagnosen
oropharyngeal		
akute Odynophagie Hypersalivation		infektiös, z.B. Mukositis
intermittierende Dysphagie im Verlauf einer Mahlzeit zunehmend	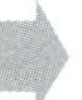	myopathisch, z.B. Myasthenia gravis
akut einsetzende Dysphagie fokalneurologisches Defizit	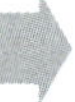	neurogen, z.B. zerebrale Ischämie
intermittierende Dysphagie Halitosis, Regurgitation	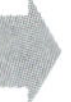	strukturell, z.B. Zenker-Divertikel
ösophageal		
intermittierende Dysphagie v.a. feste Nahrung betreffend, Bolusobstruktion		entzündlich, z.B. eosinophile Ösophagitis
rasch progrediente Dysphagie v.a. feste Nahrung betreffend, B-Symptomatik	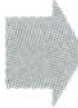	maligne, z.B. Ösophagus-CA
langsam progrediente Dysphagie feste und flüssige Nahrung betreffend, nächtliches Husten, Regurgitation		motilitätsbedingt, z.B. Achalasie

Definition

Schluckstörung

Untersuchung: Inspektion Rachenraum, HNO-Status, Palpation Schilddrüse/Hals-LK, Inspektion/Palpation Thorax/Abdomen, neurol. Untersuchung

Spezifische Diagnostik	Spezifische Therapie
Chemotherapie, Radiatio Beläge/Ulzerationen Mundschleimhaut Diff.-BB, CRP, BSG	**symptomatisch** → topische Antiseptika, Lokalanästhetika, ggf. parenterale Ernährung **kausal** → Antimykotika/Virostatika
Doppelbilder, muskuläre Erschöpfung, verstärkende Medikamente (z.B. β-Blocker) neurol. Untersuchung, Simpson-Test Acetylcholinrezeptor-AK, Anti-MuSK-AK CT Thorax (Thymom), EMG	**medikamentös** → Cholinesterasehemmer (Pyridostigmin, Neostigmin), Immunsuppression (Kortikoide, Azathioprin) **operativ** → Thymektomie **myasthene Krise** → Plasmapherese/Immunglobuline
vorangegangener Schlaganfall neurol. Untersuchung cMRT fieberoptische Endoskopie	Rehabilitation, Logopädie, ggf. enterale Ernährung
Druckgefühl im Hals, Gewichtsverlust Röntgen-Breischluck	endoskopische/offene Resektion
atopische Diathese Diff.-BB, IgE, RAST (Nahrungsmittelallergien) ÖGD mit Stufen-Biopsien	Allergenkarenz, topische Steroide, ggf. Immunsuppression
Alkohol, Rauchen, Adipositas, bekannter Reflux, HNO-Tumor LK-Status, Aszites Sono Abdomen, CT Hals/Thorax/Abdomen ÖGD mit Biopsien, EUS, Bronchoskopie, Laparoskopie	**kurativ** → stadiengerecht endoskopische Resektion, OP +/- Radio-/Chemotherapie **palliativ** → Stent, Radiochemotherapie, Brachytherapie
Aspirationspneumonien, Thoraxschmerz Röntgenbreischluck ÖGD, Ösophagusmanometrie	**konservativ** → Ca-Antagonisten, Nitrate **invasiv** → pneumatische Dilatation, Myotomie +/- Fundoplicatio, Botulinuminjektion

7.6 Schmerzen bei der Nahrungsaufnahme

Erstmaßnahmen

Anamnese: Beginn und Verlauf (akut/chronisch/intermittierend/progredient), Charakter, Lokalisation, Ausstrahlung, Vor- und Begleiterkrankungen (Refluxösophagitis), OPs im HNO- oder ZMK-Bereich, Trauma, Verätzung, Medikamente, Alkohol, Rauchen, Drogen

Leit- und Begleitsymptome		Verdachtsdiagnosen
Zahnschmerzen, erhöhte Zahnempfindlichkeit schlechte Mundhygiene, Rötung und Schwellung des Zahnfleischs, Zahnfleischbluten, Foetor ex ore, Heiß- und Kaltempfindlichkeit von Zähnen		Gingivitis, Karies, Parodontitis
Halsschmerzen, verstärkt durch Nahrungsaufnahme Fieber, Schluckbeschwerden		akute Tonsillitis
akute Magenschmerzen, nach üppiger Mahlzeit, nach Alkoholexzess Appetitlosigkeit, Übelkeit, Aufstoßen, Druckgefühl im Oberbauch		akute Gastritis
progrediente retrosternale Schmerzen, bei fester und flüssiger Nahrung Regurgitation, rezidivierende Aspirationen, Mangelernährung, Gewichtsverlust		Ösophagusachalasie
akute Dysphagie Hypersalivation, Kaltschweißigkeit, starke retrosternale u. zwischen die Schulterblätter projizierte Schmerzen (Mediastinitis), Dyspnoe, hohes Fieber, Speichelfluss, Schmerzen in Mund, Brust, Epigastrium Husten, Tachypnoe, Stridor		akute Verätzung
progrediente, retrosternale Schmerzen, initial nur bei fester Nahrung Pseudohypersalivation, B-Symptomatik, Gewichtsverlust		Ösophagus-CA

Definition Schmerzen beim oder nach dem Essen oder Trinken

Untersuchung: Puls, RR, Temperatur, HNO-Status, Schluckakt, zahnärztliche Untersuchung, Inspektion/Palpation Schilddrüse und Hals-LK, neurologische Untersuchung

Spezifische Diagnostik	Spezifische Therapie
Essstörungen, Mangelernährung, Immunsuppression, HIV-Infektion, Drogenkonsum Inspektion d. Zähne und d. Zahnfleischs Laser-Fluoreszenz, Impedanzspektroskopie	Verbesserung der Mundhygiene mit Zahnbürste, Zahnseide, desinfizierende Mundspülung, zahnärztliche Gebisssanierung
Erkrankungen in der Umgebung, McIsaac-Score vergrößerte zervikale LK, Rötung und Schwellung der Tonsillen, Beläge BB, CRP, BSG, GBS-Schnelltest, mikrobiologische Diagnostik	Meldepflicht beachten! Bettruhe, lokal Analgetika u. Desinfizienzien, warme Halswickel **medikamentös** → Antibiotika **operativ** → Tonsillektomie bei rezidiv. Tonsillitiden (≥ 6)
NSAR, Immunsuppressiva, Traumata, Leistungssport epigastrischer DS BB, CRP, BSG ÖGD mit Biopsien	Weglassen auslösender Noxen, passagere Nahrungskarenz, Ernährungsumstellung (kleinere Mengen öfter am Tag statt einer großen Hauptmahlzeit) **medikamentös** → Protonenpumpenblocker, Antiemetika **interventionell** → endoskopische Blutstillung
Magen-Darm-Passage bzw. Ösophagusbreischluck ÖGD, Ösophagusmanometrie	**medikamentös** → Nifedipin, Isosorbiddinitrat **operativ** → vordere Kardiomyotomie, Einnähen eines Funduszipfels in die Myotomie als Rezidivprophylaxe, pneumatische Dilatation
Trinken von Säure (Koagulationsnekrose) oder Lauge (Kolliquationsnekrose) in suizidaler Absicht oder akzidentell bei Kindern Tachykardie, RR-Abfall, Halsemphysem BB, E'lyte, INR/Quick, PTT, CRP, BSG, Krea, GOT, GPT Rö Thorax und Abdomen, Rö Ösophagusbreischluck ÖGD	Sicherstellung der verursachenden Substanz, Klinikeinweisung Neutralisation: **Säureverätzung** → Wasser, Magnesia usta **Laugenverätzung** → Zitronen-/Essigsäurelösung, hoch dosierte Kortikoide, Analgetika, Antibiotikaprophylaxe, **Perforation** → Antibiotika, chirurgische Intervention **stärkere Gewebeschäden** → Frühbougierung **stärkste Gewebeschäden** → Ösophagektomie und Ersatzplastik
Rauchen, Alkohol, Übergewicht LK-Vergrößerung, Pleuraerguss BB, Diff.-BB, CRP, BSG Sono Abdomen, CT Thorax und Abdomen ÖGD, Endosonografie, Bronchoskopie, Laparoskopie	Therapie von Ösophagus-CA: bei frühem, resektablem Tumor (T1/2, N0) → primäre OP bei inoperablem Patienten oder hoch sitzendem Tumor → Radiochemotherapie bei lokal fortgeschrittenem Tumor → neoadjuvante Radiochemotherapie bei Metastasen → palliative Chemotherapie

7.7 Übelkeit und Erbrechen

Erstmaßnahmen

Anamnese: Beginn und Verlauf, Häufigkeit, Beschreibung (z.B. schwallartig), Zusammenhang mit Nahrungsaufnahme, Ernährungsgewohnheiten, Vor- und Begleiterkrankungen (v.a. des Magens), OPs am GI-Trakt, Schwangerschaft, Medikamente (Antibiotika, Zytostatika u.v.a.), Reiseanamnese

Leit- und Begleitsymptome		Verdachtsdiagnosen
akute Emesis Fieber, Gliederschmerzen, Krankheitsgefühl		Gastroenteritis • **viral** (Noro-, Rota-, ECHO-, Coxsackie-Viren) • **bakteriell** (Shigellen, Salmonellen, enterohämolytische E. coli, Cl. difficile)
akute Emesis epigastrische Schmerzen, Appetitlosigkeit		akute Gastritis
chronische Emesis Völle-/Druckgefühl, epigastrische Schmerzen, Appetitlosigkeit, Blähungen		funktionelle Dyspepsie (Reizmagen)
Übelkeit Inappetenz		medikamentös bedingt
akute oder chronische Emesis Schmerzen, Kaltschweißigkeit		stärkste Schmerzen verschiedener Ursache z.B. Nierenkolik, Herzinfarkt, Glaukom, Hodentorsion, Cholezystitis, Pankreatitis
rezidivierende Emesis, starke Übelkeit Schwindel		vestibuläre Ursachen, z.B.: • M. Menière • Neuritis vestibularis • Kinetosen
chronische Emesis starke Gewichtsschwankungen, depressive Verstimmungen, Körperschemastörung		Bulimia nervosa
akute, schwallartige Emesis Kopfschmerzen, Fieber, Krampfanfälle, Bewusstseinsstörungen, Wesensänderungen		zentralnervöse Ursache (Hirntumor, Meningitis, Enzephalitis)

Definition

Entleerung d. Magen- oder Speiseröhreninhalts entgegen d. natürlichen Richtung

Untersuchung: Exsikkose, Blässe, Ikterus, Puls, RR, Temperatur, Inspektion/Palpation/Perkussion/Auskultation d. Abdomens

Spezifische Diagnostik	Spezifische Therapie
Erkrankungen im Umfeld E'lyte, Krea, Hst, Stuhldiagnostik (bakteriologisch/parasitologisch)	**symptomatisch** ⟶ (leichter Verlauf) Flüssigkeits-/E'lytsubstitution, Spasmolytika **medikamentös** ⟶ (schwerer Verlauf) kalkulierte Antibiose (Chinolone), dann gezielte Antibiose (Antibiogramm) **pseudomembranöse Kolitis** ⟶ Antibiotika absetzen, Metronidazol/Vancomycin oral
Stress, Zytostatika, postoperativ, Traumata, Leistungssport, Z.n. üppiger Mahlzeit/ Alkoholexzess ÖGD mit Biopsien	Weglassen auslösender Noxen, passagere Nahrungskarenz, Ernährungsumstellung **medikamentös** ⟶ PPI, Antiemetika
Besserung im Urlaub, Zunahme bei Stress Sono Abdomen ÖGD mit PE	Stressabbau, Entspannungstechniken, evtl. Ernährungsumstellung, Nikotinkarenz, Alkoholkonsum reduzieren **medikamentös** ⟶ PPI, Prokinetika, Spasmolytika (meist Placebowirkung!)
Zytostatika, beinahe alle Medikamente möglich	falls möglich absetzen, symptomatisch
Schmerzanamnese (Dauer, Lokalisation, Ausstrahlung etc.) zusätzliche Untersuchungen je nach Schmerz, z.B. EKG, Sono, Augeninnendruckmessung, Blutentnahme etc.	 Therapie der Grunderkrankung
Schwindel in der Anamnese, Abhängigkeit d. Übelkeit von bestimmter Position, Tinnitus, Hörstörungen neurol. Untersuchung, Romberg-/Unterberger-Versuch, Nystagmus, ggf. kalorische Überprüfung d. Vestibularorgans	**M. Menière** ⟶ Dimenhydrinat, Betahistin zur Senkung d. Endolymphdrucks, bei Rezidiv ggf. **operativ** (Sakkotomie) **N. vestibularis** ⟶ Antiemetika, Glukokortikoide, Physiotherapie **Kinetose** ⟶ Antiemetika wie z.B. Scopolamin-Pflaster als Prophylaxe vor Reiseantritt
Laxanzien, Diuretika, Thyroxin Größe, Gewicht, BMI, Zahnstatus, Schwellung der Speicheldrüsen, psychosomat. Untersuchung Glu, Krea, Hst	Ernährungsberatung, Verhaltenstherapie, tiefenpsycholog. orientierte Psychotherapie
Doppelbilder, Gesichtsfeldausfälle, Zeckenstich neurol. Untersuchung, Funduskopie (Stauungspapille), Meningismus, Photophobie, Petechien BB, INR/Quick, PTT, Glu, TSH, Krea, Liquoranalyse (Leukozyten, Zellbild, Glu, Eiweiß, Laktat, AK-/DNA-Nachweis) cMRT, EEG Lumbalpunktion (n.A. von Hirndruck)	**V.a. Meningoenzephalitis** ⟶ sofort kalkulierte Therapie (Ceftriaxon + Ampicillin + Aciclovir + Dexamethason), Anpassung je nach Erreger **Hirntumor** ⟶ Glukokortikoide (Behandlung d. Hirnödems), Antiepileptika, Schmerztherapie, Radio-/Immun-/Chemotherapie, Tumorresektion

7.8 Hämatemesis

Erstmaßnahmen

Anamnese: Beginn, Häufigkeit, Farbe, Menge, Stuhlfrequenz und -qualität (z.B. Teerstuhl), Vor- und Begleiterkrankungen (bes. Ulcus ventriculi), Zahnextraktionen, Blutung bzw. vorausgegangene OP im Nasen-/Rachenraum, frühere OPs am GI-Trakt, Medikamente (Antikoagulanzien, NSAR, Kortikoide), Ernährung, Alkohol, Rauchen

Leit- und Begleitsymptome		Verdachtsdiagnosen
epigastrische Schmerzen, Appetitlosigkeit, Völlegefühl (postprandial), Aufstoßen, Blähungen, Teerstuhl	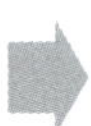	erosive Gastritis
epigastrischer Schmerz Nüchternschmerz (→ U. duodeni), postprandial (→ U. ventriculi), Teerstuhl, Gewichtsverlust, Druck- und Völlegefühl	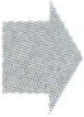	U. ventriculi, U. duodeni
Druckgefühl im Oberbauch, Aszites, Leberhautzeichen,Teerstuhl, evtl. Schock	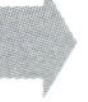	Ösophagusvarizenblutung
Hämatemesis nach massivem krampfartigem Erbrechen epigastrische Schmerzen	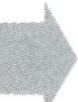	Mallory-Weiss-Syndrom
B-Symptomatik, Inappetenz, Dysphagie, Druckgefühl im Oberbauch, Teerstuhl		Magen-CA

Definition Bluterbrechen als Zeichen einer Blutung im oberen GI-Trakt
frische Blutung → hellrot (Hämoglobin), ältere Blutung → braun (Hämatin)

Untersuchung: Blässe, Ikterus, Aszites, Leberhautzeichen, Puls, RR, Körpertemperatur, Inspektion d. Mund- und Rachenraums (Suche nach Blutungsquelle), Inspektion/Palpation/Auskultation d. Thorax (Hämoptoe) und Abdomens, LK-Status (Virchow-LK li. supraklavikulär), Inspektion d. Analregion, digital-rektale Untersuchung

Labor: BB, Quick/INR, PTT, Kreuzblut

Bildgebung/Funktionsdiagnostik: Sono Abdomen, ÖGD mit Biopsien

Spezifische Diagnostik	Spezifische Therapie
Alkohol, NSAR, Chemo/Radiatio, Stress (post OP, Intensivstation), Magensonde DS epigastrisch	Weglassen auslösender Noxen, passagere Nahrungskarenz, Ernährungsumstellung (kleinere Mengen öfter am Tag statt einer großen Hauptmahlzeit) **medikamentös** → PPI, Antiemetika **interventionell** → endoskopische Blutstillung
Immunsuppression, Medikamente (z.B. NSAR), HP in d. Familie, Stress (Intensivstation, Polytrauma) epigastrischer DS, Abwehrspannung ÖGD mit Biopsien inkl. Urease-Test, HP-Kultur	Ausschalten von Noxen, Rauchen, Stress **medikamentös** → PPI, Eradikationstherapie mit Clarithromycin + Metronidazol/Amoxicillin, Kontroll-ÖGD (bei H. pylori) **interventionell** → Notfall-ÖGD oder -OP bei Blutung (Umstechung) oder Perforation (Exzision, Übernähung, Magenteilresektion)
frühere Blutungen, Alkoholabusus Hepatosplenomegalie	Volumen, PPI, MCP, Terlipressin, Ceftriaxon, ggf. EK (Ziel-Hb 7–8 g/dl), ggf. FFP/Prothrombinkomplex, Endoskopie (Ligatur/Tamponade), TIPS
exzessive Emesis, Lebererkrankungen, Alkoholabusus epigastrischer DS	endoskop. Blutstillung, ggf. Notfall-OP
frühere H.-pylori-Gastritis, Rauchen, Reflux, Widerwille gg. Fleisch Zeichen d. Metastasierung: Hepatosplenomegalie, Virchow-LK, Aszites CT Thorax/Abdomen Endosonografie	**kurativ** → chirurgische Tumorentfernung und Wiederherstellung d. Nahrungspassage, evtl. zuvor neoadjuvante Immun-/Chemo- oder Radiotherapie zum Downstaging **palliativ** → Anlegen einer Ernährungsfistel, palliative Immun-/Chemotherapie

7.9 Polyphagie

Erstmaßnahmen

Anamnese: Beginn und Verlauf, Ernährungs- und Stuhlgewohnheiten, Gewichtsschwankungen, Vor- und Begleiterkrankungen (DM), Medikamente (Kortikoide, Gestagene, Neuroleptika, β-Blocker) Alkohol, Nikotinverzicht, körperliche Aktivität

Leit- und Begleitsymptome		Verdachtsdiagnosen
Polyphagie mit Gewichtszunahme Schwitzen, Belastungsdyspnoe, Gelenkbeschwerden, Depression, Selbstwertminderung, soziale Isolation		Adipositas
attackenartige Polyphagie mit Gewichtszunahme kein Sättigungsgefühl, Selbstekel, Depression, Schuldgefühle, keine Maßnahmen zur Verhinderung einer Gewichtszunahme		Binge-Eating-Syndrom
attackenartige Polyphagie mit Gewichtsschwankungen rezidiv. Erbrechen, depressive Verstimmungen, Körperschemastörung, häufige Diäten, Fasten, Vermeiden hochkalorischer Lebensmittel, übermäßige sportliche Betätigung		Bulimia nervosa
Polyphagie mit Gewichtsabnahme Struma, Palpitationen, Tremor, Insomnie, Wärmeintoleranz, Diarrhö, Schwitzen, Unruhe, Enuresis		Hyperthyreose
Polyphagie mit Gewichtszunahme Heißhungerattacken, Schwitzen, Tachykardie, Zittern, Übelkeit, Parästhesien, Verwirrtheit, Desorientiertheit, Krampfanfälle		Insulinom

Definition

krankhaft gesteigerte Nahrungsaufnahme

Untersuchung: Größe, Gewicht, BMI, Taillenumfang, Puls, RR, Temperatur, Inspektion Mund-/Rachenraum, Auskultation des Herzens

Labor: BB, E'lyte, Glu, oGTT, Chol, HDL, LDL, Trigl

Spezifische Diagnostik	Spezifische Therapie
Familienanamnese (Adipositas, Hyperlipoproteinämie, Atherosklerose), psychosozialer Leidensdruck, Gewichtsanamnese BMI ≥ 30 kg/m², Messung der Fettverteilung (Taillenumfang), Bioimpedanzanalyse Krea, Albumin/Krea-Ratio, Hsre, GOT, GPT, HbA1c, TSH EKG, TTE, Ergometrie, 24-h-RR-Messung, Schlafapnoescreening, Sono Abdomen	Ernährungstherapie, Bewegungstherapie, Verhaltenstherapie **medikamentös** ⟶ Orlistat (Lipaseinhibitor) **operativ** ⟶ Adipositaschirurgie
Einstellung zu Körper, Gewicht und Ernährung, Zyklusverlauf, psychiatrische Komorbidität DD Bulimie: Einnahme von Laxanzien, Diuretika, Appetitzüglern, Brechmitteln, selbstinduziertes Erbrechen oft BMI ≥ 30 kg/m², Messung der Fettverteilung (Taillenumfang), Bioimpedanzanalyse Krea, Hst, Leberfunktionstest, TSH, Urinstatus EKG	Ernährungsberatung, Psychotherapie (v.a. kognitive Verhaltenstherapie), Pharmakotherapie (SSRI und SSNRI)
Vorgeschichte von Essstörungen, essensbezogene Verhaltensweisen in der Familie, Einnahme von Laxanzien, Diuretika, Thyroxin Zahnstatus, Inspektion der Körperperipherie, Orthostasetest, psychosomatische Untersuchung Krea, Hst, Leberfunktionstest, Urinstatus, EKG	Ernährungsberatung, Psychotherapie (v.a. kognitive Verhaltenstherapie), Pharmakotherapie (Fluoxetin)
jodhaltige Medikamente, Röntgenkontrastmittel Auskultation der Schilddrüse (Schwirren) TSH, evtl. molekulargenetische Untersuchung des TSH-Rezeptors, fT_3, fT_4, TRAK, TPO, GTO, GPT Sono/Szintigrafie Schilddrüse, EKG (Rhythmusstörungen), Echokardiografie	**medikamentös** ⟶ Thyreostatika (Carbimazol, Methimazol), initial systemisch wirksamer β-Blocker (Propanolol) **operativ** ⟶ Thyreoidektomie **alternativ** ⟶ Radiojodtherapie
C-Peptid, Hungerversuch über 72 h (Insulin/Glu-Quotient > 0,3) Sono, MRT Abdomen, CT Abdomen Endosonografie, Angiografie	regelmäßige Einnahme kohlenhydratreicher Nahrung **operativ** ⟶ kurative, chirurgische Exzisison (Tumorenukleation, distale Pankreatektomie, Pankreatikoduodenektomie) **medikamentös** ⟶ Hemmung der Insulinsekretion durch Diazoxid, Octreotid - α-Interferon

7.10 Abnorme Gewichtszunahme

Erstmaßnahmen

Anamnese: Beginn und Verlauf, Ernährungsverhalten, Bewegung, Familienanamnese (Adipositas, Hyperlipoproteinämie, Atherosklerose), Vorerkrankungen, Medikamente, Schwangerschaft, Menopause, psychosoziale Anamnese, eigene Theorie zur Ursache

Leit- und Begleitsymptome		Verdachtsdiagnosen
Antriebsschwäche, Kälteintoleranz, trockene Haut, Heiserkeit, Obstipation **bei Kindern:** Wachstumsrückstand, geistige Retardierung		Hypothyreose
zeitlicher Zusammenhang mit Medikamenteneinnahme		medikamenteninduzierte Gewichtszunahme
Oligo-/Amenorrhö, Akne, Hirsutismus	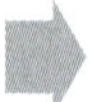	polyzystisches Ovarsyndrom
Stammfettsucht, Vollmondgesicht, Stiernacken; Striae, Pergamenthaut, Muskelatrophie, Osteoporose, Virilismus, Hirsutismus, Depressionen, sek. Amenorrhö	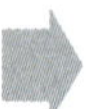	Cushing-Syndrom
Essattacken, kein Sättigungsgefühl, Selbstekel, Depression, Schuldgefühle		Binge-Eating-Syndrom
Heißhungerattacken, Schwitzen, Tachykardie, Zittern, Übelkeit, Sehstörungen, Verwirrtheit		Insulinom
Muskelhypotonie, Hypogonadismus, Gedeihstörung, Kleinwuchs		Prader-Willi-Syndrom

Definition unbewusste oder nicht durch bekannte Erkrankung/physiologische Zustände (Schwangerschaft) erklärbare Gewichtszunahme

Untersuchung: Fettverteilung: gynoid (Birnenform)/android (Apfelform), generalisiert/lokalisiert, Größe, Gewicht, BMI, Taillen- und Hüftumfang, RR, Puls

Therapie: Ernährungsumstellung, Gewichtskontrollen, Sport

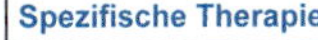

Spezifische Diagnostik	Spezifische Therapie
Z.n. Strumektomie, Radiojodtherapie, Thyreostatika, Lithium Inspektion, Palpation d. Schilddrüse TSH, fT_3, fT_4, Anti-TPO-AK Sono, Szintigrafie, ggf. MRT Hypophyse	Dauersubstitution mit Thyroxin +/- Jod
Kontrazeptiva, Kortikoide, Psychopharmaka	Medikamentenumstellung, Dosisreduktion
Zyklusstörungen, Unfruchtbarkeit Testosteron-, Androstendion-, DHEA-Spiegel, LH/FSH-Quotient Sono transvaginal	**kein Kinderwunsch** → antiandrogene Antibabypille **Kinderwunsch** → Gewichtsreduktion, Clomifene/Letrozol/Gonadotropine, OP
Kortikoide, Malignom K, ACTH, Kortison im Urin/Blut, Dexamethason-Hemmtest Sono, CT Abdomen/Thorax, ggf. PET, MRT Hypophyse	**NNR-Tumor** → Adrenalektomie **zentrales Cushing-Syndrom** → Adenomentfernung **inoperables NNR-CA/ektope ACTH-Sekretion** → adrenostatische Medikamente (z.B. Ketoconazol) **iatrogenes Cushing-Syndrom** → Medikamentenumstellung
Einstellung zu Körper, Gewicht und Ernährung, Zyklusverlauf, psychiatrische Komorbidität Glu, Chol, HDL, LDL, Trigl	Ernährungsumstellung, ambulante Psychotherapie, stationäre Behandlung bei medizinischer/psychiatrischer Komorbidität, Antidepressiva (SSRI, trizyklische Antidepressiva)
Glu, Insulin, C-Peptid, Hungerversuch: Insulin/Glu-Quotient > 0,3 MRT Abdomen Endosonografie	Entfernung d. Adenoms **Inoperabilität** → medikamentöse Hemmung der Insulinsekretion durch Octreotid, Diazoxid, Kortikoide, m-TOR-Inhibitoren
Mikrosatellitenanalyse: Deletion d. väterlichen Chromosoms 15	Kontrolle der Nahrungsaufnahme, GH-Substitution

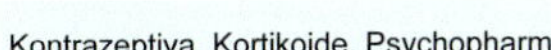

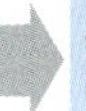

7.11 Diarrhö

Erstmaßnahmen

Anamnese: Beginn, Verlauf (akut/chronisch), Farbe, Konsistenz, Häufigkeit, nächtliches Auftreten, Kontinenz, Bauchschmerzen, Beimengung von Schleim, Blut, Eiter, Stuhlgewohnheiten vor Diarrhöbeginn, Gewichtsverlust, Inappetenz, B-Symptomatik, Gelenkschmerzen, Hauterscheinungen, Ernährungsgewohnheiten, Nahrungsmittelintoleranz, Allergien, Vor- und Begleiterkrankungen (CED), OPs am GI-Trakt, Medikamente (Laxanzien, Antibiotika), Alkohol, Nikotin, Kaffee, Reiseanamnese, psychosoz. Anamnese, Kontakt zu Schwermetallen (Arsen, Blei, Quecksilber, Chrom)

Leit- und Begleitsymptome		Verdachtsdiagnosen
akute Diarrhö Fieber, Übelkeit, Erbrechen, Gliederschmerzen, Krankheitsgefühl	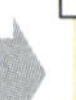	Gastroenteritis → **viral** (Noro-, Rota-, ECHO-, Coxsackie-Viren) → **bakteriell** (Shigellen, Salmonellen, enterohämolytische E. coli, Clostridium difficile)
chronische Diarrhö, wechselnd mit Obstipation Meteorismus, Flatulenz, Angstzustände, Schlafstörungen, Abgeschlagenheit, Migräne, Rückenschmerzen	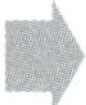	Colon irritabile
Diarrhö in zeitlichem Zusammenhang mit der Medikamenteneinnahme auftretend	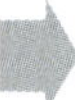	medikamentös induzierte Diarrhö
chronische Diarrhö, massige, glänzende klebrige Stühle (Steatorrhö) Flatulenz, Tenesmen, Gewichtsverlust, Appetitlosigkeit, Müdigkeit, Misslaunigkeit, im Kindesalter Gedeihstörung		Zöliakie
chronische, blutig-schleimige Diarrhö Bauchschmerz, Gewichtsverlust	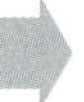	chronisch-entzündliche Darmerkrankungen (CED: M. Crohn, Colitis ulcerosa)
wässrige, großvolumige Diarrhö, ohne Blut/Schleimbeimengung typische vegetative Symptome der jeweiligen hormonellen Störung		hormonell bedingte Diarrhö, z.B.: • Hyperthyreose • Schilddrüsen-CA • Karzinoid • Gastrinom • VIPom • Addison-Krise

Definition

Abgang von breiigem oder wässrigem Stuhlgang öfter als 3-mal täglich

Untersuchung: Hauterscheinungen, Exsikkose, Blässe, Puls, RR, Temperatur, Inspektion/Palpation/Perkussion/Auskultation Abdomen, Inspektion Perianalgebiet, digital-rektale Untersuchung

Labor: BB, CRP, BSG, E'lyte, Krea, Stuhldiagnostik (bakteriologisch u. parasitologisch)

Bildgebung/Funktionsdiagnostik: Sono Abdomen

Therapie: Flüssigkeits- und E'lytausgleich

Spezifische Diagnostik	Spezifische Therapie
Erkrankungen im Umfeld, Reiseanamnese, Antibiotika (Ampicillin, Clindamycin), Beziehung zur Nahrungsaufnahme Stuhldiagnostik (Mikrobiologie)	**symptomatisch** (leichter Verlauf) ⟶ Flüssigkeits-/E'lytsubstitution, Spasmolytika **medikamentös** (schwerer Verlauf) ⟶ kalkulierte Antibiose (Chinolone), dann gezielte Antibiose (Antibiogramm) **pseudomembranöse Kolitis** ⟶ Antibiotika absetzen, Metronidazol/Vancomycin oral
psychosomatische. Erkrankungen (Angst, Depression), seelische/körperliche Belastung Laktoseintoleranztest Koloskopie mit Biopsien	**allgemein** ⟶ ballaststoffreiche Ernährung, Probiotika **medikamentös** ⟶ Spasmolytika, Simeticon, 5-HT_3-Antagonisten, ggf. SSRI, Cholestyramin **Obstipation** ⟶ Macrogol, Flohsamenschalen **Diarrhö** ⟶ Loperamid **supportiv** ⟶ Entspannungsübungen, Biofeedback, Verhaltens- und Psychotherapie
Medikamentenanamnese (Antibiotika (!), Laxanzien, Colchicin, Zytostatika)	wenn möglich Absetzen d. auslösenden Substanz, ggf. Loperamid
Getreideprodukte Laktoseintoleranztest (H_2-Atemtest) Gesamt-IgA, Gliadin- und Endomysium-AK, Auto-AK gg. Gewebstransglutaminase (tTG-AK) ÖGD mit Dünndarmbiopsien	glutenfreie Diät: Meiden aller Getreidesorten mit hohem Glutengehalt (Weizen, Gerste, Roggen) Substitution von Mangelzuständen, regelmäßige ÖGD (Risiko Lymphom ↑)
Anzahl Stühle/Tag, extraintestinale Manifestationen (Haut, Auge, Gelenke) Mundläsionen, lebhafte DG, DS, palpable Resistenz, anale Fisteln/Abszesse, DS Iliosakralgelenk CRP, Eiweiß, Vit. D/B_{12}, Folsäure, Calprotectin, Ferritin Darmwandschall, MRT Abdomen Koloskopie mit Biopsien, ÖGD (bei M. Crohn) mit Dünndarmbiopsien	eiweißreiche Vollwertkost, Nikotinkarenz, psychosomatische Mitbetreuung **M. Crohn** ⟶ Kortikoide, Immunsuppressiva (z.B. Azathioprin), TNF-α-AK (z.B. Infliximab), chirurgische Resektion **C. ulcerosa** ⟶ Aminosalicylate, Kortikoide, Immunsuppressiva, Proktokolektomie
ausführliche vegetative Anamnese (Schwitzen, Schweißausbrüche, Tachykardie, hypoglykämische Zustände, Flush-Symptomatik etc.) Inspektion: braune Hautfärbung (M. Addison), endokrine Orbithopathie (Hyperthyreose), Struma bei Verdachtsdiagnose Bestimmung der jeweiligen Hormone ggf. Sono Schilddrüse/Abdomen, CT, PET-CT	Therapie der Grunderkrankung

7.12 Obstipation

Erstmaßnahmen

Anamnese: Beginn, Dauer, Verlauf (konstant, progredient, intermittierend), Frequenz, Stuhlbeschaffenheit (Farbe, Konsistenz, Geruch, Form), Ernährungsgewohnheiten, Abklärung von Red Flags (Blut im Stuhl, ungewollter Gewichtsverlust), Medikamente (Opiate, Antidepressiva, Anticholinergika, Antihypertensiva, Diuretika, Antazida, NSAR, Antihistaminika), Laxanzienmissbrauch, körperliche Aktivität, Begleitsymptome, Vorerkrankungen, Familienanamnese, soziale Anamnese

Körperliche Untersuchung: Abdomen (Inspektion, Auskultation, Perkussion, Palpation), orientierende neurologische Untersuchung, anale Inspektion, DRU, Pressversuch

Leit- und Begleitsymptome		Verdachtsdiagnosen
Gefühl der unvollständigen Entleerung		primäre Funktionsstörung: Stuhlentleerungsstörung
Völlegefühl, seltene Defäkation		primäre Funktionsstörung: Darmtransportstörung (Slow-Transit-Obstipation)
häufiger Stuhldrang, Wechsel mit dünnflüssigen Stühlen, krampfartige Bauchschmerzen und Blähungen mit Besserung bei Defäkation, Schleimabgang		Colon irritabile
Polyurie, Müdigkeit, Muskelschwäche/Paresen, „Herzstolpern“		Hypokaliämie
Gewichtsverlust, Blut im Stuhl, Bleistiftstühle, ungewollter Stuhlabgang bei Flatus, Leistungsabfall		kolorektales CA

Definition

erschwertes Absetzen von Stuhlgang mit verringerter Frequenz (< 3/Woche), Gefühl der unvollständigen Entleerung mit hartem Stuhl

Bildgebung/Funktionsdiagnostik: ggf. Sono Abdomen

Therapie: bei Fehlen von Red Flags/pathologischen Befunden in der körperlichen Untersuchung zunächst stufenadaptierte Therapie:

1. Lebensstiländerung (Bewegung, ausreichende Flüssigkeitsaufnahme, ballaststoffreiche Ernährung); Quellmittel (Weizenkleie, Leinsamen)
2. Stufe: Laxanzien (Lactulose, Bisacodyl, Natriumpicosulfat)

Spezifische Diagnostik	Spezifische Therapie
starkes Pressen, manuelle Unterstützung der Entleerung, erfolgte Geburten und geburtsassoziierte Verletzungen BB, CRP, Krea, E'lyte, TSH Koloskopie, Ballonexpulsionstest, Kolontransitzeit, anorektale Manometrie, Defäkografie	Allgemeinmaßnahmen (s.o.), bei **Beckenbodendyssynergie** (neuromuskulär bedingte Funktionsstörung) → Biofeedback-Training
aufgetriebenes Abdomen BB, CRP, Krea, E'lyte, TSH Koloskopie, Ballonexpulsionstest, Kolontransitzeit, anorektale Manometrie, Defäkografie	Allgemeinmaßnahmen (s.o.)
kein Gewichtsverlust, keine nächtliche Diarrhö, psychosoziale Belastungen, Dauer der Beschwerden > 3 Monate, hoher Leidensdruck, Dyspepsie, Fatigue gynäkol. Untersuchung CRP, BSG, Urindiagnostik, Stuhldiagnostik (auf okkultes Blut und Erregerdiagnostik) Sono Abdomen Ileokoloskopie (ggf. mit Stufenbiopsie)	ärztliche Aufklärung, Identifikation von Triggerfaktoren und psychologische Beratung, autogenes Training, ggf. kurzfristig Spasmolytika, Identifikation von Komorbiditäten wie Depression und ggf. psychotherapeutische Behandlung bzw. Antidepressiva-Einsatz, Allgemeinmaßnahmen (s.o.)
Vorerkrankungen (Hyperaldosteronismus oder -cortisolismus, Nierenerkrankungen, Essstörung), Mangelernährung, Medikamente (u.a. Glukokortikoide, Diuretika, Laxanzien, Amphotericin B), Diarrhö oder Erbrechen, vorliegende Alkalose oder i.v. Insulintherapie herabgesetzter Muskeltonus, Muskeleigenreflexe reduziert, ggf. Paresen Na, K, Mg, Ca, Ph, Chlorid, BGA, ggf. K im 24-h-Urin EKG (ggf. Tachyarrhythmie, Extrasystolen)	K-reiche Ernährung (z.B. Bananen), Kaliumsalze (Kaliumcitrat oder Kaliumchlorid p.o.; Kaliumchlorid i.v., wenn therapierefraktär: Magnesiumgabe)
Familienanamnese auf Kolon-CA/HNPCC/ familiäre Polyposis-Syndrome; CED (M. Crohn, Colitis ulcerosa), DM Typ 2, Nikotin, Alkohol, Adipositas, fett- und fleischreiche, ballaststoffarme Ernährung, mittleres Lebensalter, Wahrnehmung der Darmkrebsvorsorge, bekannte Anämie DRU evtl. mit pathologischem Tastbefund, ggf. Blässe Stuhltest auf okkultes Blut; Hb, CEA (für Verlaufskontrollen); ggf. Tumoranalyse auf BRAF- oder RAS-Mutation Staging (Sono Abdomen, Rö Thorax; evtl. CT Abdomen/Thorax, MRT Becken bei Rektum-CA) Koloskopie (bei Stenose: komplette Koloskopie im Intervall); zusätzlich für Staging beim Rektum-CA: starre Rektoskopie und Endosonografie	stadienadaptiert und in Abhängigkeit von Lokalisation; Beratung in Tumorkonferenz; **Grundprinzip** → onkologische Resektion - **Kolon-CA** → (erweiterte) Hemikolektomie, Transversumresektion oder onkologische Sigmaresektion - **Rektum-CA** → PME (oberes Drittel) oder TME (mittleres und unteres Drittel), ggf. Rektumexstirpation **additiv** → - **beim Kolon-CA** → adjuvante Chemotherapie in Stadium III - **Rektum-CA** → neoadjuvante Radiochemotherapie und adjuvante Chemotherapie ab Stadium II Nachsorgeuntersuchungen **palliativ** → Chemotherapie, bei Mutationsnachweis ggf. Therapie mit AK (Anti-EGFR, Bevacizumab), transanale Exzision, ggf. subtotale Kolektomie

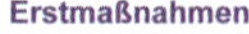

7.13 Blut im Stuhl

Erstmaßnahmen

Anamnese: Beginn, Farbe, Menge, Häufigkeit, Konsistenz, Ernährungs- und Stuhlgewohnheiten, Vor- und Begleiterkrankungen, Blutungen im Nasen-Rachen-Raum (Zahnextraktionen, OPs), OPs am GI-Trakt, Medikamente (NSAR, ASS, SSRI, Kortikoide, Fe, Antikoagulanzien), Lebensmittel, Alkohol, Rauchen, psychosoziale Belastung

Leit- und Begleitsymptome		Verdachtsdiagnosen
Teerstuhl Hämatemesis, Aszites, Leberhautzeichen, evtl. Schock		Ösophagusvarizenblutung
Teerstuhl epigastrischer Schmerz, Nüchternschmerz (→ U. duodeni), postprandial (→ U. ventriculi), (Hämat-)Emesis, Druck- und Völlegefühl, Gewichtsverlust		U. ventriculi, U. duodeni
schleimig-blutige Diarrhö Bauchschmerz, Gewichtsverlust	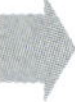	M. Crohn, Colitis ulcerosa
wässrig-blutige Diarrhö Diarrhö, Tenesmen, Fieber, Übelkeit/Erbrechen	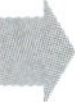	infektiöse Gastroenteritis
blutige Diarrhö Schmerz im linken Unterbauch, Fieber		akute Divertikulitis
Blutbeimischung im Stuhl Stuhlunregelmäßigkeiten (Diarrhö, Obstipation), Meteorismus, B-Symptomatik		kolorektales Karzinom
hellrote Blutauflagerungen Juckreiz, Brennen, Nässen, Defäkationsschmerz, Inkontinenz		Hämorrhoiden
hellrote Blutauflagerungen brennende Schmerzen bei der Defäkation, ggf. Blutung auch unabhängig von der Defäkation		Analfissur

Definition

Meläna → schwarzer, klebriger, glänzender Stuhl (Teerstuhl)
Hämatochezie → blutig durchsetzter Stuhl/rektaler Blutabgang (roter Stuhl)
okkultes Blut im Stuhl → makroskopisch nicht sichtbar

Untersuchung: Blässe, Ikterus, Aszites, Leberhautzeichen, Puls, RR, Körpertemperatur, Inspektion des Mund-Rachen-Raums, Inspektion/Palpation/Perkussion/Auskultation d. Abdomens, LK-Status, Inspektion d. Analregion, digital-rektale Untersuchung

Labor: BB, INR/Quick, PTT, Haemoccult-Test

Bildgebung/Funktionsdiagnostik: Sono Abdomen

Spezifische Diagnostik	Spezifische Therapie
frühere Blutungen, Alkoholabusus, Lebererkrankung Hepatosplenomegalie	Volumen, PPI, MCP, Terlipressin, Ceftriaxon, ggf. EK (Ziel-Hb 7–8 g/dl), ggf. FFP/Prothrombinkomplex, Endoskopie (Ligatur/Tamponade), TIPS
Immunsuppression, Medikamente (z.B. NSAR), HP in d. Familie, Stress (Intensivstation, Polytrauma) epigastrischer DS, Abwehrspannung ÖGD mit Biopsien inkl. Urease-Test, HP-Kultur	Ausschalten von Noxen, Rauchen, Stress **medikamentös** → PPI, Eradikationstherapie mit Clarithromycin + Metronidazol/Amoxicillin, Kontroll-ÖGD (bei H. pylori) **interventionell** → Notfall-ÖGD oder -OP bei Blutung (Umstechung) oder Perforation (Exzision, Übernähung, Magenteilresektion)
Anzahl Stühle/Tag, extraintestinale Manifestationen (Haut, Auge, Gelenke) Mundläsionen, lebhafte DG, DS, palpable Resistenz, anale Fisteln/Abszesse, DS Iliosakralgelenk CRP, Eiweiß, Vit. D/B_{12}, Folsäure, Calprotectin, Ferritin Darmwandschall, MRT Abdomen Koloskopie mit Biopsien, ÖGD (bei M. Crohn) mit Dünndarmbiopsien	eiweißreiche Vollwertkost, Nikotinkarenz, psychosomatische Mitbetreuung **M. Crohn** → Kortikoide, Immunsuppressiva (z.B. Azathioprin), TNF-α-AK (z.B. Infliximab), chirurgische Resektion **Colitis ulcerosa** → Aminosalicylate, Kortikoide, Immunsuppressiva, Proktokolektomie
familiäres/Arbeitsumfeld, Dauer d. Beschwerden, Reiseanamnese Exsikkose, disseminierte Bauchschmerzen, geblähtes Abdomen E'lyte, Krea, Hst, Stuhlkulturen	i.d.R. rein symptomatisch: Ausgleichen des Flüssigkeitsdefizits, ggf. Elektrosubstitution; Antiemetika, bei Schmerzen Spasmolytika
Obstipation „Linksappendizitis", tastbare Resistenz CRP Sono Abdomen (Divertikel, Targetzeichen) CT Abdomen	**leichte Divertikulitis** → ambulant, ballaststoffarme flüssige Kost, Antibiose **schwere Divertikulitis** → stationär, Nahrungskarenz, i.v. Antibiose, Mesalazin, OP nur bei Peritonitis/Abszess/Blutung
Familienanamnese, CED, Polypen palpabler Tumor, hochgestellte Darmgeräusche (Subileus/Ileus) Blutgruppe, CEA (Verlaufskontrolle) CT Abdomen/Thorax Koloskopie mit Biopsien, Endosonografie	**Rektum-CA** → anteriore/tiefe Resektion oder abdominoperineale Rektumexstirpation, Chemo-/Radiotherapie **Kolon-CA** → Resektion d. tumortragenden Kolonabschnitts, LK-Resektion, Chemo-/Radiotherapie
Obstipation, Ernährung, langes Sitzen, starkes Pressen beim Stuhlgang Inspektion, DRU Proktoskopie	ballaststoffreiche Nahrung **medikamentös** → Stuhlaufweicher, Salben (Kortikoid/Lokalanästhetikum) **invasiv** → Verödung, Gummibandligatur **operativ** → Hämorrhoidektomie
harter Stuhlgang, Obstipation Inspektion, DRU	konservativ: anästhesierend analgetische Salben, Stuhlregulierung mit Laxanzien, ballaststoffreiche Ernährung; operative Sanierung bei chronischer Fissur

7.14 Bauchschmerzen

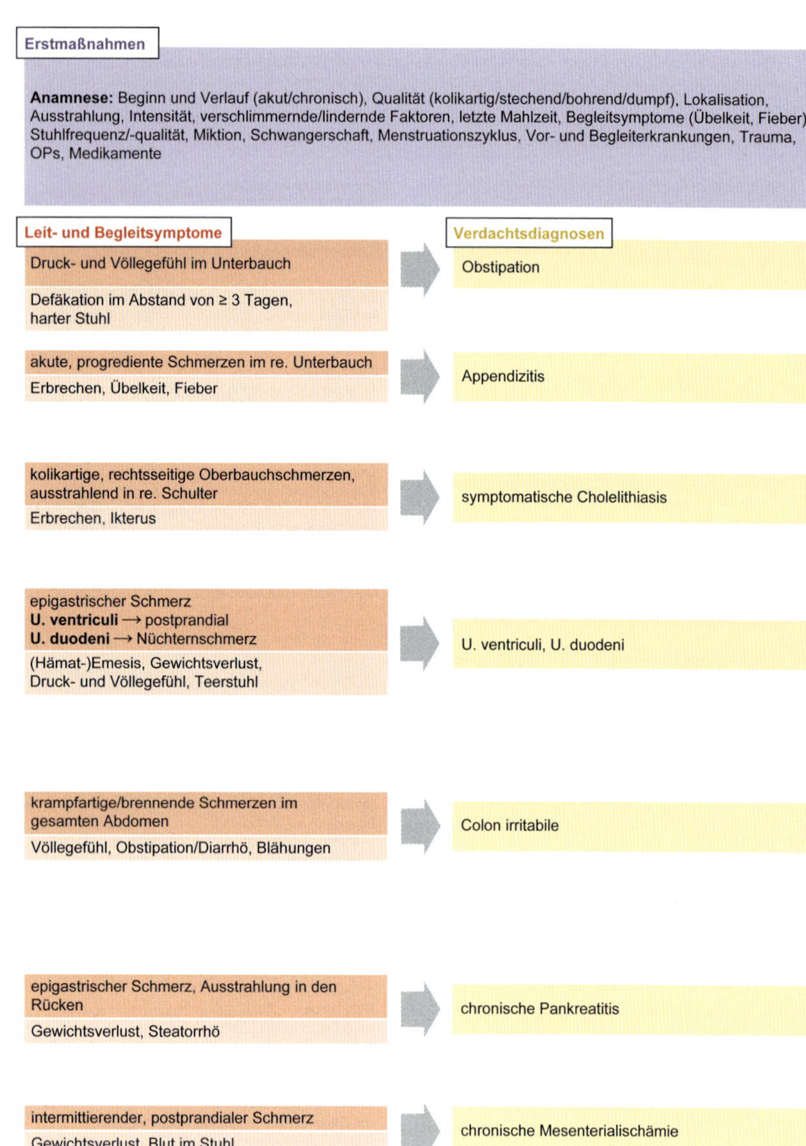

Definition

Schmerzen zwischen Thorax und Becken (Bauchwand, Bauchhöhle und Baucheingeweide)

Untersuchung: Hautfarbe, Aszites, Exsikkose, Puls, RR, Temperatur (rektal/axial), Inspektion Mund-/Rachenraum, Inspektion/Palpation/Perkussion/Auskultation d. Thorax, Inspektion/Auskultation (klingende hochgestellte Darmgeräusche,Totenstille)/Palpation (Abwehrspannung, Resistenzen, Bruchpforten, McBurney, Lanz, Blumberg, Rovsing)/Perkussion d. Abdomens, Klopfschmerzhaftigkeit d. Nierenlagers, digital-rektale und gynäkol. Untersuchung, Palpation d. inguinalen LK

Labor: BB, E'lyte, CRP, BSG, INR/Quick, PTT, Glu, GOT, GPT, Krea, Hst, Haemoccult-Test, Urinstatus

Bildgebung/Funktionsdiagnostik: Sono Abdomen, EKG

Spezifische Diagnostik	Spezifische Therapie
letzter Stuhlgang, Laxanzienabusus, Fe-Präparate, Opiate, Ernährung	**allgemein** → ballast- und quellstoffreiche Kost, reichlich Flüssigkeit, körperliche Aktivität, Kolonmassage **medikamentös** → Lactulose, Macrogol, Flohsamen
Schmerzbeginn epigastrisch oder periumbilikal Abwehrspannung, Appendizitis-Zeichen pos., Douglas-Schmerz, Hustenschmerz, Temperaturdifferenz rektal/axial ≥ 1 °C	frühzeitige Appendektomie prophylaktische Antibiose (Cephalosporin)
Unverträglichkeit von Kaffee, Wein, fetten Speisen, acholischer Stuhl, bierbrauner Urin Murphy-Zeichen AP, γ-GT, direktes Bili EUS, ERCP	Butylscopolamin, Metamizol, Pethidin, Stein im Ductus cysticus/choledochus → ERCP, elektive Cholezystektomie
Immunsuppression, Medikamente (NSAR), Stress (Intensivstation, Polytrauma), HP in der Familie epigastrischer DS, Abwehrspannung ÖGD mit Biopsien inkl. Urease-Test, Kultur	Ausschalten von Noxen, Rauchen, Stress **medikamentös** → PPI, Eradikationstherapie mit Clarithromycin + Metronidazol/Amoxicillin, Kontroll-ÖGD (bei H. pylori) **interventionell** → Notfall-ÖGD oder -OP bei Blutung (Umstechung) oder Perforation (Exzision, Übernähung, Magenteilresektion)
Anzahl Stühle/Tag, extraintestinale Manifestationen (Haut, Auge, Gelenke) Mundläsionen, lebhafte DG, DS, palpable Resistenz, anale Fisteln/Abszesse, DS Iliosakralgelenk CRP, Eiweiß, Vit. D/B_{12}, Folsäure, Calprotectin, Ferritin Darmwandschall, MRT Abdomen Koloskopie mit Biopsien, ÖGD (bei M. Crohn) mit Dünndarmbiopsien	eiweißreiche Vollwertkost, Nikotinkarenz, psychosomatische Mitbetreuung **M. Crohn** → Kortikoide, Immunsuppressiva (z.B. Azathioprin), TNF-α-AK (z. B. Infliximab), chirurgische Resektion **C. ulcerosa** → Aminosalicylate, Kortikoide, Immunsuppressiva, Proktokolektomie
Alkohol, Rauchen Lipase, Glu, Ca^{2+}, Bili, γ-GT, AP, IgG4, Triglyceride, Elastase im Stuhl CT/MRT/MRCP EUS	Alkohol-/Nikotinkarenz, Analgesie, Pankreatinsubstitution, Insulin
kardiovaskuläre RF, Digitaliseinnahme Duplexsonografie, CT-Angio Koloskopie	häufige kleine Mahlzeiten, ASS, PTA/Stent, ggf. Bypass
Rauchen, chronische Pankreatitis palpable Resistenz, LK CT Thorax/Abdomen ÖGD + Biopsie, EUS	stadiengerechte Therapie der Grunderkrankung

7.15 Akutes Abdomen

Erstmaßnahmen

Anamnese: Beginn und Verlauf, Schmerzqualität, Ausstrahlung, verschlimmernde/lindernde Faktoren, letzte Mahlzeit, andere Personen mit gleicher Symptomatik, Stuhl- und Windverhalt, Wasserlassen, Vor- und Begleiterkrankungen (v.a. Appendizitis, CED), OPs im GI-Trakt, Medikamente (Opiate, Laxanzien), Schwangerschaft, letzte Menses

Untersuchung: Blässe, Zyanose, Aszites, Exsikkose, Puls, RR, Temperatur (rektal und axial), Atemfrequenz, Schockindex = Puls/RR systolisch (physiologisch 0,5), Inspektion Mund-/Rachenraum, Inspektion/Auskultation (klingende hochgestellte Darmgeräusche, Totenstille)/Palpation (Abwehrspannung, Resistenzen,

Leit- und Begleitsymptome | **Verdachtsdiagnosen**

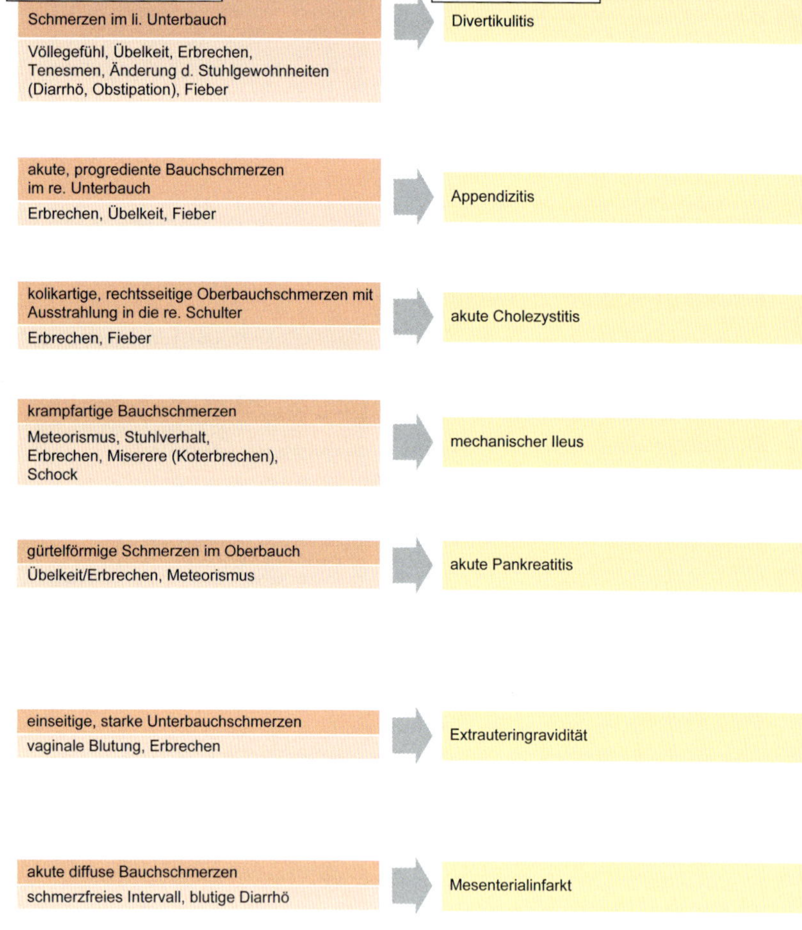

Definition

lebensbedrohliche, akute Baucherkrankung mit Abwehrspannung und Kreislaufdekompensation, die rasche Abklärung und meist notfallmäßige operative Therapie erfordert

Bruchpforten, McBurney, Lanz, Blumberg, Rovsing)/Perkussion d. Abdomens, digital-rektale Untersuchung, gynäkol. Untersuchung

Labor: BB, CRP, BSG, BGA + Laktat, INR, PTT, Kreuzblut, E'lyte, Krea, GFR, Hst, Glu, TSH, Bili, γ-GT, AP, GOT, GPT, Lipase, Ca^{2+}, β-HCG

Bildgebung/Funktionsdiagnostik: Sono + CT Abdomen, EKG

Therapie: Volumensubstitution, Nahrungskarenz, Vorbereitung einer Notfall-OP

Spezifische Diagnostik	Spezifische Therapie
Obstipationsneigung, Divertikulose Resistenz, Loslassschmerz Koloskopie (im Intervall z.A. maligner Erkrankungen)	Nahrungskarenz und parenterale Ernährung, i.v. Antibiose (Metronidazol + Chinolon), Mesalazin Peritonitis/Abszess/Blutung: Not-OP, einzeitige Darmresektion, End-zu-End-Anastomose (hohe Mortalität)
Schmerzbeginn epigastrisch oder periumbilikal Abwehrspannung, Appendizitiszeichen pos., Douglas-Schmerz, Hustenschmerz, Temperaturdifferenz rektal/axial ≥ 1 °C	frühzeitige Appendektomie, prophylaktische Antibiose (Cephalosporine)
bekannte Steine, Intensivaufenthalt tastbare Resistenz, Murphy-Zeichen ERCP	**symptomatisch** → Analgesie (Metamizol), Spasmolyse (Butylscopolamin), Antiemese (MCP) **Antibiose** → Ceftriaxon + Metronidazol **Cholezystektomie** (binnen 24 h)
s. Leitsymptom „Ileus und Subileus" (> Kap. 7.20)	s. Leitsymptom „Ileus und Subileus"
Alkohol, Medikamente (z.B. Furosemid, Azathioprin), Gallenwegserkrankungen, post ERCP/OP, Trauma Abdomen prall-elastisch, Gummibauch, Fieber, livide Hautverfärbungen CT Abdomen frühestens 3 Tage nach Beginn EUS	sofort Volumen, Analgesie (Metamizol/Pethidin/Fentanyl), E'lytausgleich, orale Kost sobald möglich/Jejunalsonde, Thromboseprophylaxe, PPI, Prokinetika, ggf. ERCP, bei Nekrosen ggf. Antibiose + Drainage, OP
STD, Spirale, Adnexitis, Abort, Z.n. EUG Tachypnoe, Tachykardie gynäkol. Ultraschall, Sono (ektope Embryoanlage, Flüssigkeit im Douglas) Laparoskopie	laparoskopische Entfernung d. Embryoanlage
Vorhofflimmern, pAVK, kardiovaskuläre RF DG ↓ bis Totenstille, Bauch initial weich, dann Peritonismus Duplexsonografie, CT-Angio	Antikoagulation, Antibiose, explorative Laparotomie mit Embolektomie, ggf. Darmresektion

7.16 Aszites

Erstmaßnahmen

Anamnese: Beginn, Vor- und Begleiterkrankungen (v.a. Hepatitis, Leberzirrhose), Medikamente (Tetrazykline, Methotrexat), Ernährung, Alkohol, Drogen, berufsbedingte Noxen (z.B. Vinylchlorid), Auslandsaufenthalte, Bluttransfusionen, sexuelle Promiskuität

Untersuchung: Ikterus, Leberhautzeichen (Lackzunge, Spider-Naevi, Palmarerythem, Dupuytren-Kontraktur, Weißnägel, Caput medusae, Bauchglatze), gestaute Halsvenen, Gewichtsverlust oder -zunahme, Schwangerschaft, Puls, RR, Temperatur, Größe, Gewicht, BMI, Inspektion/Palpation/Perkussion/Auskultation d. Abdomens (Bestimmung d. Lebergröße, Fluktuationswelle, Flankendämpfung), Inspektion/Perkussion/Auskultation d. Thorax (Pleuraerguss), Beinödeme

Leit- und Begleitsymptome		Verdachtsdiagnosen
Ikterus, Leberhautzeichen, Flapping-Tremor, Bewusstseinsstörungen, Ödeme	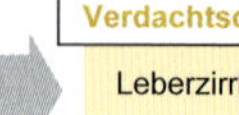	Leberzirrhose
Unterschenkelödeme, obere Einflussstauung, Palpitationen, Leistungsabfall, Zyanose, Hepatomegalie		Rechtsherzinsuffizienz
Lidödeme und generalisierte Ödeme, schäumender Urin		nephrotisches Syndrom
B-Symptomatik, abdominale Schmerzen, Obstipation, Anorexie		Peritonealkarzinose
Bauchschmerzen, Fieber, akutes Abdomen, oft auch geringe unspezifische Symptomatik		bakterielle Peritonitis

Definition Flüssigkeitsansammlung in der freien Bauchhöhle

Labor: BB, CRP, BSG, INR/Quick, PTT, Serumelektrophorese, E'lyte, Krea, GFR, chemische (Eiweißgehalt, LDH, SAAG < 1,1), bakteriologische, hämatologische u. zytologische (Leukozyten, Erythrozyten, Tumorzellen) Untersuchung d. Punktats

Bildgebung/Funktionsdiagnostik: Sono Abdomen, Rö Thorax (Pleuraerguss)

Therapie: Natrium-, Flüssigkeitsrestriktion, Spironolacton, Furosemid, therapeutische Aszitespunktion, Reinfusion kochsalzarmer Albuminlösung oder kolloidaler Plasmaersatzmittel

Spezifische Diagnostik	Spezifische Therapie
Alkoholabusus, Hepatitiden, Diabetes Bronzefärbung, Kayser-Fleischer-Kornealring GOT, GPT, γ-GT, Bili, Albumin, AP, Hepatitisserologie, Auto-AK, Transferrinsättigung, Coeruloplasmin, α_1-Antitrypsin Elastometrie Leberbiopsie, ÖGD, Lebervenendruckmessung (HVPG)	Lebernoxen ausschalten, ausreichend Kalorien, Ausgleich Vit.-B_1-/D-Mangel, natriumarme Kost, Trinkmenge 1,5 l/Tag **Aszites** → Spironolacton +/- Schleifendiuretikum, Parazentese, ggf. TIPS **Enzephalopathie** → Auslöser? (Blutung, Exsikkose, Infekt), Lactulose, L-Ornithin-Aspartat, Rifaximin Behandlung Ursache, Früherkennung HCC, Listung Lebertransplantation
COPD, bekannte pulmonale Hypertonie NT-proBNP, BGA TTE, Lufu	limitierte Kochsalz- und Flüssigkeitszufuhr, moderates körperliches Ausdauertraining, CRT **medikamentös** → Diurese, ACE-Hemmer, Digitalisglykoside **chirurgisch** → Herztransplantation, Kunstherz
Infektanfälligkeit, Thrombose Hypertonie Chol, LDL, HDL, Trigl, IgG, Antithrombin III, Hst, Krea, Kreatininclearance, Eiweiß, Albumin, Elektrophorese, BB, 24-h-Sammelurin, Urinstatus Nierenbiopsie	körperliche Schonung, eiweiß- und kochsalzarme Kost, Diuretika, Thromboseprophylaxe, CSE-Hemmer, ACE-Hemmer, Kortikoide, Immunsuppressiva
Malignom (v.a. Ovar, Mamma, GI) gynäkol. Untersuchung CT/MRT Abdomen, Mammografie, Sono Mamma Zystoskopie, Rektoskopie	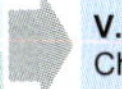 **V.a. Ovarial-CA** → Staging-OP nach FIGO, Chemo, ggf. AK, Targeted Therapy
bereits länger bestehender Aszites bakteriologische Untersuchung d. Aszitespunktats (Leukozyten ↑), pos. Kultur	 **akut** → Ceftriaxon, Albuminsubstitution, Kontrollpunktion nach 48 h **Sekundärprophylaxe** → Norfloxacin Schlechte Prognose!

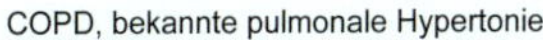

7.17 Hepatomegalie

Erstmaßnahmen

Anamnese: Vor- und Begleiterkrankungen (v.a. Hepatitis, Leberzirrhose), Medikamente, naturheilkundliche Präparate, Ernährung, Alkohol, Drogen, berufsbedingte Noxen (z.B. Vinylchlorid), Auslandsaufenthalte, Bluttransfusionen, Impfstatus

Untersuchung: Inspektion (Ikterus, Blässe, Zyanose, Bronzefarbe, Leberhautzeichen, gestaute Halsvenen, hepatojugulärer Reflux), Auskultation d. Abdomens/Perkussion (Aszites, Pleuraerguss)/Palpation

Leit- und Begleitsymptome		Verdachtsdiagnosen
Fieber, Fatigue, Halsschmerzen, Schluckbeschwerden		infektiöse Mononukleose (Epstein-Barr-Virus-Infektion)
B-Symptomatik	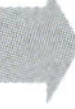	Malignom (z.B. HCC, CCC, Lymphom)
Oberbauchschmerzen, Ikterus, Müdigkeit, Appetitlosigkeit, Fieber, Aszites	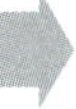	akute Hepatitis
Ikterus, Flapping-Tremor, Bewusstseinsstörungen, Ödeme		Leberzirrhose
Unterschenkelödeme, obere Einflussstauung, Palpitationen, Leistungsabfall, Zyanose		Rechtsherzinsuffizienz
graubraune Hautpigmentierung, Gelenkschmerzen		Speicherkrankheit, z.B. Hämochromatose

Definition Lebervergrößerung (physiologisch ist die Leber beim Erw. entlang der re. MCL 9–12 cm groß tastbar entspricht 1500–2000 g Gewicht)

(Hepato-/Splenomegalie, Leberoberfläche und -konsistenz, Druck-/Klopfschmerz), Gewichtsverlust/-zunahme, Puls, RR, Temperatur, Größe, Gewicht, BMI

Labor: BB, INR/Quick, PTT, GOT, GPT, AP, γ-GT, Bili, Albumin

Bildgebung/Funktionsdiagnostik: Sono Abdomen

Spezifische Diagnostik	Spezifische Therapie
gleiche Symptome in der Umgebung (kissing disease) gerötete Tonsillen mit weiß-gräulichen Belägen, tastbare LK, Splenomegalie, Exanthem Diff.-BB (Lymphozytose, atypische Virozyten), AK-Nachweis	**rein symptomatisch:** körperliche Schonung wegen Gefahr d. Milzruptur, Volumen, Antipyrese, cave: Antibiose → Arzneimittelexanthem!
chronische Hepatitis B, Leberzirrhose, Hämochromatose LK-Schwellung AFP, LDH CT Abdomen Biopsie	**HCC** → OP, Lokalverfahren (z.B. TACE), Sorafenib **CCC** → OP, Chemo **Lymphom** → Immunchemotherapie
Alkohol, Medikamente, Adipositas, Diabetes, Reise- und Sexualanamnese, i.v. Drogenkonsum, Bluttransfusionen Leberdruckschmerz Leberbiopsie	Karenz hepatotoxischer Substanzen (v.a. Alkohol) **alkoholische Hepatitis** → Entzugstherapie, Substitution von Vit. B_1 und Folsäure **Virushepatitis** → antivirale Therapie **Autoimmunhepatitis** → Immunsuppression
Alkoholabusus, Hepatitiden, Diabetes Bronzefärbung, Kayser-Fleischer-Kornealring GOT, GPT, γ-GT, Bili, Albumin, AP, Hepatitisserologie, Auto-AK, Transferrinsättigung, Coeruloplasmin, α_1-Antitrypsin Elastometrie Leberbiopsie, ÖGD, Lebervenendruckmessung (HVPG)	Lebernoxen ausschalten, ausreichend Kalorien, Ausgleich Vit.-B_1-/D-Mangel, natriumarme Kost, Trinkmenge 1,5 l/Tag **Aszites** → Spironolacton +/- Schleifendiuretikum, Parazentese, ggf. TIPS **Enzophalopathie** → Auslöser? (Blutung, Exsikkose, Infekt), Lactulose, L-Ornithin-Aspartat, Rifaximin Behandlung Ursache, Früherkennung HCC, Listung Lebertransplantation
COPD, bekannte pulmonale Hypertonie NT-proBNP, BGA TTE, Lufu	limitierte Kochsalz- und Flüssigkeitszufuhr, moderates körperliches Ausdauertraining, CRT **medikamentös** → Diurese, ACE-Hemmer, Digitalisglykoside **chirurgisch** → Herztransplantation, Kunstherz
Familienanamnese, Diabetes, Belastungsdyspnoe Splenomegalie Transferrinsättigung, Ferritin, Mutationsanalyse, AFP Elastometrie, Sono/MRT Abdomen, EKG, TTE Leberbiopsie	Fe-haltige Nahrungsmittel meiden, regelmäßige Aderlässe, Gabe von Deferoxamin, Untersuchung d. Familienmitglieder zur Frühbehandlung d. hereditären Hämochromatose

7.18 Splenomegalie

Erstmaßnahmen

Anamnese: Beginn und Verlauf, Vor- und Begleiterkrankungen (Hepatitis, Leberzirrhose, Malignom [z.B. CML, CLL]), Fieber, B-Symptomatik, Auslandsaufenthalt, Gelenkbeschwerden, Hauterscheinungen, ethnische Herkunft, Familienanamnese

Leit- und Begleitsymptome	Verdachtsdiagnosen
leicht bis stark vergrößerte Milz, weiche Konsistenz Fieber, Halsschmerzen, Fatigue	infektiöse Mononukleose, Epstein-Barr-Virus-Infektion
stark vergrößerte Milz Druckgefühl im Oberbauch, B-Symptomatik, Abgeschlagenheit, Blässe	Leukämie, Lymphom
Aszites, Leberhautzeichen	Pfortaderhochdruck, z.B. bei Leberzirrhose
B-Symptomatik, Belastungsdyspnoe, Herzgeräusch	Endokarditis
stark vergrößerte Milz, harte Konsistenz häufige Infekte, Druck im li. Oberbauch, Leistungsminderung, Petechien, B-Symptomatik	primäre Myelofibrose
Müdigkeit, Leistungsknick, Belastungsdyspnoe, Ikterus, Hautblässe	hämolytische Anämie, z.B. • Sphärozytose • G-6-PDH-Mangel

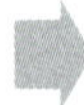

Definition

Milzvergrößerung,
physiologische Maße beim Erwachsenen (4 x 7 x 11 cm, 350 g)

Untersuchung: Blässe, Blutungszeichen, Ikterus, Aszites, Leberhautzeichen, gestaute Halsvenen, Puls, RR, Temperatur, Größe, Gewicht, BMI, Inspektion/Perkussion/Auskultation/Palpation d. Abdomens (Leber-/Milzgröße, Milzkonsistenz, respiratorische Verschieblichkeit der Milz), LK-Status

Labor: Diff.-BB, BSG, CRP, GOT, GPT, LDH

Bildgebung/Funktionsdiagnostik: Sono Abdomen

Spezifische Diagnostik	Spezifische Therapie
gleiche Symptome in der Umgebung (kissing disease) gerötete Tonsillen mit weiß-gräulichen Belägen, tastbare LK, Splenomegalie, Exanthem Diff.-BB (Lymphozytose, atypische Virozyten), AK-Nachweis	**rein symptomatisch:** körperliche Schonung wegen Gefahr d. Milzruptur, Volumen, Antipyrese, cave: Antibiose → Arzneimittelexanthem!
Belastungsdyspnoe, Blutungszeichen, Infekte, berufliche Exposition/Noxen, frühere Chemo/Radiatio Blutausstrich, FACS, Molekular-/Zytogenetik ggf. CT Hals/Thorax/Abdomen LK-/Knochenmarkbiopsie	Immun-/Chemotherapie, Targeted Therapy
Alkoholabusus, Hepatitiden, Diabetes Bronzefärbung, Kayser-Fleischer-Kornealring GOT, GPT, γ-GT, Bili, Albumin, AP, Hepatitisserologie, Auto-AK, Transferrinsättigung, Coeruloplasmin, α_1-Antitrypsin Elastometrie Leberbiopsie, ÖGD, Lebervenendruckmessung (HVPG)	Therapie d. Grunderkrankung (siehe Hepatomegalie)
Kunstklappe, OP, Zahneingriff, i.v. Drogenabusus, Katheter Osler-Knötchen, Janeway-Läsionen, Petechien, Splinterblutungen, Neurostatus, Funduskopie (Roth-Flecken) BK, Procalcitonin, Urinstatus TTE, EKG, PET-CT (Streuherde) TEE	**native Klappe** → Ampicillin + Flucloxacillin + Gentamicin **Klappenprothese** → Vancomycin + Rifampicin + Gentamicin, mind. 4 Wochen, ggf. OP, Kontrolle BK + TEE
Hsre, ALP, JAK2-, CALR, MPL-Mutationsnachweis Knochenmarkbiopsie	Infektprävention, bei Thrombozytose ASS/Anagrelide, Hydroxyharnstoff, Ruxolitinib, ggf. allogene Transplantation
Infekte, Medikamente, Fava-Bohnen-Genuss, Familienanamnese, rez. hämolytische Krisen mit Ikterus und Fieber blasse Schleimhäute Retis, Haptoglobin, direktes Bili, Coombs-Test, Blutausstrich → Heinz-Innenkörper in Erys (G-6-PDH-Mangel), Kugelzelle (Sphärozytose)	**G-6-PDH-Mangel** → keine spezifische Therapie möglich, meiden der Medikamente, die eine hämolytische Krise auslösen (u.a. ASS, Chinin, Sulfonamide) **Sphärozytose** → evtl. Splenektomie bei rezidivierenden hämolytischen Krisen

7.19 Ikterus

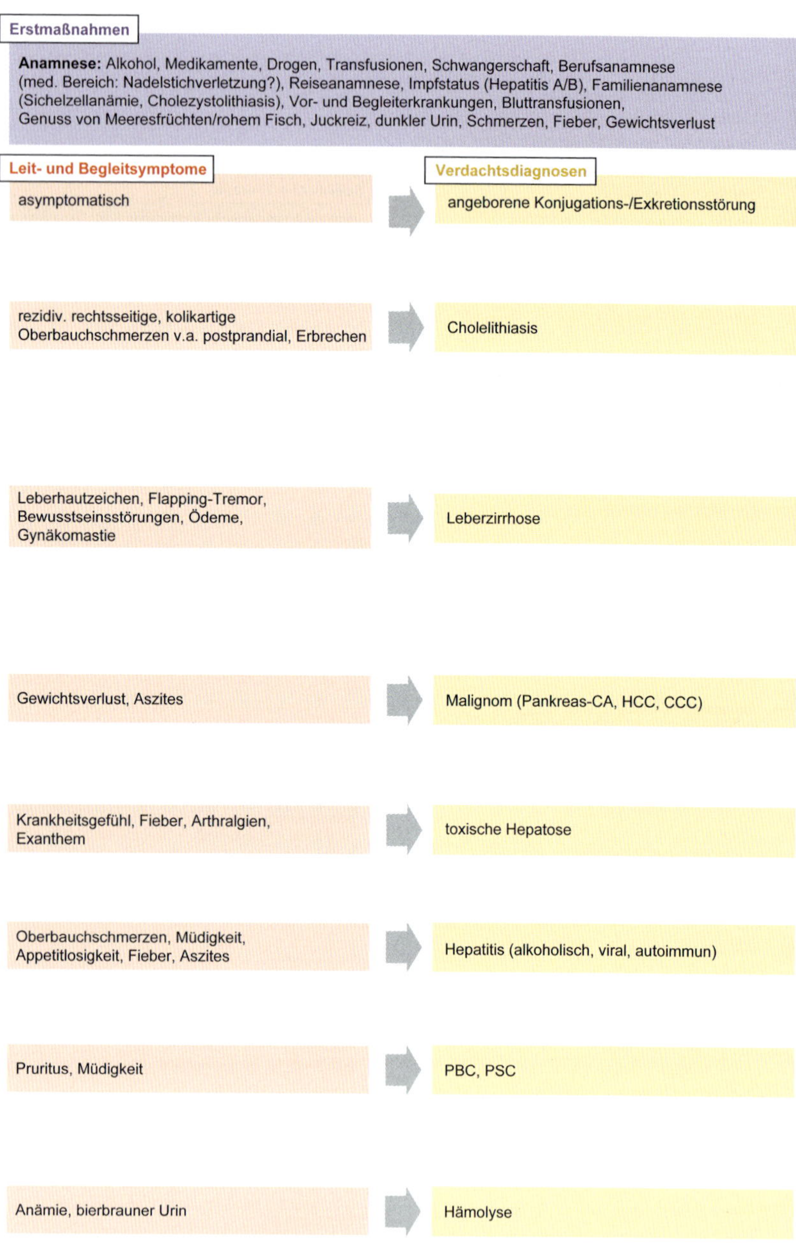
Erstmaßnahmen
Anamnese: Alkohol, Medikamente, Drogen, Transfusionen, Schwangerschaft, Berufsanamnese (med. Bereich: Nadelstichverletzung?), Reiseanamnese, Impfstatus (Hepatitis A/B), Familienanamnese (Sichelzellanämie, Cholezystolithiasis), Vor- und Begleiterkrankungen, Bluttransfusionen, Genuss von Meeresfrüchten/rohem Fisch, Juckreiz, dunkler Urin, Schmerzen, Fieber, Gewichtsverlust
Leit- und Begleitsymptome
Verdachtsdiagnosen
asymptomatisch
angeborene Konjugations-/Exkretionsstörung
rezidiv. rechtsseitige, kolikartige Oberbauchschmerzen v.a. postprandial, Erbrechen
Cholelithiasis
Leberhautzeichen, Flapping-Tremor, Bewusstseinsstörungen, Ödeme, Gynäkomastie
Leberzirrhose
Gewichtsverlust, Aszites
Malignom (Pankreas-CA, HCC, CCC)
Krankheitsgefühl, Fieber, Arthralgien, Exanthem
toxische Hepatose
Oberbauchschmerzen, Müdigkeit, Appetitlosigkeit, Fieber, Aszites
Hepatitis (alkoholisch, viral, autoimmun)
Pruritus, Müdigkeit
PBC, PSC
Anämie, bierbrauner Urin
Hämolyse

Definition

Gelbfärbung von Haut, Schleimhäuten und Skleren durch erhöhte Bilikonzentration (Bili > 2 mg/dl)

Untersuchung: Hautfarbe (Skleren), Leberhautzeichen (Spider-Naevi, Weißnägel, Lackzunge, Hautatrophie, Palmar- bzw. Plantarerythem, Caput medusae, Dupuytren-Kontraktur, Bauchglatze beim Mann), Aszites, Hepato-/Splenomegalie, Courvoisier-Zeichen, Kollateralkreisläufe

Labor: Diff.-BB, Bili (direkt/indirekt), GOT, GPT, γ-GT, AP, LDH, Haptoglobin

Bildgebung/Funktionsdiagnostik: Sono Abdomen

Spezifische Diagnostik	Spezifische Therapie
Familienanamnese indirektes/direktes Bili ↑	keine Therapie
Speisenunverträglichkeit, bierbrauner Urin, acholischer Stuhl Druckschmerz im re. Oberbauch, lokale Abwehrspannung INR/Quick, PTT, CRP EUS, ERCP	Ursodeoxycholsäure bei Gallenblasensludge, ESWL, laparoskopische/offene Cholezystektomie **Spasmolyse** ⟶ Butylscopolamin (i.v. oder Supp.) **Analgesie** ⟶ Metamizol oder Pethidin **Erbrechen** ⟶ Metoclopramid **Antibiose** ⟶ bei V.a. bakterielle Infektion (Piperacillin/Tazobactam, Metronidazol) **Extraktion mittels ERCP** ⟶ bei Stein im Ductus cysticus oder choledochus
Alkoholabusus, Hepatitiden, Hämochromatose, M. Wilson BB, INR, Albumin, Auto-AK, Transferrinsättigung, Alpha-1-Antitrypsin, Coeruloplasmin Elastrometrie Leberbiopsie, ÖGD	Weglassen aller potenziellen Lebernoxen, ausreichende Kalorienzufuhr, Ausgleich Vit. B_1/D **Alkoholismus** ⟶ Entzug **Autoimmunhepatitis** ⟶ Immunsuppression **chronische Hepatitis** ⟶ antivirale Therapie, regelmäßige Kontrollen Früherkennung HCC **Hämochromatose** ⟶ Aderlass **M. Wilson** ⟶ Triethylentetramin Ultima Ratio: Lebertransplantation
Oberbauchschmerzen, Übelkeit, Juckreiz, Courvoisier-Zeichen, Thrombosen BSG ↑, AFP, CA 19-9, CA 242, CEA im Verlauf MRT Abdomen, CT Thorax EUS, Biopsie	**HCC** ⟶ Leberteilresektion, lokale Therapieverfahren; palliativ: Sorafenib **CCC** ⟶ OP, ggf. Chemotherapie **Pankreas-CA** ⟶ Whipple-OP oder linksseitige Hemipankreatektomie + Splenektomie, evtl. Chemotherapie, **palliativ** ⟶ biliodigestive Anastomose, Stent, Infiltration des Plexus coeliacus
multiple Medikamente, Gewerbegifte Exanthem (allerg. Arzneimittelschädigung) Leberbiopsie	Absetzen der verdächtigen Medikamente bzw. der Noxen **allerg. Arzneimittelschädigungen** ⟶ Kortikoide **Paracetamolvergiftung** ⟶ Antidot ACC
Sexualanamnese, i.v. Drogenkonsum Leberdruckschmerz, Splenomegalie INR, Albumin, Serologie (Hepatitis A/B, EBV, CMV), Auto-AK (ANA, SMA) Leberbiopsie	Karenz aller hepatotoxischen Substanzen (v.a. Alkohol) **alkoholische Hepatitis** ⟶ Entzugstherapie, Substitution Vit. B_1 + Folsäure **Virushepatitis** ⟶ antivirale Therapie, Meldepflicht **Autoimmunhepatitis** ⟶ Prednisolon ± Azathioprin
Juckreiz, Colitis ulcerosa γ-GT ↑, AP ↑, direktes Bili ↑, AMA, pANCA ERC/MRCP Leberbiopsie, ERCP	Ursodesoxycholsäure **symptomatisch** ⟶ Cholestyramin gegen Juckreiz **PSC** ⟶ Stenteinlage **chirurgisch** ⟶ Transplantation
Familienanamnese, Gallensteine Splenomegalie Hb ↓, Retikulozyten ↑, indirektes Bili ↑, Haptoglobin ↓, LDH ↑, Urobilinogenurie, auffälliger Blutausstrich, Coombs-Test, Hb-Elektrophorese, Kälteagglutinine Knochenmarkpunktion	**Sichelzellanämie** ⟶ Hydroxyurea, Impfungen gegen Pneumokokken und Haemophilus influenzae **Thalassämie** ⟶ Transfusionen, Fe-Chelatoren, Splenektomie **Membrandefekte** ⟶ Splenektomie **Enzymdefekt** ⟶ Vermeidung oxidativer Lebensmittel + Medikamente, symptomatisch

7.20 Ileus und Subileus

Erstmaßnahmen

Anamnese: Schmerzcharakter, Beginn und Verlauf, letzte Mahlzeit, letzter Stuhlgang, Wind- und Stuhlverhalt, Ernährungsgewohnheiten, Vor- und Begleiterkrankungen (CED, Tumoren), OPs am GI-Trakt, Radiatio, Medikamente (Opiate)

Untersuchung: Hautkolorit, Puls, RR, Schockindex (Puls/RR systolisch, physiologisch 0,5), Temperatur, Inspektion/Auskultation/Palpation/Perkussion d. Abdomens (aufgetriebener Bauch/Hyper-, Hypoperistaltik, hochgestellte DG/DS, Abwehrspannung, Resistenzen, Bruchpforten/tympanitischer KS), Inspektion d. perianalen Gebiets, digital-rektale Untersuchung

Leit- und Begleitsymptome → **Verdachtsdiagnosen**

paralytisch

schleichender Beginn, verminderte Darmgeräusche

medikamentös induziert

plötzlicher Beginn, verminderte fehlende Darmgeräusche

charakteristische Bauchschmerzen (6 h akute Schmerzattacke, dann schmerzfreies Intervall, zuletzt Durchwanderungsperitonitis)

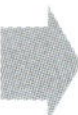

Mesenterialinfarkt

plötzlicher Beginn, fehlende Darmgeräusche

starke Bauchschmerzen, Meteorismus, blutige Diarrhö, hohes Fieber, Bewusstseinsstörung

toxisches Megakolon

mechanisch

langsam progredienter Subileus

länger bestehende Stuhlunregelmäßigkeiten, B-Symptomatik

kolorektales Karzinom

plötzlicher Beginn, hochgestellte Darmgeräusche

akutes Abdomen mit Kolikschmerzen, schwallartiges (Kot-)Erbrechen

Adhäsionen, inkarzerierte Hernie, Volvulus

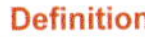

Definition

Ileus ⟶ komplette Unterbrechung der Darmpassage
Subileus ⟶ inkomplette Unterbrechung der Darmpassage

Labor: Diff.-BB, CRP, BSG, BGA + Laktat, INR, PTT, Kreuzblut
Bildgebung/Funktionsdiagnostik: Sono/Rö Abdomen (stehend/Linksseitenlage, Spiegel, freie Luft)
Therapie: nasogastrale Magenablaufsonde, i.v. Flüssigkeitszufuhr, ggf. OP-Vorbereitung

Spezifische Diagnostik	Spezifische Therapie
Opiate, Fe, Trizyklika, Anticholinergika, Antihistaminika u.v.a.	**Trinkmenge** ↑ **ballaststoffreiche Kost** **Quellmittel** ⟶ Floh-/Leinsamen **Laxanzien** ⟶ Macrogol, Natriumpicosulfat etc. **Einlauf**
postprandiale Bauchschmerzen, kardiovaskuläre RF, Vorhofflimmern, pAVK initial weicher Bauch, Hämatochezie, später Peritonitis, Totenstille BGA + Laktat Farbduplexsonografie, EKG, CT-Angio	**Antikoagulation,** Antibiose, **Notfall-OP** ⟶ explorative Laparotomie mit Embolektomie + ggf. Darmresektion
CED, infektiöse Gastroenteritis, Reise-/Berufsanamnese, vorangegangene Antibiose/Chemo E'lyte, BGA + Laktat pralles Abdomen, Totenstille	streng nüchtern, parenterale Ernährung **Dekompressionssonde**, Antibiose, ggf. OP **C. difficile** ⟶ Vancomycin/Metronidazol **CED** ⟶ Kortikosteroide
Familienanamnese, Polypen, CED, Blut im Stuhl palpable Resistenz CEA (Verlaufsparameter) CT Abdomen + Thorax EUS, Koloskopie + Biopsie	**Rektum-CA** ⟶ anteriore/tiefe Resektion oder abdominoperineale Rektumexstirpation, Chemo-/Radiotherapie **Kolon-CA** ⟶ Resektion d. tumortragenden Kolonabschnitts, LK-Resektion, Chemo-/Radiotherapie
frühere Episoden, Endometriose, abdominal-chirurgische Eingriffe Meteorismus, tympanitischer Klopfschall, Abwehrspannung CT Abdomen	**Notfall-OP,** ggf. Resektion untergegangener Darmabschnitte, vorübergehende Anus-Praeter-Anlage **Bridenileus** ⟶ operative Lösung der Adhäsionen **Hernie** ⟶ ggf. Netzeinlage **Volvulus** ⟶ Derotation, Pexie des zurückgedrehten Darms

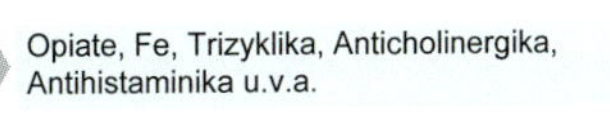
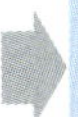

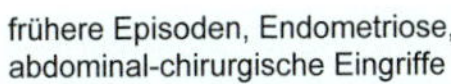
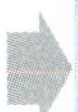

7.21 Meteorismus und Flatulenz

Erstmaßnahmen

Anamnese: Beginn, Zusammenhang mit der Nahrungsaufnahme (Hülsenfrüchte), Ernährungs- und Stuhlgewohnheiten, Vor- und Begleiterkrankungen (Nahrungsmittelintoleranz), Allergien, frühere OPs (GI-Trakt), Medikamente, Alkohol (Bier), Nikotin, Kaffee, psychosoziale Anamnese

Leit- und Begleitsymptome		Verdachtsdiagnosen
chronische Diarrhö, wechselnd mit Obstipation, Schlafstörungen, Abgeschlagenheit, Bauchschmerzen	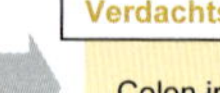	Colon irritabile
charakteristisch riechende Winde Rumoren, Darmkrämpfe, wässrige Diarrhö 30 min bis 3 h nach Laktoseaufnahme	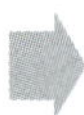	Laktoseintoleranz
massige Stühle (> 300 g/Tag), chronische Diarrhö/Steatorrhö, Gewichtsabnahme, Muskelschwäche, Haut- und Schleimhautveränderungen		Malabsorptionssyndrom (CED, Zöliakie, M. Whipple)
massige Stühle (> 300 g/Tag), chronische Diarrhö/Steatorrhö, Gewichtsabnahme, Muskelschwäche, Haut- und Schleimhautveränderungen		Maldigestionssyndrom (exokrine Pankreasinsuffizienz, Cholestase)

Definition

Meteorismus → übermäßige Produktion und Ansammlung von Verdauungsgasen (Methan, Kohlenmonoxid, Kohlendioxid, Schwefelwasserstoff) ohne vermehrten Windabgang
Flatulenz → reichlicher Windabgang

Untersuchung: Blässe, Ikterus, Aszites, Leberhautzeichen, Größe, Gewicht, Puls, RR, Körpertemperatur, Inspektion/Palpation/Perkussion/Auskultation d. Abdomens, LK-Status

Labor: BB, CRP, BSG, E'lyte

Spezifische Diagnostik	Spezifische Therapie
psychosomatische Erkrankungen (Angst, Depression), seelische/körperliche Belastung gynäkol. Untersuchung, DRU Urinstatus, Krea, Hst, Leber- und Pankreasenzyme, TSH, Glu/HbA1c, Stuhlmikrobiologie, Zöliakie-AK, Calprotectin A/ Laktoferrin im Stuhl Sono Abdomen Ileokoloskopie mit Stufenbiopsie	viel Flüssigkeit **Ernährungsberatung** → keine blähenden Nahrungsmittel und starken Gewürze, kein Alkohol und Nikotin, viele kleine Essensportionen, Kamille, Kümmel, Fenchel **Spasmolyse** → Butylscopolamin **Obstipation** → Lactulose, Macrogol, Flohsamenschalen (Psyllium) **Diarrhö** → Loperamid Entspannungsübungen, Biofeedback, Verhaltens- und Psychotherapie
nach Genuss von Milch und Milchprodukten H_2-Atemtest nach Einnahme von 50 g Laktose und Nachverfolgung über 120 min (H_2-Konzentration in Atemluft) ÖGD mit Dünndarmbiopsie	Ernährungsumstellung auf milchzuckerarme bzw. -freie Kost, ggf. Zusatz von Laktase zum Essen
operative Eingriffe (Dünndarmresektion) ^{14}C-Triolein-Atemtest (ohne/mit Pankreasenzymzusatz), H_2-Atemtest (z.A. Laktasemangel) Stuhl → Fettbestimmung, bakteriolog. u. parasitolog. Stuhluntersuchung Urin → Xylosetoleranztest, Vit.-B_{12}-Resorptionstest (z.A. Maldigestion) ÖGD mit Dünndarmbiopsie, ERCP	**symptomatisch** → Regulierung des Wasser- und E'lythaushalts, parenterale Ernährung, parenterale Substitution der Vit. A, D, E, K, B_{12}, Fe **CED** → Kortikoide, Immunsuppressiva, operative Sanierung von Fisteln **Zöliakie** → glutenfreie Diät **M. Whipple** → Antibiose (Cotrimoxazol) über mehrere Monate
operative Eingriffe (Magenresektion, Whipple-OP), Alkoholabusus, Mukoviszidose ^{14}C-Triolein-Atemtest (ohne/mit Pankreasenzymzusatz) Blut → direktes Bili, AP, γ-GT, Pankreolauryltest, Sekretin-Pankreozymin-Test Stuhl → Fettbestimmung, Chymotrypsin, Pankreaselastase Urin → Xylosetoleranztest, Vit.-B_{12}-Resorptionstest (z.A. Malabsorption) Sono/CT Abdomen, MRCP ERCP	**symptomatisch** → Regulierung des Wasser- und E'lythaushalts parenterale Ernährung, parenterale Substitution von Vit. A, D, E, K, B_{12}, Fe **exokrine Pankreasinsuffizienz** → Enzymsubstitution **Cholestase** → Beseitigung d. Abflusshindernisses (z.B. Stein)

7.22 Rektum- und Analprolaps

Erstmaßnahmen

Anamnese: Beginn und Verlauf, Stuhlinkontinenz, Vor- und Begleiterkrankungen (neurologische Erkrankungen), Schwangerschaften, Geburtsschäden, gynäkol. Eingriffe, Verletzungen des Sphinkters, Stuhl- und Ernährungsgewohnheiten, körperliche Aktivität, Medikamente

Leit- und Begleitsymptome	Verdachtsdiagnosen
Analprolaps, weicher Tastbefund, bei Bauchpresse Juckreiz, Brennen, Nässen, Defäkationsschmerz, Inkontinenz, stuhlverschmutzte Wäsche, anale Blutung beim Stuhlgang oder nach der Defäkation (hellrot), Fremdkörpergefühl am After, Ulzeration	Hämorrhoiden (3° u. 4°)
Analprolaps, weicher Tastbefund, bei Bauchpresse Juckreiz, verminderte Kontrolle über den Stuhlgang bis Stuhlinkontinenz, Nässen, Schleim- und Blutabgang	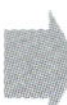 Analsphinkterschwäche
Rektumprolaps, harter Tastbefund Obstipation, beginnende Stuhlinkontinenz, Juckreiz, Nässen, Schleim- und Blutabgang	 Beckenbodenschwäche, Schließmuskelschwäche

Definition

Analprolaps ⟶ Vorfall der Analschleimhaut (radiäre Fältelung)
Rektumprolaps ⟶ Vorfall aller Rektumschichten (zirkuläre Fältelung)

Untersuchung: Inspektion/Palpation Perianalregion, Pressversuch, digital-rektale Untersuchung, Palpation inguinale LK

Labor: BB, CRP, BSG, INR/Quick, PTT, Haemoccult-Test

Therapie: Versuch der manuellen Reposition, ballaststoffreiche Nahrung, Stuhlaufweicher

Spezifische Diagnostik	Spezifische Therapie
Obstipation, langes Sitzen, starkes Pressen beim Stuhlgang 1° ⟶ von außen nicht sichtbar 2° ⟶ Vorfall beim Pressen in den Analkanal 3° ⟶ spontaner Vorfall, Reposition möglich 4° ⟶ Analprolaps, Reposition nicht möglich Proktoskopie, Rektoskopie, Koloskopie (z.A. Tumor)	physiologische Stuhlregulierung, ballaststoffreiche Kost, Gewichtsregulation **medikamentös** ⟶ Salben (Kortikoid/Lokalanästhetikum) **interventionell** ⟶ Sklerosierung, Infrarotbehandlung, Gummiringligatur, Arterienligatur, Operation: - Hämorrhoidektomie - Hämorrhoidopexie
Trauma Defäkografie, Analmanometrie Proktoskopie, Rektoskopie	Beckenbodentraining **medikamentös** ⟶ Einspritzen sklerosierender Lösungen **operativ** ⟶ Raffung des Schließmuskelapparats
langjährige Obstipation, Mukoviszidose, mehrfache Geburten Einteilung I° ⟶ unsichtbare, innere Einstülpung II° ⟶ sichtbarer P., spontane Reposition III° ⟶ sichtbarer P., manuelle Reposition IV° ⟶ Reposition nicht möglich Defäkografie, Analmanometrie Proktoskopie, Rektoskopie	Beckenbodentraining **Rehn-Delorme-Operation** ⟶ Entfernung der Schleimhaut des prolabierten Enddarms vom After her **laparoskopische Rektopexie** ⟶ Hochzug des Rektums und Fixierung am Oberrand des Beckens (Promontorium), bei Inkarzeration: Resektion mit End-zu-End-Anastomose bei Inkontinenz: ggf. Beckenbodenplastik

8 Harnwege

8.1 Polydipsie

Erstmaßnahmen

Anamnese: Beginn und Verlauf, Trinkgewohnheiten (Tageszeit), Wasserlassen (Farbe, Menge, Frequenz), körperl. Aktivität, Schwitzen, hohe Außentemperaturen, Ernährungsgewohnheiten, Stuhlgewohnheiten, Vor- und Begleiterkrankungen (Nierenerkrankungen), Alkohol, Medikamente

Leit- und Begleitsymptome		Verdachtsdiagnosen
Obstipation, Übelkeit, Erbrechen, Myalgien, Arthralgien, Fatigue, Bewusstseinsstörung	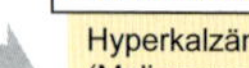	Hyperkalzämie (Malignome, Hyperparathyreoidismus, Immobilisation, Hyperthyreose, Sarkoidose)
Symptome der entsprechenden Grunderkrankung	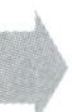	medikamentös ausgelöste Polydipsie
Trinkmenge bis zu mehreren Litern/Tag Polyurie, Nykturie, Gewichtsverlust, Sehstörungen, abdominale Beschwerden, Müdigkeit	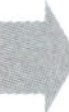	DM Typ 1 (Erstmanifestation)
Durstgefühl, Trinkmenge 6–20 l/Tag Polyurie, Nykturie, Müdigkeit, Inappetenz, Gewichtsverlust, Obstipation	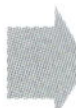	Diabetes insipidus
Trinkmenge > 6 l/Tag, nachts geringer		primäre Polydipsie (meist Frauen < 30. LJ)

Definition krankhaft gesteigerter Durst (Trinkmenge 4–5 l/Tag)

Untersuchung: Hautkolorit (Blässe), Hydratation d. Haut/Schleimhaut, Foetor, Vigilanz, Inspektion/Auskultation/Palpation/Perkussion d. Abdomens, Puls, RR, Temperatur, Größe, Gewicht, BMI

Labor: Na + Osmolalität in Serum + Urin (⟶ fraktionierte Natriumexkretion), GFR, Krea

Spezifische Diagnostik	Spezifische Therapie
Einnahme von Vit. D, Vit. A, Tamoxifen, Thiaziddiuretika, Familienanamnese (MEN), Myelom, parenterale Ernährung Exsikkose, neurologische Untersuchung (abgeschwächte Reflexe) Ca, Ph, AP, PTH, Vit. D, Eiweißelektrophorese, Albumin, TSH, freie Leichtketten, Urinstatus EKG, Rö Thorax, Mammografie, Sono Abdomen und Schilddrüse	kalziumarme Kost, Volumen, forcierte Diurese, Calcitonin + Kortikoide, Bisphosphonate, Behandlung der Grunderkrankung
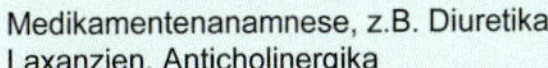 Medikamentenanamnese, z.B. Diuretika, Laxanzien, Anticholinergika	 wenn möglich Absetzen d. Medikaments bzw. Dosisanpassung
Familienanamnese Exsikkose, Pseudoperitonitis, Gefäßstatus, neurol. und augenärztliche Untersuchung Glu, HbA1c, oGTT, C-Peptid, Ketonkörper, Auto-AK (IAA, GADA, IA-2A), Trigl, Chol, HDL, LDL, GOT, GPT, Bili, Hsre, BGA, Urinstatus	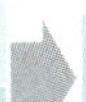 Flüssigkeitssubstitution, K-Substitution, Insulintherapie (zuerst i.v., dann s.c.), Diabetesschulung, intensive Ernährungsberatung
Familienanamnese, Trauma, OP, Medikamente (z.B. Lithium, Amphotericin B, Virostatika) quantitative Urinanalyse (24-h-Sammelurin), Durstversuch, Copeptin Sono Abdomen (Stauungsniere/Hydronephrose), cMRT	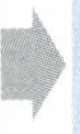 **Diabetes insipidus centralis** ⟶ Substitution mit Desmopressin oral/nasal **Diabetes insipidus renalis** ⟶ Na-/proteinarme Kost, Thiazide + Amilorid, Indometacin
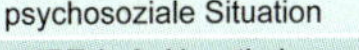 psychosoziale Situation cMRT (z.A. Hypothalamusläsion)	 psychiatrische Behandlung

8.2 Inkontinenz

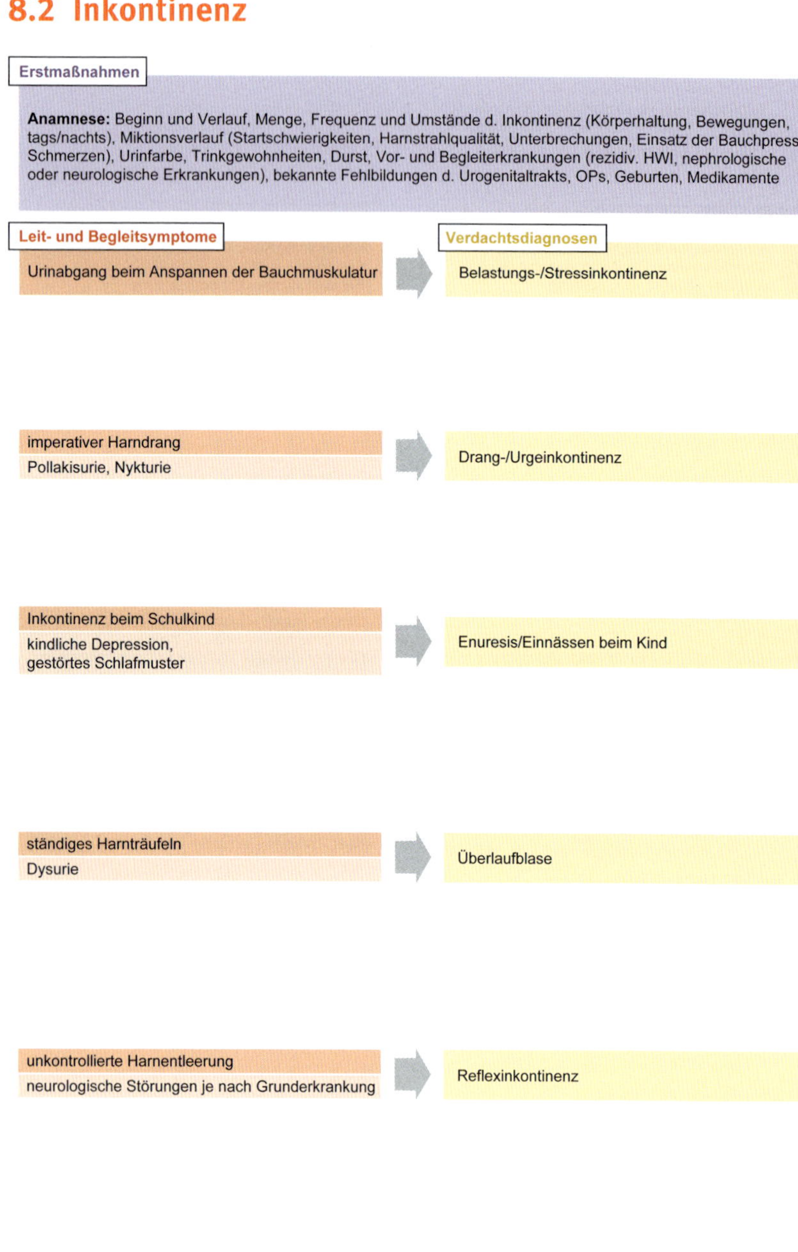

Definition unwillkürlicher Urinabgang

Untersuchung: Inspektion/Auskultation/Palpation d. Abdomens, Druckschmerzhaftigkeit d. Nierenlagers, Palpation/Perkussion d. Blase, urologische bzw. vaginale Untersuchung, neurologischer Status (insbes. Sensibilität S_2–S_5)

Labor: Urinstatus, -kultur

Bildgebung/Funktionsdiagnostik: Sono d. Urogenitaltrakts inkl. Restharnbestimmung, Miktionsprotokoll, Pad-weight-Test

Spezifische Diagnostik	Spezifische Therapie
Urinabgang beim Husten, Heben, Lachen, Sport Hustenprovokationstest Urodynamik	**symptomatisch** → Beckenbodentraining, Elektrotherapie, Pessare, Biofeedback **medikamentös** → Duloxetin, Östrogene **operativ** → Kolposuspension, transurethrale Bänder
Infekt, Blasensteine, Menopause, DM, MS Urodynamik	**symptomatisch** → Blasentraining **medikamentös** → Parasympatholytika
Einnässen mind. 2-mal/Woche > 5. LJ, Zeitpunkt d. Einnässens, psychosoziale Anamnese prim. E. → Kind war noch nie „trocken" sek. E. → Kind war mind. 6 Monate „trocken" Urodynamik, MCU (z.A. vesikourethraler Reflux)	**symptomatisch** → Biofeedback-Training, das mittels akustischer oder optischer Geräte die Blasenmuskulatur trainiert, Weckapparate, z.B. Klingelhose, Psychotherapie **medikamentös** → Behandlung von bestehenden HWI **operativ** → Korrektur von Fehlbildungen des Urogenitaltrakt
MS, Diabetes mit autonomer PNP, Anticholinergika, BPH neurolog. Status, tastbare Resistenz E'lyte, Krea, GFR, Hst, ggf. PSA Urodynamik	Wiederherstellung d. Blasenfunktion durch Blasentraining **operativ** → Beseitigung d. Abflusshindernisses (Blasensteine, Prostatavergrößerung) **medikamentös** → Parasympatholytika
Rückenmarksschädigungen oberhalb S2–S5, kein Harndrang! Auslösen d. Reflexes durch zufällige Reize (z.B. leichtes Beklopfen d. Unterbauchs) Video-Urodynamik, MRT WS, EMG Beckenboden	**symptomatisch** → intermittierender Selbstkatheterismus, Blasentraining zur Steuerung d. Entleerungsreflexes **medikamentös** → Anticholinergika, Blockade d. Nervenendigungen in der Blasenwand mit Botulinumtoxin **operativ** → Implantation eines Blasenschrittmachers
Z.n. OP, CED sichtbare Öffnung MRT Becken EUS, Sondierung	 operative Sanierung

8.3 Harntransportstörungen

Erstmaßnahmen

Anamnese: Beginn und Verlauf, Miktion (Menge, Farbe, Frequenz), Trinkgewohnheiten, Durst, Vor- und Begleiterkrankungen (neurologische Erkrankungen), OPs, Medikamente

Untersuchung: Hautkolorit (Blässe), Ödeme, Puls, RR, Temperatur, Inspektion/Auskultation/Perkussion/Palpation d. Abdomens, Druckschmerzhaftigkeit des Nierenlagers, digital-rektale Palpation der Prostata

Leit- und Begleitsymptome		Verdachtsdiagnosen
Startverzögerung, Nachträufeln, Restharngefühl, Harnverhalt, Pollakisurie, Nykturie, abgeschwächter Harnstrahl	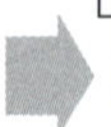	benignes Prostatasyndrom (BPS)
rezidivierende HWI		vesikoureteraler Reflux (VUR)
Hypertonie, rezidivierende HWI, Schmerzen		Nierenbeckenabgangsstenose
rezidivierende HWI	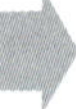	Megaureter
neurologische Störungen je nach Grunderkrankung		neurogene Blase
Spätsymptome: Harnverhalt, Hämaturie, Knochenschmerzen (Metastasen)		Prostata-CA

Definition

Störung des Harnabflusses

Labor: Diff.-BB, CRP, BSG, E'lyte, Krea, Hst, Urin (Sediment, Kultur, Zytologie)
Bildgebung/Funktionsdiagnostik: Sono d. Nieren und ableitenden Harnwege

Spezifische Diagnostik	Spezifische Therapie
Adipositas, höheres Lebensalter Erfassung des IPSS: je 0–5 Punkte in den Symptomen Nykturie, Pollakisurie, Restharngefühl, verzögerter Miktionsbeginn, abgeschwächter Harnstrahl, unterbrochener Harnstrahl, Probleme, die Miktion zu verzögern Einteilung: 0–7 mild, 8–19 moderat, 20–35 schwer PSA Uroflowmetrie transrektaler Ultraschall	richtet sich nach Leidensdruck, klinischem Bild und Progressionsrisiko (erhöht bei hoher Restharnmenge, hohem Alter, ausgeprägten Symptomen [hoher IPSS], hohem Prostatavolumen) bei geringem Leidensdruck: kontrolliertes Abwarten ⟶ Lebensstiländerung (1500 ml Flüssigkeitsaufnahme/Tag, Vermeiden diuretisch wirkender Lebensmittel [Kaffee/Alkohol]) bei höherem Leidensdruck: medikamentöse Therapie ⟶ α-Blocker, 5α-Reduktasehemmer (Finasterid), Phytotherapeutika (Kürbissamenextrakt, Brennnesselwurzel) bei rez. HWI/Harnverhalt/Harntraktdilatation: interventionelle Therapie ⟶ TUR-P, Adenomenukleation (nach Freyer oder nach Millin) oder Greenlight-Laser (wenn nicht OP-geeignet), ggf. HIFU
Familienanamnese für VUR Nierenfunktionsszintigrafie MCU, Zystoskopie, Video-Urodynamik	Reflux < Grad 4: hohe Spontanheilungsrate **konservativ** ⟶ Dauerantibiose zur Prophylaxe (Trimethoprim/Sulfamethoxazol-Präparate, Amoxicillin, Cephalosporine oder Nitrofurantoin), dreizeitige Miktion, engmaschige Kontrollen **interventionell** (bei Reflux ≥ Grad 4, Verschlechtern der Nierenfunktion) ⟶ endoskopisch: Unterspritzen des Harnleiterostiums, offen operativ: Harnleiterneuimplantation
Nierenfunktionsszintigrafie oder funktionelle MR-Urografie	Beobachtung bei asymptomatischem Verlauf **operativ** ⟶ Nierenbeckenplastik nach Anderson-Hynes, bei langstreckiger Stenose: Technik nach Culp
Nierenfunktionsszintigrafie oder funktionelle MR-Urografie MCU, Zystoskopie, Video-Urodynamik (z.A./z.N. eines refluxiven Megaureters)	**konservativ** ⟶ sonografische Verlaufskontrollen, Low-dose-Antibiose zur Infektionsprophylaxe im 1. LJ, ggf. Spontanrückbildung (möglich bei nicht-refluxivem Megaureter!) **operativ** (bei rezidivierenden HWI oder reduzierter Partialfunktion < 40%) bei refluxivem Megaureter ⟶ Resektion des obstruktiven Segments
angeborene/erworbene Rückenmarksschädigungen (Meningomyelozele, Querschnittslähmung, Spina bifida, Rückenmarkstumor, Bandscheibenvorfall, Apoplex, M. Parkinson) MRT WS, cMRT Video-Urodynamik	Einmalkatheterismus **medikamentös** ⟶ Anticholinergika (Senkung des Blasendrucks zur Prophylaxe von Nierenschäden) **invasiv** ⟶ Blaseninstillation mit Resiniferatoxin, äußere Elektrostimulation, Einspritzung von Botulinumtoxin in die Blasenmuskulatur **operativ** ⟶ Implantation von Blasenschrittmacher (Neurostimulatoren), Darmersatzblase
Familienanamnese f. Prostata-CA, RF: fettreiche, kalorienreiche und vitaminarme Ernährung Abklopfen d. WS (Metastasen) PSA, PSA-Verdopplungszeit, PSA-Anstiegsgeschwindigkeit (cave: Blutentnahme vor rektaler Untersuchung, da sonst falsch positive PSA-Werte!), Histologie: Gleason-Score Staging: Sono Abdomen, ggf. zusätzlich: Knochenszintigrafie, MRT des kleinen Beckens Prostatastanzbiopsie (transrektal sonografiegesteuert), Staging: transrektaler Ultraschall, ggf. laparoskopische pelvine Lymphadenektomie	**konservativ** ⟶ Wait and See bei Patienten > 65. LJ mit Begleiterkrankungen **operativ** ⟶ radikale Prostatektomie mit Lymphadenektomie, alternativ laparoskopische radikale Prostatektomie, bei metastasiertem CA ggf. Orchiektomie **Radiatio** ⟶ externe Strahlentherapie, Brachytherapie **bei metastasiertem CA** ⟶ GnRH-Agonisten oder GnRH-Antagonisten, ggf. + Antiandrogene, + Chemotherapie (Docetaxel), bei Progression: Abirateron oder Enzalutamid

8.4 Harnverfärbung bzw. -trübung

Erstmaßnahmen

Anamnese: Beginn und Verlauf, Miktion (Menge, Farbe, Frequenz), Trinkgewohnheiten, Durst, Vor- und Begleiterkrankungen (Stoffwechselkrankheiten), OPs, Medikamente

Leit- und Begleitsymptome		Verdachtsdiagnosen
wolkige Trübung am Boden des Röhrchens Dysurie, Pollakisurie, Hämaturie, Algurie, Strangurie, ungewollter Urinverlust, suprapubische Schmerzen	→	Bakteriurie, Zystitis
farbloser bis hellgelber Harn Polyurie, Polydipsie, Gewichtsverlust, Visusabnahme, Müdigkeit, Foetor ex ore (acetonartig), Appetitlosigkeit, Exsikkose, abdominelle Beschwerden, Leistungsminderung, Muskelschwäche, Juckreiz, Antriebsarmut		DM Typ 1 (Erstmanifestation)
dunkelgelber, orangefarbener Harn Oligurie, Anurie, Hyperventilation, Juckreiz, Foetor ex ore, Vigilanzminderung		akutes Nierenversagen
dunkelbrauner Harn Ikterus, entfärbter Stuhl		posthepatische Cholestase (Verschlussikterus), intrahepatische Cholestase (hepatischer Ikterus)
schwarzer Harn Schwarzverfärbung von Nase, Ohren, Augen, Schwellungen und Schmerzen der großen Gelenke		Alkaptonurie

Definition unphysiologische Färbung des Harns (physiol.: hell- bis dunkelgelb, durchsichtig, klar)

Untersuchung: Hautkolorit (Blässe), Ödeme, Exsikkose, Puls, RR, Temperatur, Inspektion/Auskultation/Perkussion/Palpation d. Abdomens, Druckschmerzhaftigkeit d. Nierenlagers, digital-rektale Palpation d. Prostata, rektale (vaginale) Untersuchung

Labor: Blut → Diff.-BB, CRP, BSG, E'lyte, Krea, Hst, Kreatininclearance, Urin → Sediment, Kultur, Zytologie

Bildgebung/Funktionsdiagnostik: Sono d. Nieren und ableitenden Harnwege

Spezifische Diagnostik	Spezifische Therapie
Antibiogramm i.v. Urogramm, MCU Zystoskopie	**Bakteriurie** → Antibiose nur bei Symptomatik **Zystitis** → Antibiose
Z.n. Virusinfektion Familienanamnese für DM, D. insipidus Gefäßstatus, neurologische/augenärztliche Untersuchung Glu, HbA1c, oGTT, C-Peptid, Ketonkörper (β-Hydroxybutyrat, Acetoacetat, Aceton), Auto-AK (IAA, GADA, IA-2A), Trigl, HDL, LDL, GOT, GPT, Bili, BGA	Flüssigkeitssubstitution, K-Substitution, Insulintherapie (zuerst i.v., dann s.c.), Diabetesschulung, intensive Ernährungsberatung, pschosoziale Betreuung, Pankreas- oder Inselzelltransplantation
DM, Herz-/Nierenerkrankungen, NSAR, Gentamicin Inspektion: Ödeme wiederholte RR-Messungen Bestimmung der fraktionellen Na-Exkretion (FE_{Na}) - GFR - venöser pH-Status - CK - ggf. LDH, Hämolyseparameter Doppler- und Duplexsonografie der Nieren, radiologische Nierenleeraufnahme, Nierenszintigrafie, CT Abdomen (cave: KM) Nierenbiopsie	intensivmedizinische Überwachung, Blasenkatheter, Flüssigkeitsgabe und -bilanzierung, Schleifendiuretika, Hämofiltration, Dialyse, Infektionsprophylaxe **intrarenale Ursache** → systemische Immunsuppression, Absetzen des auslösenden Medikaments **postrenale Ursache** → Beseitigung der Abflussstörung, ursächlich oder durch Einlage von Stents in die Ureteren
Erkrankungen von Gallenblase, Leber, Pankreas, Alkohol, Drogen Blut → GOT, GPT, AP, γ-GT, LAP, BGA, direktes/indirektes Bili, Virusserologie Urin → Urobilinogen, Bili, ggf. Tumormarker, CA 19-9, CEA Sono Abdomen, MRCP Leberbiopsie, ERCP, ggf. Laparoskopie	**posthepatische Cholestase (Verschlussikterus)** → Beseitigung des Abflusshindernisses, z.B. Choledocholithiasis **intrahepatische Cholestase (hepatischer Ikterus)** → Behandlung der Grunderkrankung (Virushepatitis, Leberzirrhose)
Familienanamnese, chronische Phenolzufuhr bei Zugabe von Basen (z.B. NaOH) zum Harn färbt sich dieser schwarz, humangenetische Untersuchung Rö schmerzende Gelenke	keine kausale Therapie bekannt, **symptomatisch** → Physiotherapie

8.5 Hämaturie

Erstmaßnahmen

Anamnese: Beginn und Verlauf, Miktion (Menge, Farbe, Frequenz), Trinkgewohnheiten, Durst, Trauma (Schläge in das Nierenlager), Vor- und Begleiterkrankungen, OPs, Blasenkatheter, Medikamente (Rifampicin, Methyldopa, Antikoagulanzien), spezielle Nahrungsmittel (rote Bete), letzte Menstruation, hämorrhagische Diathese

Leit- und Begleitsymptome		Verdachtsdiagnosen
asymptomatisch	→	falsch positiv
prärenal		
Blutungsneigung, Nasenbluten Hämatome/petechiale Blutungen/Gelenkblutungen	→	hämorrhagische Diathese/ Überdosis oraler Antikoagulanzien
renal		
Makrohämaturie Schmerzen, Fieber, Dysurie	→	Pyelonephritis, hämorrhagische Zystitis
Mikro- oder Makrohämaturie Hypertonie, Ödeme, Fieber, Schmerzen in der Lendenregion	→	Glomerulonephritis, z.B. akute postinfektiöse GN
schmerzlose Makrohämaturie B-Symptomatik, dumpfer Schmerz im Rücken	→	Nierentumor (Nierenzell-CA, Nephroblastom)
Mikro-/Makrohämaturie Schwäche, subfebrile Temperaturen, Husten, produktiver Husten, LK-Schwellung, B-Symptomatik	→	Nierentuberkulose
postrenal		
Dysurie, Pollakisurie, Unterbauchschmerzen	→	hämorrhagische Zystitis
Makrohämaturie Flankenkolik, Stuhl-/Windverhalt, Übelkeit, Erbrechen, Unruhe		Urolithiasis
schmerzlose Makrohämaturie Dysurie, B-Symptomatik		Urothel-CA

Definition

Blut im Urin
Makrohämaturie → sichtbares Blut im Urin
Mikrohämaturie → nur mikroskopisch nachweisbares Blut im Urin

Untersuchung: Hautkolorit (Blässe), Ödeme, Puls, RR, Temperatur, Inspektion/Auskultation/Perkussion/Palpation d. Abdomens, Druckschmerzhaftigkeit des Nierenlagers, digital-rektale Palpation der Prostata, rektale (vaginale) Untersuchung, Drei-Gläser-Probe zur Bestimmung des Zeitpunkts der Hämaturie

Labor: Blut → Diff.-BB, CRP, BSG, E'lyte, Krea, Hst, Kreatininclearance, INR/Quick, PTT,
Urin → Sediment, Kultur, Zytologie

Bildgebung/Funktionsdiagnostik: Sono der Nieren und ableitenden Harnwege

Spezifische Diagnostik	Spezifische Therapie
Nahrungsmittel (Rote Bete, Brombeeren), Medikamente (Sulfonamide, Rifampicin, Methyldopa), vaginale Blutung, Muskeltrauma (Myoglobinurie)	**keine Therapie**
Medikamentenanamnese (Marcumar), Familienanamnese, Gelenkblutungen	Therapie der Grunderkrankung
häufige HWI, Dysurie, gastrointestinale Beschwerden Nierenlager klopfschmerzhaft	Bettruhe, viel trinken, Spasmolytika, bei hohem Fieber evtl. Antipyretika; Antibiotika: Gyrasehemmer/Aminopenicilline/Ceftriaxon
Streptokokken-Tonsillitis, Weichteilinfekt Inspektion von Mund und Rachen ASL-/Anti-DNAse-B-Titer, Rachenabstrich C_3-Komplement ↓ Urin: nephritisches Sediment, Akanthozyten Nierenbiopsie	Bettruhe, Schonung **medikamentös** → Penicillin, bei Ödemen Schleifendiuretika, bei Hypertonie ACE-Hemmer, ggf. Kortikoide, Dialyse **operativ** → Tonsillektomie (Herdsanierung)
Familienanamnese, Trichlorethen-, Blei-, Cd-Exposition, Rauchen tastbarer Nierentumor Ca, AP, EPO CT Thorax/Abdomen, ggf. MRT Biopsie zurückhaltend	**Nierenzell-CA** → Resektion/Immuntherapie **Nephroblastom** → neoadjuvante Chemo, erweiterte Nephrektomie, Entfernung solitärer Metastasen, Chemotherapie, Radiatio
Tbc in Anamnese (Latenz zur Organmanifestation bis zu 20 Jahre) Mendel-Mantoux-Test, Quantiferon-Test, Rö Thorax, bakteriologische Urinuntersuchung an 3 aufeinanderfolgenden Tagen	Tuberkulostatika: Isoniazid + Rifampicin + Pyrazinamid + Ethambutol für 2 Monate, danach weitere 4 Monate nur Isoniazid + Rifampicin
MCU bei Kindern	Blasenkatheter entfernen! **symptomatisch** → Wärme, Spasmolytika, Analgetika, 3–4 l Flüssigkeit/Tag **antibiotisch** → kalkulierte Antibiose (Gyrasehemmer über 5 Tage) **operativ** → bei vesikourethralem Reflux
häufiger Genuss von Rhabarber oder Roter Bete (hoher Oxalsäuregehalt), RF: geringe Trinkmenge, Immobilisation, eiweißreiche Ernährung Subileus Blut → Ca, Hsre Urin → Ca, Hsre, Oxalat, Ph, Zystin, Steinanalyse Urografie, Spiral-CT, MR-Urografie Zystoskopie	Erhöhung der Flüssigkeitszufuhr (oral, i.v.), ausreichend körperliche Bewegung (hüpfen) **medikamentös** → Analgetika (Novalgin, Pethidin), Spasmolyse (Butylscopolamin) **invasiv** → ESWL, PNL, Ureteroskopie mit Steinextraktion, Nephrostomiekatheter
Cd, aromatische Amine, Cyclophosphamid, Rauchen, Bilharziose CT Thorax/Abdomen/Becken mit Urografie Zystoskopie und transurethrale Biopsie	TUR und lokale Instillation von Chemotherapeutika, Ureteronephrektomie/radikale Zystektomie; systemische Immun-/Chemotherapie

8.6 Schmerzhafte Miktion (Algurie)

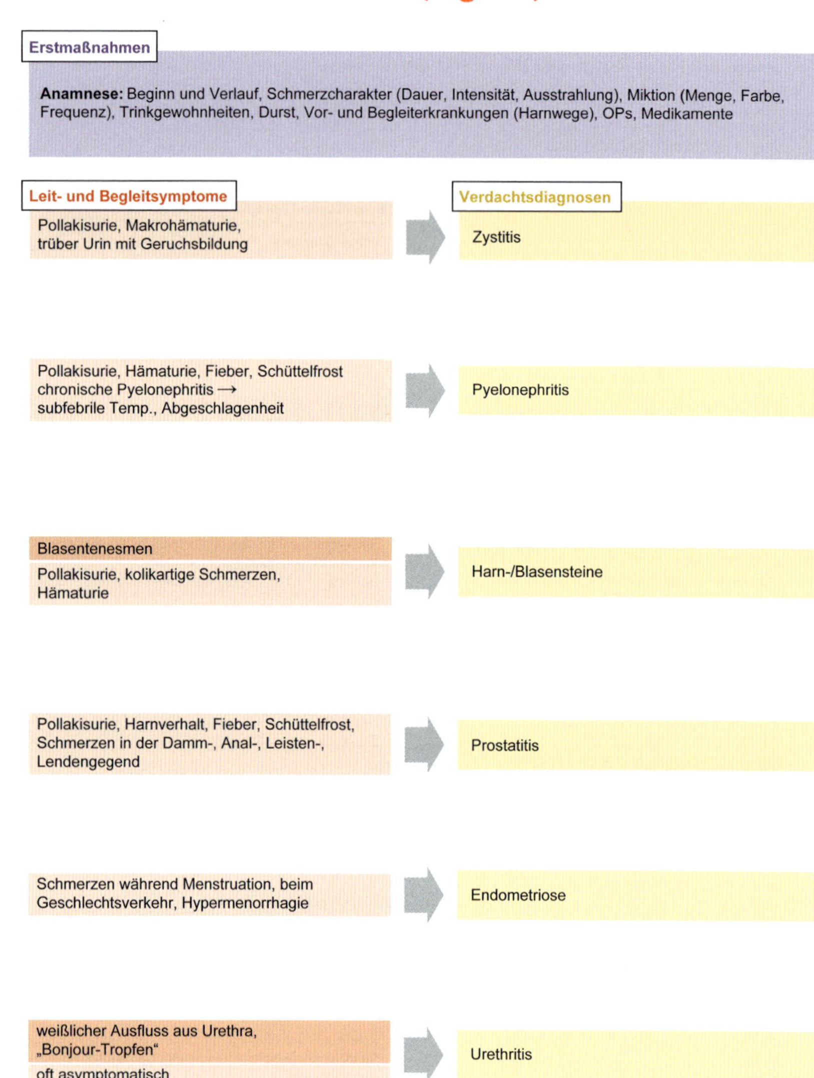

Definition

erschwertes, schmerzhaftes Wasserlassen

Untersuchung: Puls, RR, Temperatur, Auskultation/Palpation/Perkussion d. Abdomens, Druckschmerzhaftigkeit d. Nierenlagers, digital-rektale Palpation d. Prostata, rektale (vaginale) Untersuchung

Labor: Urinstatus mit -sediment, -kultur, -zytologie

Bildgebung/Funktionsdiagnostik: Sono der ableitenden Harnwege

Spezifische Diagnostik	Spezifische Therapie
Diabetes, Schwangerschaft, Menopausenstatus, sexuelle Aktivität	Wärme, reichliche Flüssigkeitszufuhr **medikamentös** ⟶ Antibiotika (z.B. Fosfomycin, Nitrofurantoin) Goldrute, Bärentraubenblätter
frühere Episoden, DM, Fehlbildungen der Harnwege Klopfschmerz im Bereich des Nierenlagers Blut ⟶ BB, E'lyte, CRP, BSG, Krea, Hst, Kreatininclearance, BK i.v. Urogramm, MCU	**medikamentös** ⟶ Gyrasehemmer, Cephalosporine, Anpassung der Antibiose nach Antibiogramm **operativ** ⟶ Entfernung v. Harnabflusshindernissen, Antirefluxplastik
RF: geringe Trinkmenge, BPH Blut ⟶ BB, CRP, BSG, E'lyte, Ca, Ph, PTH, Hsre, Krea, Hst Urin ⟶ Ca, Hsre, Oxalat, Ph, Zystin, Steinanalyse Low-dose-CT ohne KM Zystoskopie	Erhöhung der Flüssigkeitszufuhr, ausreichend körperliche Bewegung **medikamentös** ⟶ Analgetika (Metamizol, Pethidin), α-Blocker **invasiv** ⟶ ESWL von Harnsteinen in Nierenbecken u. Harnleiter, transurethrale Lithotripsie, Zystotomie
RF: BPH druckschmerzhafte Prostata Blut ⟶ BB, E'lyte, CRP, BSG, Krea, Hst, PSA Sono Prostata (transrektal)	Katheterisierung bei Harnverhalt **medikamentös** ⟶ Gyrasehemmer, Ceftriaxon + Azithromycin bei Gonorrhö
OPs am Uterus, Infertilität, Familienanamnese für Endometriose gynäkol. Sono, MRT Becken Laparoskopie, Zystoskopie, Rektoskopie	**operativ** ⟶ Entfernung der Endometrioseherde thermisch/operativ **Hormontherapie** ⟶ Gestagene +/- Östrogen, GnRH-Agonisten **Schmerztherapie** ⟶ Buscopan, NSAR
Promiskuität, bekannte Infektion beim Sexualpartner Morgenurin untersuchen (Leukozyturie), Urethral-/Zervixabstrich und Erregerdiagnostik (häufig Chlamydien, Gonokokken)	**allgemein** ⟶ viel trinken, vorübergehend sexuelle Enthaltsamkeit, Aufklärung über Sexualhygiene **Chlamydien** ⟶ Makrolide/Doxycyclin **Trichomonaden** ⟶ Metronidazol **Gonokokken** ⟶ Ceftriaxon + Azithromycin Partner mitbehandeln!

8.7 Oligurie/Anurie

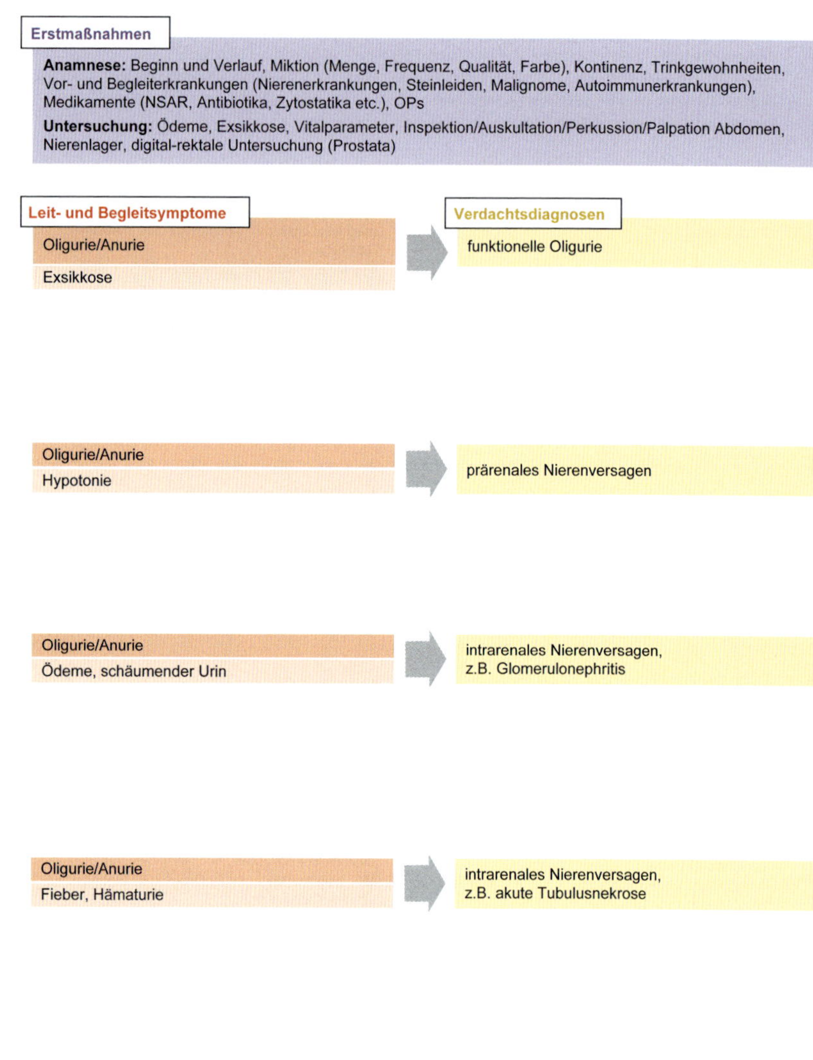

Definition

von der Niere produzierte Urinmenge < 400 ml/24 h (Oligurie) bzw. < 100 ml/24 h (Anurie)

Labor: E'lyte (Na^+, K^+, Cl^-, Ca^{2+}, PO_4^-), BGA, Krea, Hst, BB, CRP, Urinsediment, 24-h-Sammelurin: Na, Protein, fraktionelle Na-Exkretion, Urin-/Plasmaosmolalität, Urin-/Plasma-Krea

Bildgebung/Funktionsdiagnostik: Sono der Nieren und ableitenden Harnwege inkl. Duplex Nierengefäße

Spezifische Diagnostik	Spezifische Therapie
langes Dursten stehende Hautfalten, trockene Schleimhäute Hst erhöht, Krea normal/wenig erhöht, Urinosmolalität > 1000 mosm/kg	Flüssigkeitssubstitution
Schock, Fieber, starkes Schwitzen, Diarrhö, protrahierte Emesis, Verbrennung, Sepsis, hepatorenales Syndrom, Herzinsuffizienz Krea Urin/Plasma > 15, Urin-Na < 10 mmol/l, Urinosomolalität < 600 mosm/kg, FE_{NA} < 1 ZVD	**ANV allgemein** → Bilanzierung, Absetzen aller Nephrotoxine, ggf. Diuretika, Azidoseausgleich **prärenales ANV** → Volumen, Inotropika, Vasopressoren
Racheninfekt vor 1–2 Wochen, Kopfschmerzen, evtl. Fieber Krea Urin/Plasma < 15, Urin-Na > 30 mmol/l, Urinosmolalität < 600 mosm/kg, FE_{NA} > 1 Nierenbiopsie	Bettruhe, salz- und eiweißarme Kost, ACE-Hemmer
Medikamente (Rö-KM, Aminoglykoside, Tacrolimus), multiples Myelom, Polytrauma, Verbrennung, Tumorlyse Krea Urin/Plasma < 15, Urin-Na > 30 mmol/l, Urinosmolalität < 600 mosm/kg, FE_{NA} > 1, CK, Myoglobin, LDH, Haptoglobin, direktes Bili, Elektrophorese, Hrse, ANA, ANCA, C_3, C_4 Nierenbiopsie	Nephrotoxin-Elimination **Rhabdomyolyse** → forcierte alkalische Diurese **Tumorlyse** → Rasburicase/Allopurinol **absolute Indikationen zur Hämodialyse** → Azidose (ph < 7,1), Hyperkaliämie (> 6,5 mmol/l), Lungenödem und Perikarderguss
Harnverhalt, vorausgegangene Hämaturie (Koagel), Prostatahyperplasie suprapubisch palpable Resistenz PSA (frei/total) ggf. CT	**Harnableitung** transurethral/suprapubisch

9 Geschlechtsorgane

9.1 Irreguläre Genitalblutungen

Erstmaßnahmen

Anamnese: Beginn und Verlauf, Stärke, Zeitraum, Farbe, Trauma (Verletzung, Vergewaltigung), Zyklusanamnese (Menarche, Menopause), mögliche Schwangerschaft, gynäkol. Anamnese (Schwangerschaften, Aborte, Geburten), Verhütungsmethode, Geschlechtskrankheiten (STD), Medikamente (Kontrazeptiva, Antikoagulanzien, ASS), Vor- und Begleiterkrankungen, OPs, Alkohol, Nikotin, Drogen, psychosoziale Anamnese

Leit- und Begleitsymptome		Verdachtsdiagnosen
länger anhaltende Dauerblutung und/oder bedrohliche Blutungsstärke ggf. von der normalen Länge abweichendes Zyklusintervall		dysfunktionelle Blutung (Polymenorrhö, Menorrhagie, Hypermenorrhö, Metrorrhagie, Menometrorrhagie)
verlängerte, verstärkte Menses Anämiesymptome (Blässe, Palpitationen, Schwindel), Schmerzen im Unterleib, Obstipation, Dysurie, Dyspareunie	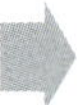	Uterus myomatosus
Blutung während der Schwangerschaft Einsetzen von Wehen, Fieber, Schüttelfrost	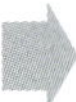	Abort
menstruationsähnliche Blutung einseitige, starke krampfartige Unterbauchschmerzen, Schulterschmerzen, Erbrechen		Extrauteringravidität (EUG)
Blutung abhängig von der Art der Verletzung Verletzungen durch Gewalteinwirkung, Abwehrverletzungen		Z.n. Vergewaltigung
Zwischenblutungen, Kontaktblutungen (beim Koitus) fleischwasserfarbiger, süßlich riechender Ausfluss		Zervix-CA

Definition

Blutungen, die von der regulären Menstruationsblutung abweichen

Untersuchung: Palpation d. Leisten-LK, Palpation d. Abdomens auf Resistenzen im Unterleib, gynäkol. Untersuchung, Sono transvaginal

Therapie: ggf. Fe-Substitution oral oder parenteral, in schweren Fällen Gabe von EKs (Behandlung einer schweren Anämie)

Spezifische Diagnostik	Spezifische Therapie
Zeitpunkt d. Absetzens von Ovulationshemmern BB, Serumferritin-Spiegel, Gerinnungsstatus, β-HCG, TSH, Prolaktin, Progesteron diagnostische Kürettage, Endometriumbiopsie	NSAR, Tranexamsäure, Hormontherapie (orale Kontrazeptiva, Gestagene), therapeutische Kürettage, Endometriumablation
Familienanamnese für Myome Resistenz im Unterbauch Diff.-BB	**konservative Therapie** → NSAR, Kontrazeptiva, GnRH-Analoga **operativ** → laparoskopische oder laparotomische Myomenukleation
SSW, bisheriger Verlauf der Schwangerschaft, Noxen, Stress Diff.-BB, CRP, BSG, BK, Serologie, Erregernachweis, Antibiogramm, β-HCG CTG	**Abortus imminens** → Bettruhe, Koitusverbot, Tokolytika (ab 16. SSW), β-HCG- und Ultraschallkontrollen **Abortus incompletus/completus** → in frühen Stadien: Kürettage in späten Stadien: wehenfördernde Mittel **Abortus febrilis** → zusätzlich Antibiose **rezidivierende Aborte** → humangenetische Beratung
Spirale, Adnexitis, Abort, Z.n. EUG RR, Puls BB, CRP, BSG, β-HCG Sono transvaginal („leerer Uterus") Laparoskopie	**operativ** → laparoskopische oder laparotomische Entfernung der Embryoanlage **adjuvant** → bei rh-negativen Frauen Anti-D-Immunglobuline
genauer Hergang sorgfältige klinische Untersuchung des ganzen Körpers, Fotodokumentation der Verletzungen aus forensischen Gründen Rechtsmedizin: DNA-Analyse des Spermas und anderer biologischer Spuren (Hautreste, Speichel)	psychologische Betreuung **medikamentös** → prophylaktische Antibiotikagabe **operativ** → Blutstillung, ggf. Verschluss eines Dammrisses
RF: früher erster Geschlechtsverkehr, häufiger Partnerwechsel, mangelnde Hygiene Diff.-BB, CRP, BSG, engmaschige Abstrichuntersuchung, Tumormarker für Verlaufskontrolle (SCC, CEA) Staging Kolposkopie mit Biopsie	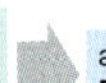 ausgedehnte Tumor-OP/Radiatio/Chemotherapie **Prophylaxe** → HPV-Impfung

9.2 Amenorrhö

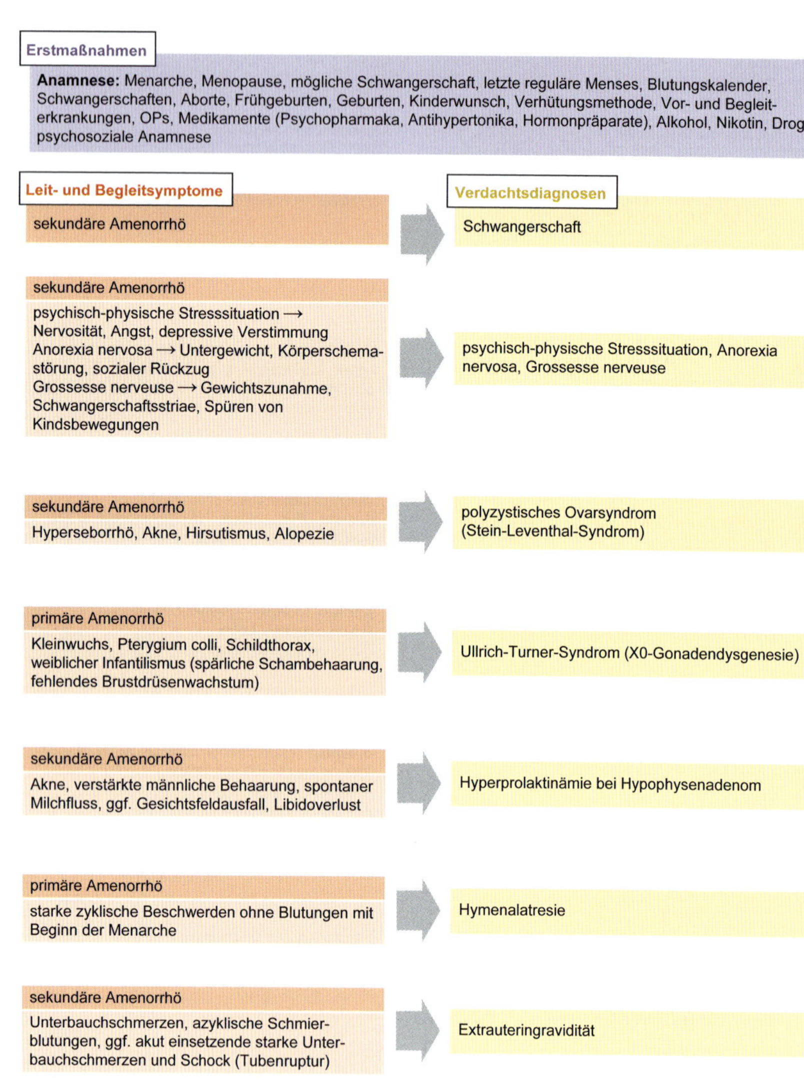

Erstmaßnahmen

Anamnese: Menarche, Menopause, mögliche Schwangerschaft, letzte reguläre Menses, Blutungskalender, Schwangerschaften, Aborte, Frühgeburten, Geburten, Kinderwunsch, Verhütungsmethode, Vor- und Begleiterkrankungen, OPs, Medikamente (Psychopharmaka, Antihypertonika, Hormonpräparate), Alkohol, Nikotin, Drogen, psychosoziale Anamnese

Leit- und Begleitsymptome	Verdachtsdiagnosen
sekundäre Amenorrhö	Schwangerschaft
sekundäre Amenorrhö psychisch-physische Stresssituation → Nervosität, Angst, depressive Verstimmung Anorexia nervosa → Untergewicht, Körperschemastörung, sozialer Rückzug Grossesse nerveuse → Gewichtszunahme, Schwangerschaftsstriae, Spüren von Kindsbewegungen	psychisch-physische Stresssituation, Anorexia nervosa, Grossesse nerveuse
sekundäre Amenorrhö Hyperseborrhö, Akne, Hirsutismus, Alopezie	polyzystisches Ovarsyndrom (Stein-Leventhal-Syndrom)
primäre Amenorrhö Kleinwuchs, Pterygium colli, Schildthorax, weiblicher Infantilismus (spärliche Schambehaarung, fehlendes Brustdrüsenwachstum)	Ullrich-Turner-Syndrom (X0-Gonadendysgenesie)
sekundäre Amenorrhö Akne, verstärkte männliche Behaarung, spontaner Milchfluss, ggf. Gesichtsfeldausfall, Libidoverlust	Hyperprolaktinämie bei Hypophysenadenom
primäre Amenorrhö starke zyklische Beschwerden ohne Blutungen mit Beginn der Menarche	Hymenalatresie
sekundäre Amenorrhö Unterbauchschmerzen, azyklische Schmierblutungen, ggf. akut einsetzende starke Unterbauchschmerzen und Schock (Tubenruptur)	Extrauteringravidität

Definition

Ausbleiben der Menstruation
primäre Amenorrhö → fehlende Menstruationsblutung bis zur Vollendung des 18. LJ (normales Menarchealter 13,5 ± 1 LJ)
sekundäre Amenorrhö → Ausbleiben der Regelblutung länger als 3 Monate, nachdem schon regelmäßige Zyklen stattgefunden haben

Untersuchung: Größe, Gewicht, BMI, Fettverteilung, Behaarungstyp, Brustentwicklung, Virilisierungserscheinungen, gynäkol. Untersuchung, Basaltemperaturmessung
Labor: BB, E'lyte, β-HCG (z.A. Frühschwangerschaft)
Bildgebung/Funktionsdiagnostik: Sono vaginal

Spezifische Diagnostik	Spezifische Therapie
β-HCG-Bestimmung (Urin + Blut) ggf. Sono	Aufklärung: weiteres Vorgehen abhängig von Patientenwunsch/SSW
Gewichtszu- oder -abnahme, einschneidende Ereignisse (Haft, Todesfall in d. Familie), Abmagerungskuren, übermäßige sportliche Betätigung, psychosoziale Situation Gestagentest, Östrogentest	**psychisch-physische Stresssituation** → Stressabbau, Entspannungstechniken **Anorexia nervosa** → Verhaltenstherapie, Psychotherapie **Grossesse nerveuse** → Aufklärung über die Situation
Testosteron, Androstendion, DHEAS, PRL, LH/FSH-Quotient > 2 gynäkol. Sono (polyzystische Ovarien)	**kein Kinderwunsch** → antiandrogene Antibabypille z.B. Cyproteronacetat **Kinderwunsch** → Metformin, Clomifen/Gonadotropine, Hormontherapie, Gewichtsreduktion und Ernährungsumstellung
FSH, LH, Östrogen, negatives Kerngeschlecht im Barr-Abstrich, Karyotypisierung (45,X0) gynäkol. Sono (Streak-Gonaden)	Substitution von Östrogenen ab 12. LJ, Aufklärung über Sterilität
PRL basal (mehrfache Messung), TSH (z.A. Hypothyreose), Prolaktinstimulationstest mit TRH oder Metoclopramid cCT/cMRT	**medikamentös** → Dopaminagonist (Bromocriptin, Lisurid), bei Unverträglichkeit: Cabergolin oder Quinagolid **operativ** → bei therapieresistenten Makroadenomen: chirurgische Entfernung des Adenoms
Inspektion des äußeren Genitales: verschlossenes Hymen, durch das bläuliches Blut schimmert	**operativ** → Spaltung bzw. Resektion des Hymens (nach der Pubertät, unter hoch dosiertem Breitbandantibiotikum)
β-HCG-Bestimmung (Urin + Blut) mit wiederholter Messung nach 48 h (unzureichender Anstieg) ggf. gynäkol. Sono (keine Fruchthöhle im Uterus, Raumforderung mit ringförmiger Struktur)	symptomlos: Methotrexat i.v. oder lokal oder Abwarten auf spontanes Absterben der Frucht symptomatisch: Laparoskopie • tubenerhaltend: Absaugen der Frucht/Sectio tubae • nicht tubenerhaltend: Salpingektomie

9.3 Pathologische Mamillensekretion

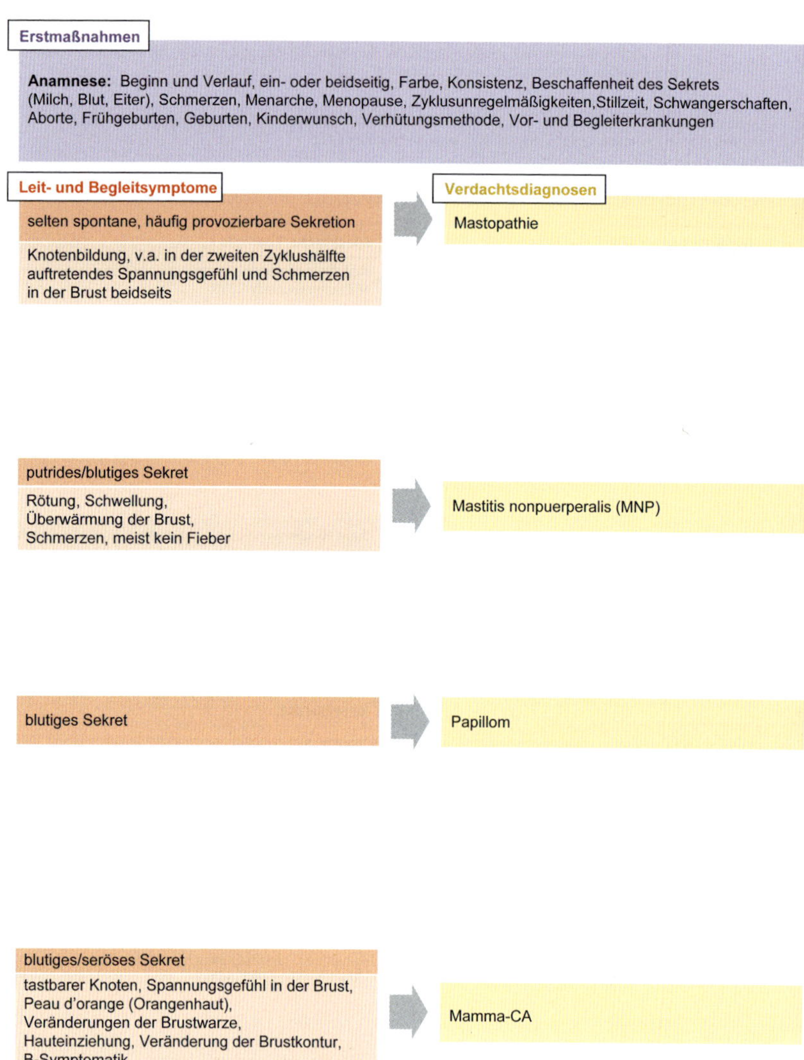

Definition

Flüssigkeitsaustritt (Milch oder andere Sekrete) aus der Brustdrüse außerhalb der Stillzeit

Untersuchung: Inspektion (Rötung, Schwellung), Palpation (manuelle Brustabtastung, Tasten der zervikalen, supraklavikulären und axillären LK)
Labor: Mamillenabstrich
Bildgebung/Funktionsdiagnostik: Sono Mamma, Mammografie, Galaktografie (röntgenologische Kontrastdarstellung des Gangsystems), MRT Mamma
Invasiv: Probeexzision/Stanzbiopsie

Spezifische Diagnostik	Spezifische Therapie
Beschwerden zyklusabhängig Einstufung nach histologischem Befund: Mastopathie I → einfache fibrös-zystische Form Mastopathie II → zusätzlich nicht-atypische Epithelhyperplasien Mastopathie III → zusätzlich atypische duktale oder lobuläre Epithelhyperplasien	physikalische Maßnahmen (Kühlung) **medikamentös** → Gestagenbehandlung lokal/systemisch, Prolaktinhemmer (z.B. Bromocriptin) regelmäßige klinische Kontrollen, bei Mastopathie III jährliche Mammografie und Sono zur Krebsfrüherkennung, ggf. Exzision der knotigen Veränderungen (DD: Mamma-CA)
RF: Verletzungen der Mamille, Rauchen, abgelaufene Stillperiode, Tranquilizer, Ovulationshemmer derbes Infiltrat, Schwellung der ipsilateralen Axillar-LK BB, CRP, BSG, Prolaktin, Erregernachweis aus Mamillensekret Biopsie zur histologischen Begutachtung (Ausschluss inflammatorisches Mamma-CA)	Kühlung **bakterielle MNP** → Antibiose (Clindamycin) **Abszess** → Inzision, Antibiose Prolaktinhemmer (z.B. Bromocriptin) **abakterielle MNP** → Prolaktinhemmer
Tastbefund nur bei größeren Tumoren mit sklerosiertem Stroma Mamillenabstrich: mikroskopische Untersuchung des Brustdrüsensekrets (Sekretzytologie) Histologie: fibroepitheliale Proliferationen Milchgangspiegelung, Stanz- oder Vakuumbiopsie, Feinnadelaspirationszytologie	**operativ** → Milchgangresektion (Exzision eines Gewebezylinders unterhalb der Mamille) bei ausgedehnter Ausbreitung oder atypischer Zellproliferation Entfernung des Drüsenkörpers
pos. Familienanamnese Verschieblichkeit des Knotens gegen Haut und Muskel, Größe und Lage innerhalb der Quadranten, Lebergröße u. -oberfläche, Klopfschmerzhaftigkeit der WS, neurologische Untersuchung Diff.-BB, CRP, BSG, FSH, LH, Gesamtöstrogene, Tumormarker CEA, CA 15-3 (Verlauf) Stadieneinteilung nach der TNM-Klassifikation, Grading, Steroidhormonrezeptorstatus (ER bzw. PgR), HER2, Ki67 Mammografie (Krebsfüßchen, Mikrokalk), MRT Mamma mit KM, Staging: Rö/CT Thorax, Skelettszintigrafie, Sono/CT Abdomen, cMRT sonografisch gesteuerte Stanzbiopsie, bei Vorliegen von Mikrokalk stereotaktisch gesteuerte Vakuumbiopsie, ggf. Axilladissektion	**neoadjuvante Chemotherapie** → Verkleinerung der Tumormasse **operativ** → Ziel: - Tumorentfernung im Gesunden - brusterhaltende Therapie mit nachfolgender Radiatio oder Mastektomie mit Option einer primären oder sekundären Rekonstruktion **adjuvante Therapie** → postoperative Chemo-, Hormon-, Immuntherapie und/oder Bestrahlung

9.4 Schmerzen im Becken- und Dammbereich

Erstmaßnahmen

Anamnese: Beginn (akut/chronisch) und Verlauf, Charakter, Ausstrahlung, Miktion und Defäkation, sexuelle Funktionsstörung, letzte Mahlzeit, Schwangerschaft, Menstruationszyklus, Vor- und Begleiterkrankungen (Appendizitis, CED), Trauma, OPs (gynäkol./urol.), Medikamente, Nikotin, Alkohol, Drogen

Leit- und Begleitsymptome		Verdachtsdiagnosen
krampfartige Schmerzen im Unterbauch, Dysurie Pollakisurie, Makrohämaturie, trüber Urin mit Geruchsbildung, ungewollter Urinverlust	→	Zystitis, Urethritis
Defäktionsschmerz hellrote Blutauflagerungen auf dem Stuhl, Juckreiz, Brennen, Nässen, Inkontinenz, Blutabgang bei Defäkation, stuhlverschmutzte Wäsche, Fremdkörpergefühl im After, Ulzeration	→	Hämorrhoiden
diffuse Unterbauchschmerzen (typischerweise beidseits) Fieber, Fluor, Blutungsstörungen, Dyspareunie	→	gynäkol. Entzündungen (Kolpitis, Zervizitis, Endometritis, Adnexitis, Parametritis)
Schmerz am Damm und während Ejakulation, Schmerz während Defäkation, perianale Schmerzen Pollakisurie, Harnverhalt, Fieber, Schüttelfrost	→	akute bakterielle Prostatitis
chronische oder zyklusabhängige Schmerzen, Defäkationsschmerz Dysmenorrhö, Dyspareunie, Meno-/Metrorrhagie	→	Endometriose
posttraumatische akute Schmerzen Schocksymptomatik, Bewegungsminderung im Hüftgelenk, Beckenschiefstand, Beinlängendifferenz, perianales oder inguinales Hämatom		Beckenringfraktur

9.4 Schmerzen im Becken- und Dammbereich

Definition

Schmerzen mit Hauptprojektionsort Becken, Unterbauch, Genitale oder Perineum

Untersuchung: Puls, RR, Temperatur, Inspektion/Auskultation/Palpation/Perkussion Abdomen, Klopfschmerzhaftigkeit des Nierenlagers, Inspektion/Palpation Perianalgebiet, gynäkol. Untersuchung und DRU, Palpation Prostata u. inguinale LK, Untersuchung knöchernes Becken

Labor: BB, E'lyte, CRP, BSG, INR/Quick, PTT, Krea, Hst, β-HCG, Haemoccult-Test

Bildgebung/Funktionsdiagnostik: Sono Abdomen und Urogenitalbereich

Spezifische Diagnostik	Spezifische Therapie
Hygiene, Verwenden von Tampons, sexuelle Aktivität Kreatininclearance, Urinsediment, Urinkultur, Urinzytologie, Antibiogramm i.v. Urogramm, MCU Zystoskopie	Wärme, reichliche Flüssigkeitszufuhr **medikamentös** → Antibiotika
Obstipation, Ernährung, langes Sitzen, starkes Pressen beim Stuhlgang 1°: von außen nicht sichtbar 2°: Vorfall beim Pressen in den Analkanal 3°: spontaner Vorfall, Reposition möglich 4°: Analprolaps, Reposition nicht möglich Proktoskopie, Rektoskopie, Koloskopie (z.A. Tumor)	physiologische Stuhlregulierung ballaststoffreiche Nahrung, Gewichtsregulation **medikamentös** → Stuhlaufweicher, Salben (Kortikoid/Lokalanästhetikum) **interventionell** → Sklerosierung, Infrarotbehandlung, Gummiringligatur, Arterienligatur Operation: - Hämorrhoidektomie - Hämorrhoidopexie
wechselnde Sexualpartner, IUP, Z.n. Schwangerschaftsabbruch, Scheidenspülungen, STD in der Anamnese Adnexitis → Portioschiebeschmerz, Abwehrspannung im Unterbauch, schmerzhafte vaginale Adnexpalpation Vaginalsekretmikroskopie, Zervixabstrich (mikrobiol./virol. Diagnostik, Erregernachweis, Antibiogramm) ggf. Laparoskopie	Breitspektrumantibiose mit Abdeckung von - Chlamydia trachomatis - Neisseria gonorrhoeae - weitere aerobe und anaerobe Keime aus d. Vagina **Schmerztherapie** → NSAR Untersuchung des Geschlechtspartners
BPH, rezidivierende Harnwegsinfekte druckschmerzhafte Prostata PSA (vor DRU!), Urinsediment, Urinkulturen, Urinzytologie, Ejakulatkultur (fakultativ), BK, Antibiogramm Sono: - Restharnbestimmung - bei V.a. Prostataabszess Sono transrektal ggf. Biopsie	antibiotische Therapie (Fluorchinolone) **Schmerztherapie** → NSAR Katheterisierung bei Harnverhalt Drainage bei Prostataabszess
Familienanamnese, unerfüllter Kinderwunsch Sono transvaginal, Sono Nieren, MRT Becken Laparoskopie mit Biopsie, Zystoskopie, Rektoskopie	**operativ** → thermische oder operative Entfernung der Endometrioseherde **Hormontherapie** → Gestagene, GnRH-Agonisten, Antikonzeptiva **Schmerztherapie** → Buscopan, NSAR
Unfallhergang Prüfung der Stabilität, Stadieneinteilung: 1 → stabile Beckenringfraktur 2 → Instabilität für Rotation 3 → Instabilität für Rotation und in vertikaler Richtung Suche nach zusätzlichen Verletzungen von Gefäßen, Nerven, Darm und Ureteren regelmäßige RR- u. Hb-Kontrolle (mögl. Blutverlust) Rö Beckenübersicht, CT Becken, Ausscheidungsurografie	**1 → konservativ** (Bettruhe, Analgesie, Thromboseprophylaxe) **2 u. 3 → operativ** mittels Plattenosteosynthese, Drahtzerklage (bei Symphysenruptur), Zugschraube, zeitnahe Versorgung v. Verletzungen der ableitenden Harnwege, nur suprapubische Katheterisierung **medikamentös** → Analgetika Physiotherapie

9.5 Gynäkomastie

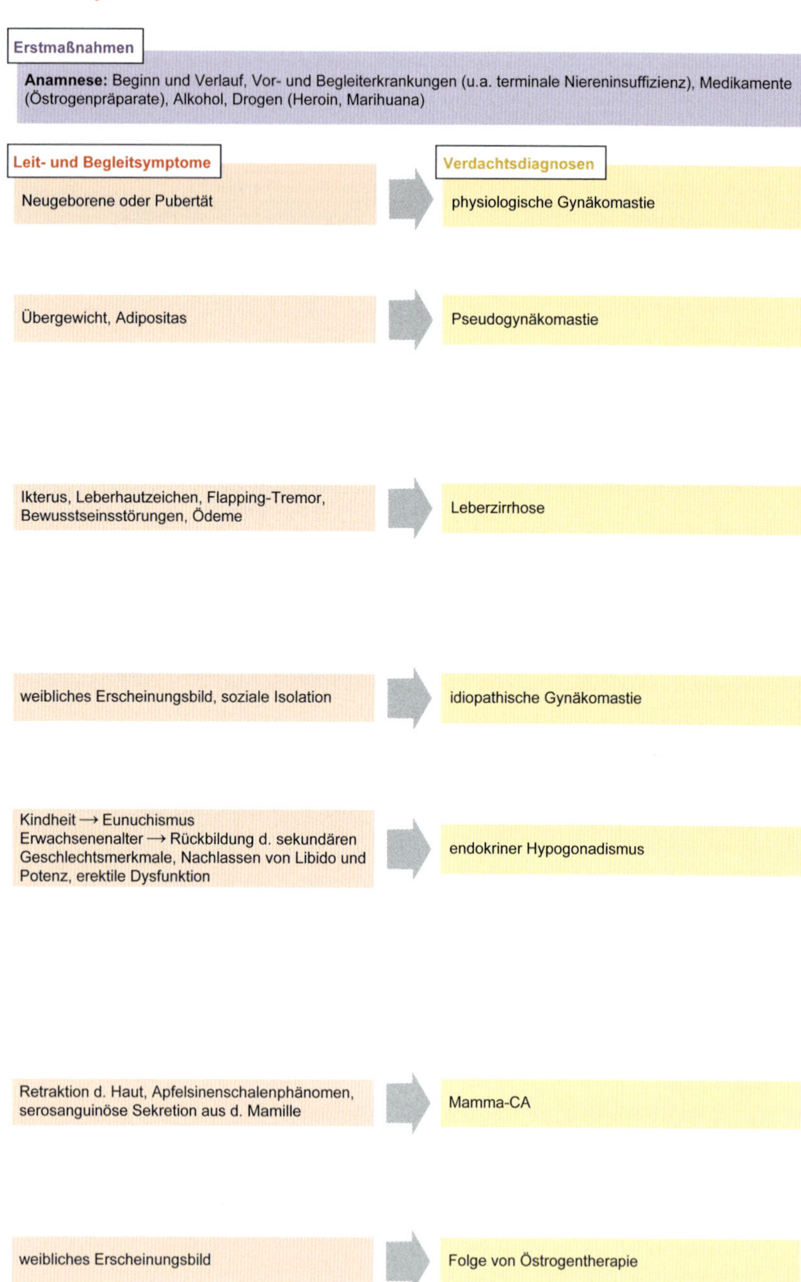

Definition

ein- oder beidseitige Vermehrung des Brustdrüsengewebes beim männlichen Geschlecht

Untersuchung: Inspektion/Palpation, akzessorisches/aberrierendes Brustgewebe, andrologische Genitaluntersuchung (z.A. hormonaktiver Hodentumor)
Labor: Diff.-BB, GOT, GPT, Plasmaöstrogene, Testosteron, LH, Nierenwerte

Spezifische Diagnostik	Spezifische Therapie
zunächst keine spezifische Diagnostik erforderlich	Beobachtung, meist spontane Rückbildung
Ernährungsgewohnheiten Größe, Gewicht, BMI, Messung d. Fettverteilung (Taillenumfang), Bioimpedanzanalyse E'lyte, Glu, oGTT, Chol, HDL und LDL, Trigl, Krea, Albumin/Krea-Ratio, Hsre Sono Mamma	Ernährungstherapie, Bewegungstherapie, Verhaltenstherapie, adjuvante medikamentöse Therapie: Sibutramin (selektive Serotonin- u. Noradrenalin-Wiederaufnahmehemmer), Orlistat (Lipaseinhibitor), Adipositaschirurgie
Alkoholabusus, Hepatitiden Child-Pugh-Kriterien (Stadieneinteilung) CHE, Eiweißelektrophorese, γ-GT, Bili, Ammoniak, Histologie der Biopsate Leberbiopsie	Weglassen aller potenziellen Lebernoxen, ausreichende Kalorienzufuhr, Ausgleich eines Vitaminmangels (Vit. B_1 bei Alkoholismus) **Alkoholismus** → Entzug **Autoimmunhepatitis** → Immunsuppression **chronische Hepatitis** → Hepatitis B: bis Child Pugh A: PEG-Interferon α; ab Child Pugh B oder bei Unverträglichkeit von PEG-Interferon α: Virostatika Hepatitis C: DAA; Sofosbuvir + Ledipasvir oder Velpatasvir Ultima Ratio: Lebertransplantation
Sono Mamma, Sono Hoden (Ausschluss Hodentumor)	Behandlung bei Schmerzhaftigkeit oder Leidensdruck: **medikamentös** → Östrogeninhibitoren (Tamoxifen), Antiöstrogen, schwaches Androgen (Danazol), Aromatasehemmer (Testolacton), Anastrozole **interventionell** → OP
beidseitig erworbene Hodenschädigungen (Torsionen, Radiatio, Mumpsorchitis), Chemotherapie, Radiatio, Hyp- oder Anosmie Pubertätsmerkmale (Stadien nach Tanner), Riechprüfung (V.a. Kallmann-Syndrom) GnRH-Test, DHEAS, Chromosomenanalyse, Genanalyse Sono Mamma, Sono Hoden (z.A. Hodentumor), Knochendichtemessung (z.A. der Komplikation Osteoporose)	**konnatale Anorchie, beidseitig erworbene Hodenschädigungen, Klinefelter-Syndrom** → Testosteronsubstitution **Kallmann-Syndrom** → Substitution von GnRH oder Gonadotropinen
Familienanamnese für Mamma-/Ovarial-CA LK-Status (axilläre LK-Schwellung) CRP, BSG, E'lyte, Krea, Hst, γ-GT, AP, CA 15-3, Histologie d. Biopsate, Immunhistochemie (Nachweis Östrogen-/Progesteron-/Androgenrezeptor) Sono Mamma, Sono Abdomen, Mammografie, MR-Mammografie, Staging Biopsie	Tumorexstirpation, Mastektomie, axilläre Lymphadenektomie, Radiatio, Chemotherapie, ggf. Hormontherapie mit Antiöstrogenen (Tamoxifen), ggf. Trastuzumab
Prostata-CA Sono Mamma	ggf. psychotherapeutische Betreuung, präventiv vor Östrogentherapie: Mamillenbestrahlung

9.6 Schwellung im Skrotalbereich

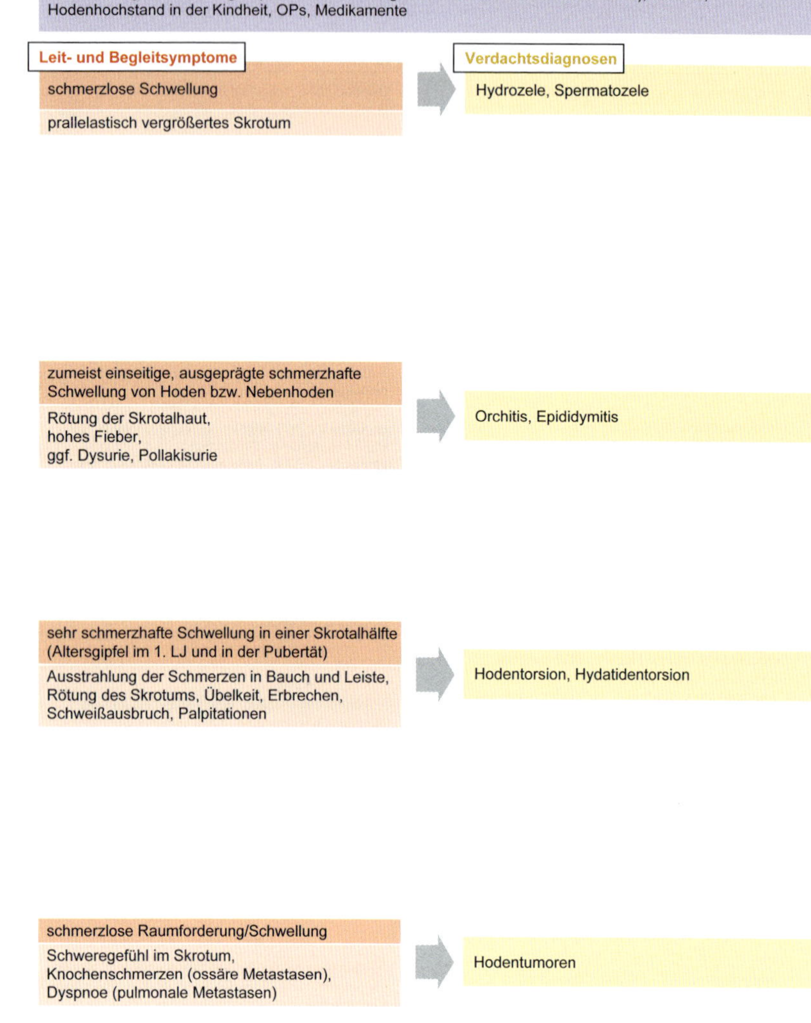

Erstmaßnahmen

Anamnese: Beginn und Verlauf (rasch/langsam progredient), schmerzhaft/schmerzlos, ein-/beidseitig, Vor- und Begleiterkrankungen (frühere Entzündungen des Hodens oder Nebenhodens), Trauma, Hodenhochstand in der Kindheit, OPs, Medikamente

Leit- und Begleitsymptome	Verdachtsdiagnosen
schmerzlose Schwellung prallelastisch vergrößertes Skrotum	Hydrozele, Spermatozele
zumeist einseitige, ausgeprägte schmerzhafte Schwellung von Hoden bzw. Nebenhoden Rötung der Skrotalhaut, hohes Fieber, ggf. Dysurie, Pollakisurie	Orchitis, Epididymitis
sehr schmerzhafte Schwellung in einer Skrotalhälfte (Altersgipfel im 1. LJ und in der Pubertät) Ausstrahlung der Schmerzen in Bauch und Leiste, Rötung des Skrotums, Übelkeit, Erbrechen, Schweißausbruch, Palpitationen	Hodentorsion, Hydatidentorsion
schmerzlose Raumforderung/Schwellung Schweregefühl im Skrotum, Knochenschmerzen (ossäre Metastasen), Dyspnoe (pulmonale Metastasen)	Hodentumoren

Definition

Umfangsvermehrung des Hodensacks

Untersuchung: Inspektion/Palpation des Skrotalbereichs (Hoden, Nebenhoden, Skrotum), Konsistenz (derb, weich, verschieblich), Druckschmerzhaftigkeit, Diaphanoskopie, Palpation der Leisten-LK
Bildgebung/Funktionsdiagnostik: Sono Skrotum und Leisten-LK, farbkodierte Doppler-Sonografie

Spezifische Diagnostik	Spezifische Therapie
Trauma, frühere Entzündungen des Hodens oder Nebenhodens Diaphanoskopie pos. Sono Skrotum (Nachweis echoarmer Flüssigkeit)	**Hydrozele** → beobachtendes Abwarten (spontane Rückbildungstendenz), OP bei Persistenz der Hydrozele über das 1. LJ hinaus, bei extremer Größe, rascher Größenzunahme, abdominoskrotaler Hydrozele **Spermatozele** → bei asymptomatischer Spermatozele keine Therapie erforderlich, bei Schmerzen skrotale Hodenfreilegung und Resektion der Spermatozele (cave: nicht bei Kinderwunsch, da Risiko der Sterilität)
Gonorrhö, Urogenitaltuberkulose, Mumps, Röteln, Windpocken, Trauma (Verletzung, Gewalteinwirkung) pos. Prehn-Zeichen: Schmerzabnahme bei Hodenhochlagerung, starker Druck- und Berührungsschmerz Diff.-BB, CRP, BSG	Bettruhe, Kühlung, Hochlagerung, NSAR, Antibiose, operative Entlastung bei Abszess
RF: Maldescensus testis, Pendelhoden fehlender Kremasterreflex auf der betroffenen Seite negatives Prehn-Zeichen: Schmerzzunahme oder keine Veränderung des Schmerzes bei Hodenhochlagerung Tenkhoff-Zeichen: pergamentartiges Knistern des torquierten Hodens (fortgeschrittenes Stadium), Puls, RR, Schockindex, Leistenschwellung bei leerem Skrotalfach Blue Dot Sign bei Hydatidentorsion	**Notfall-OP** → Detorquierung und Orchidopexie, Entfernung nekrotischer Hoden, prophylaktische Pexie der Gegenseite, **bei gesicherter Hydatidentorsion** → Indikation zur skrotalen Freilegung mit Abtragung der Hydatide
RF: kontralateraler Hodentumor, Maldescensus testis, pos. Familienanamnese Palpation: knotig-harte Vergrößerung des Hodens Diff.-BB, CRP, BSG, β-HCG, AFP, LDH, PLAP, Testosteron, Östrogen, LH/FSH, Prolaktin bei Patienten mit Kinderwunsch Spermiogramm und Asservierung von Ejakulat Staging: CT Thorax, CT Abdomen cMRT bei V.a. Hirnmetastasen	**operativ** → inguinale Freilegung des Hodens, Schnellschnittdiagnostik, Orchiektomie, gleichzeitig Biopsie der Nebenseite (z.A. testikuläre intraepitheliale Neoplasie), je nach Histologie und Stadium Radiatio, Chemotherapie, retroperitoneale Lymphadenektomie, Hinweis auf die Möglichkeit der Kryokonservierung von Sperma

9.7 Funktionelle Sexualstörung

Erstmaßnahmen

Anamnese: Beginn (akut/posttraumatisch/schleichend) und Verlauf (konstant/progredient), primäre (lebenslang bestehende) oder sekundäre (erworbene) Störung, generalisierte oder situative Störung, Auslöser (Stress, Leistungsdruck, Erwartungsangst), Libido, negative sexuelle Erfahrungen, OPs, Vor- und Begleiterkrankungen, Medikamente, Nikotin, Alkohol, Drogen, psychosoziale Anamnese, Berufsanamnese, Sexualanamnese

Leit- und Begleitsymptome		Verdachtsdiagnosen
vorzeitige Ejakulation direkt nach Beginn des Geschlechtsverkehrs Beziehungsprobleme, Leidensdruck des Betroffenen und/oder der Partnerin	→	Ejaculatio praecox
Unfähigkeit, eine ausreichende Erektion zu erreichen und aufrechtzuerhalten Versagensangst, Beziehungsprobleme, Libidomangel	→	erektile Dysfunktion
Ejakulation in die Harnblase (fehlender Blasenhalsverschluss) Beziehungsprobleme, unerfüllter Kinderwunsch	→	retrograde Ejakulation
Erreichen des Orgasmus und der Ejakulation erst nach langer Stimulation Beziehungsprobleme	→	Ejaculatio retarda
ausbleibender Orgasmus fehlende sexuelle Befriedigung, Beziehungsprobleme	→	Anorgasmie
Kohabitationsbeschwerden Dysurie, Dysmenorrhö, Beziehungsprobleme	→	Dyspareunie
Verkrampfung d. Vagina nach Eindringen d. Penis Schmerzen beim Geschlechtsverkehr, Beziehungsprobleme	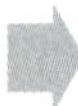	Vaginismus

Definition

Störung im Ablauf des sexuellen Reaktionszyklus, die von den Betroffenen und den Partnern als nachteilig empfunden wird (sexuelle Dysfunktion)

Untersuchung: Puls, RR, Temperatur, Größe, Gewicht, BMI, internistische, neurol., gynäkol. bzw. urol. Untersuchung, DRU

Labor: BB, E'lyte, CRP, BSG, Glu, TSH

Bildgebung/Funktionsdiagnostik: Sono Urogenitaltrakt

Therapie: sexualtherapeutisches Gespräch

Spezifische Diagnostik	Spezifische Therapie
seltener Geschlechtsverkehr	**nichtmedikamentös** → Stop-and-Start-Technik (Semans), Squeeze-Technik (Masters und Johnson) **medikamentös** → Lokalanästhetika-Salbe, mit Lokalanästhetikum beschichtete Kondome, SSRI
IIEF Alkohol, DM, Neuroleptika, neurologische Erkrankungen, arterielle Hypertonie, unwillkürliche Erektionen im Tiefschlaf SKIT mit Prostaglandin E_1, elektrische Reizung (z.A. neurologische Erkrankung) Testosteron, SHBG, Prolaktin, LH, FSH, Leberenzyme, Krea, Lipiddiagnostik, PSA farbkodierte Doppler-Sonografie (gesteigerte Penisdurchblutung nach SKIT), Arteriografie und Kavernosometrie	- Behandlung der Grunderkrankung, z.B. Diabetes - psychatrisch-psychologische Therapie **nichtmedikamentös** → Vakuum-Erektionshilfe (Vakuumpumpe), Verhaltenstherapie **medikamentös** → SKAT mit Alprostadil, Phosphodiesterase-5-Hemmer (Sildenafil, Tadalafil, Avanafil, Vardenafil), Yohimbin, Apomorphin **operativ** → Penisprothetik
OPs oder Trauma im Retroperitoneum, an Prostata, Perineum, Rektum oder am Rückenmark retro-ejakulatorischer Index (Anzahl Spermien im PEU als prozentualer Wert der Gesamtspermienzahl in Samen und PEU)	**Spermienaufbereitung** → aus dem nach der Ejakulation gewonnenen Urin, künstliche Befruchtung **medikamentöse Therapie** → Midodrin, Imipramin **Elektroejakulation** (zur Auslösung einer Ejakulation bei querschnittgelähmten Patienten) → transrektale Elektrostimulation d. Nervengeflechts
Stoffwechselstörungen (DM, Cushing-Syndrom), Antidepressiva, Neuroleptika, Antihypertonika, Polyneuropathie, neurologische Erkrankungen (entzündlich, tumorös)	Behandlung der Grunderkrankung, Umstellen der Medikation, Gabe von Testosteron
kurzes oder zu wenig intensives Vorspiel, Sexualstörungen d. Mannes, Rückenmarksläsionen, beginnende, fortgeschrittene Neuropathie (z.B DM)	Partnertherapie, Masturbations- oder Stimulationstechniken
Missbrauch, Vergewaltigung, Erkrankungen im Genitalbereich (Entzündungen, postoperative Verwachsungen) Urinsediment, Urinkultur, Scheidenabstrich Sono transvaginal Laparoskopie mit Biopsie (z.A. Endometriose)	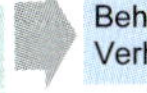 Behandlung der Grunderkrankung, Verhaltenstherapie
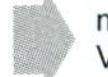 negative sexuelle Erfahrungen, Verweigerungshaltung	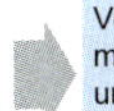 Verhaltenstherapie, Entspannungstechniken mit Betonung des Beckenbereichs wie bei Yoga und Tai-Chi, Partnertherapien mit körperlichen Erfahrungsbereichen wie bei Tantra-Yoga

9.8 Abweichendes sexuelles Verhalten

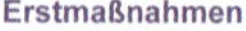

Erstmaßnahmen

Anamnese: Beginn (primär/sekundär) und Verlauf (gleichbleibend/zunehmende Frequenz/abnehmende Satisfaktion), sexuelle Interessenausrichtung (Hetero-, Homosexualität, Kinder, Leichen, Tiere etc.) und Aktivität (Alter beim ersten Geschlechtsverkehr, Frequenz, Selbstbefriedigung), Intensität der sexuellen Bedürfnisse und Befriedigung, Abklärung der partnerschaftlichen Situation, Leidensdruck, funktionelle Sexualstörung, allgemeine Beschwerden (Gewichtsentwicklung, Appetit, Durst etc.), Vor- und Begleiterkrankungen, Trauma, OPs, Medikamente (Herz-Kreislauf-Präparate, Psycho- und endokrine Pharmaka), Alkohol, Nikotin, Drogen

Leit- und Begleitsymptome	Verdachtsdiagnosen
sexuelle Erregung durch das Zeigen des Genitales gleichzeitig Masturbation, Diebstahl von Kleidern, Angst der Opfer wird als erregend empfunden	Exhibitionismus
sexuelle Erregung beim Beobachten anderer bei sexuellen Handlungen bzw. in unbekleidetem Zustand Kontaktschwäche	Voyeurismus
sexuelle Erregung allein durch Anziehen der Kleidung des anderen Geschlechts Diebstahl von Kleidern	transvestitischer Fetischismus
sexuelle Erregung und Befriedigung durch das Zufügen von Schmerzen bzw. durch die totale Unterwerfung des Partners	Sadismus
Masochismus → sex. Erregung durch Schmerzerleiden bzw. totale Unterwerfung Automasochismus → sex. Erregung durch Einführen von Gegenständen in das Genitale, in die Blase oder in den Mastdarm	Masochismus
sexuelle Erregung an Kindern, die zumeist noch prä- oder früh peripubertär sind Unruhe, Vereinsamung, Gefühl der Stigmatisierung, Verzweiflung, Wut, Schuldgefühle, Selbstekel	Pädophilie
sexuelle Erregung durch Geschlechtsverkehr mit Leichen Oligophrenie	Nekrophilie
sexuelle Erregung durch Geschlechtsverkehr mit Tieren Oligophrenie	Sodomie (Zoophilie)

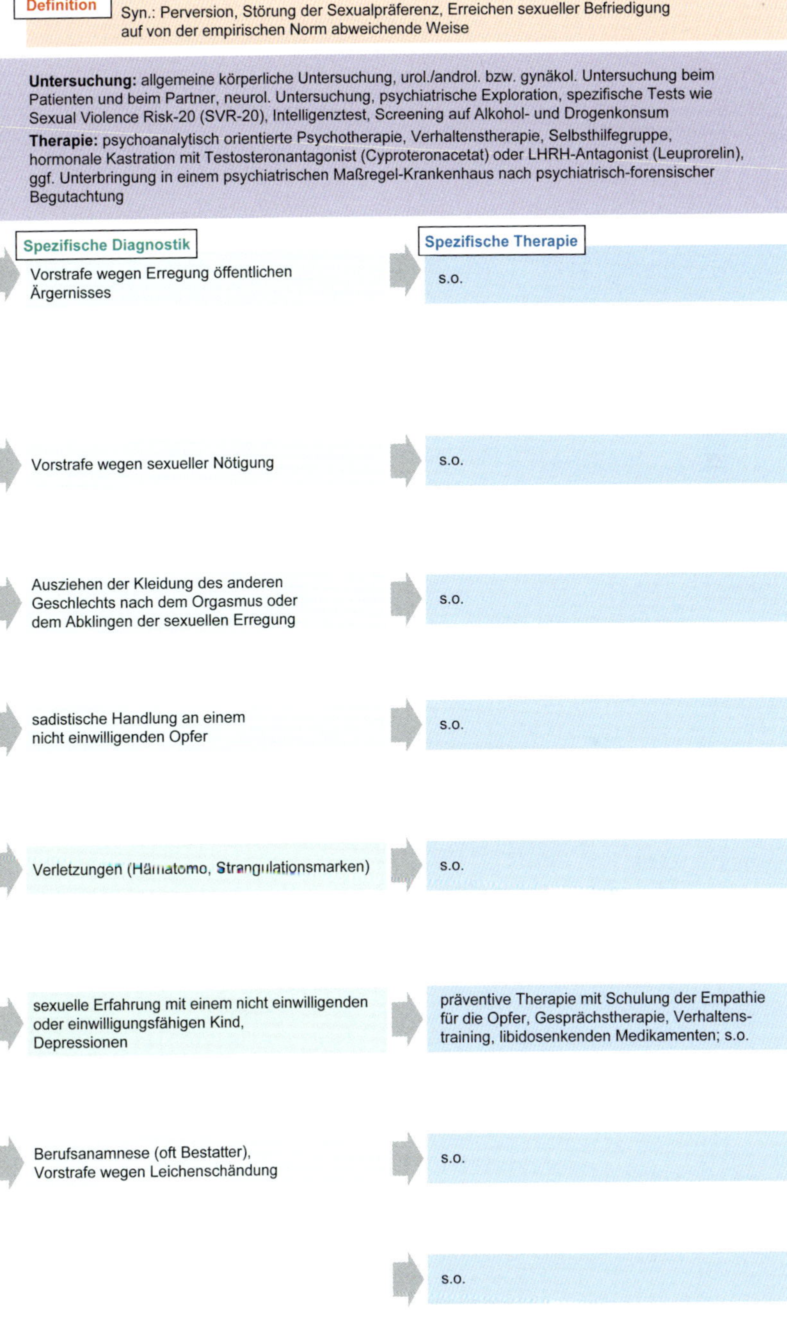

Definition

Syn.: Perversion, Störung der Sexualpräferenz, Erreichen sexueller Befriedigung auf von der empirischen Norm abweichende Weise

Untersuchung: allgemeine körperliche Untersuchung, urol./androl. bzw. gynäkol. Untersuchung beim Patienten und beim Partner, neurol. Untersuchung, psychiatrische Exploration, spezifische Tests wie Sexual Violence Risk-20 (SVR-20), Intelligenztest, Screening auf Alkohol- und Drogenkonsum

Therapie: psychoanalytisch orientierte Psychotherapie, Verhaltenstherapie, Selbsthilfegruppe, hormonale Kastration mit Testosteronantagonist (Cyproteronacetat) oder LHRH-Antagonist (Leuprorelin), ggf. Unterbringung in einem psychiatrischen Maßregel-Krankenhaus nach psychiatrisch-forensischer Begutachtung

Spezifische Diagnostik	Spezifische Therapie
Vorstrafe wegen Erregung öffentlichen Ärgernisses	s.o.
Vorstrafe wegen sexueller Nötigung	s.o.
Ausziehen der Kleidung des anderen Geschlechts nach dem Orgasmus oder dem Abklingen der sexuellen Erregung	s.o.
sadistische Handlung an einem nicht einwilligenden Opfer	s.o.
Verletzungen (Hämatome, Strangulationsmarken)	s.o.
sexuelle Erfahrung mit einem nicht einwilligenden oder einwilligungsfähigen Kind, Depressionen	präventive Therapie mit Schulung der Empathie für die Opfer, Gesprächstherapie, Verhaltenstraining, libidosenkenden Medikamenten; s.o.
Berufsanamnese (oft Bestatter), Vorstrafe wegen Leichenschändung	s.o.
	s.o.

10 Bewegungsapparat

10.1 Abnorme Beweglichkeit

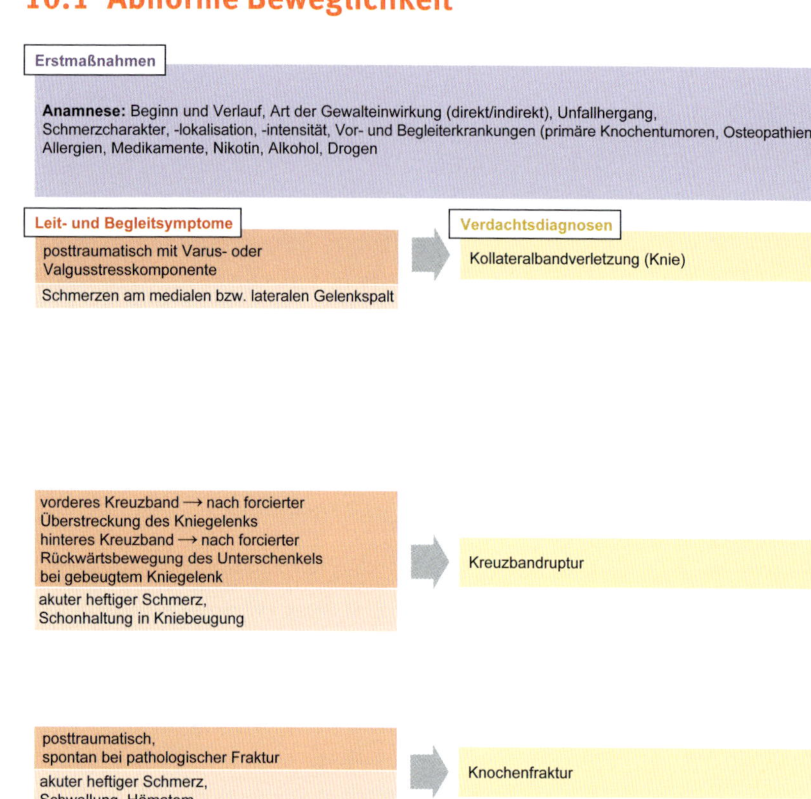

Definition

Beweglichkeit über das physiologische Maß hinaus

Untersuchung: Inspektion (Wunde/Hämatom/Schwellung/Fehlstellung), Palpation (Durchblutung/Sensibilität/Erguss, DS), Gelenkfunktion (aktive/passive Beweglichkeit, Krepitation, Bewegungsschmerzen)
Labor: BB, E'lyte, CRP, BSG, Blutgruppe (bei V.a. relevanten Blutverlust), INR/Quick, PTT

Spezifische Diagnostik	Spezifische Therapie
Aufklappbarkeit in 30° Beugung und Außenrotation ⟶ isolierter Kollateralbandriss; (hochgradige) Aufklappbarkeit in Streckung ⟶ Mitbeteiligung von Kapsel, Meniskus oder Kreuzband der betreffenden Seite, palpatorisch DS in Höhe der Bandansätze über dem Gelenkspalt Rö (Ausriss eines knöchernen Fragments), MRT	**konservativ** ⟶ Lagerung in einer Knieführungsbandage, früh-funktionelle Physiotherapie **operativ** ⟶ nur bei Knochenausrissen, Thromboseprophylaxe
vorderes/hinteres Schubladenphänomen, tanzende Patella Rö Knie (Ausriss eines knöchernen Fragments aus der Eminentia intercondylaris), MRT Knie Punktion des Gelenkergusses (blutig)	**konservativ** ⟶ Lagerung in Knieführungsbandage und früh-funktionelle Behandlung, nach 2 Monaten forcierte Physiotherapie mit Training des M. quadriceps **operativ** (bei Sportlern) ⟶ autologe Kreuzbandersatzplastik aus Semitendinosus- oder Patellarsehne, Thromboseprophylaxe
Frakturneigung, Knochenheilung bei früheren Frakturen (überschießend/verzögert) Krepitation, Deformität Rö des betroffenen Gelenks/Knochens, ggf. CT	**konservativ** ⟶ geschlossene Reposition in Allgemeinanästhesie, Ruhigstellung im Gipsverband, mechanische Extension durch Gewichtszug mit oder ohne Manipulation **operativ** ⟶ Reposition und Osteosynthese oder externe Fixationsvorrichtung, Antibiotikaprophylaxe, Thromboseprophylaxe **medikamentös** ⟶ NSAR, z.B. Diclofenac

10.2 Frakturneigung

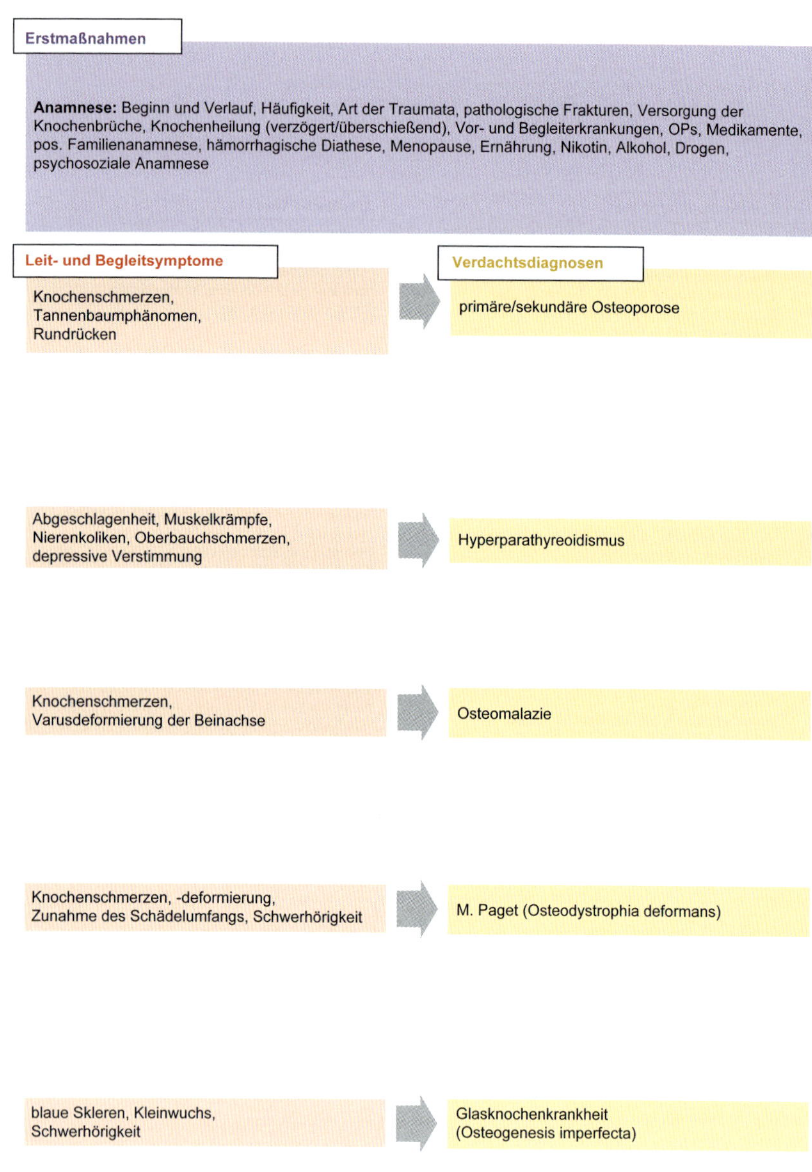

Erstmaßnahmen

Anamnese: Beginn und Verlauf, Häufigkeit, Art der Traumata, pathologische Frakturen, Versorgung der Knochenbrüche, Knochenheilung (verzögert/überschießend), Vor- und Begleiterkrankungen, OPs, Medikamente, pos. Familienanamnese, hämorrhagische Diathese, Menopause, Ernährung, Nikotin, Alkohol, Drogen, psychosoziale Anamnese

Leit- und Begleitsymptome	Verdachtsdiagnosen
Knochenschmerzen, Tannenbaumphänomen, Rundrücken	primäre/sekundäre Osteoporose
Abgeschlagenheit, Muskelkrämpfe, Nierenkoliken, Oberbauchschmerzen, depressive Verstimmung	Hyperparathyreoidismus
Knochenschmerzen, Varusdeformierung der Beinachse	Osteomalazie
Knochenschmerzen, -deformierung, Zunahme des Schädelumfangs, Schwerhörigkeit	M. Paget (Osteodystrophia deformans)
blaue Skleren, Kleinwuchs, Schwerhörigkeit	Glasknochenkrankheit (Osteogenesis imperfecta)

Definition

erhöhte Knochenempfindlichkeit mit Frakturen bei inadäquaten Traumata

Untersuchung: Inspektion des Knochenbaus (Skelettanomalien, Skoliose, Kyphose, Gibbus, Kleinwuchs, Proportionen der langen Röhrenknochen), Palpation (Durchblutung/Sensibilität/DS), funktionelle Gelenkuntersuchung (aktive/passive Beweglichkeit/Funktionseinschränkungen/Krepitation/Bewegungsschmerzen), WS-Beweglichkeit nach Schober und Ott

Labor: Ca, Ph, AP, PTH, Krea, γ-GT, TSH, Eiweißelektrophorese, Vit. D (25 (OH) und 1,25 $(OH)_2$)

Bildgebung/Funktionsdiagnostik: Rö Skelett

Invasiv: Biopsie (Knochenstanze aus dem Beckenkamm)

Spezifische Diagnostik	Spezifische Therapie
Familienanamnese, Untergewicht, Rauchen, Immobilität, Menopause, Medikamente (z.B. Kortikoide) Knochendichtemessung (DEXA)	**symptomatisch** → Physiotherapie, Sturzprophylaxe, Vit.-D-/Ca-Substitution, Rauchen einstellen, Untergewicht vermeiden **spezifisch** → Bisphosphonate, Strontiumranelat, Teriparatid, Denosumab **WK-Fraktur** → minimalinvasive Vertebroplastie
Familienanamnese (MEN), Leber-/Niereninsuffizienz, Malassimilation Urinstatus (Hyperkalziurie) Sono d. Nieren und ableitenden Harnwege (z.A. Nephrolithiasis), Nebenschilddrüse (z.A. Adenom), Szintigrafie ÖGD (z.A. Magenulzera)	**konservativ** → Volumen, Furosemid, Bisphosphonat, Kalzimimetikum **operativ** → Resektion Nebenschilddrüsenadenom **supportiv** → Physio-/Schmerztherapie
Maldigestions- oder Malabsorptionssyndrom, Leberzirrhose, Niereninsuffizienz, verminderte Sonnenlichtexposition DS, Hyperkyphose der WS	Behandlung der Grunderkrankung **Substitution** → Ca, Vit. D, Physiotherapie, Schmerztherapie bei drohender Fraktur prophylaktische Osteosynthese
verlangsamte Knochenbruchheilung, hämorrhagische Diathese Schmerzen bei Beklopfen des Knochens, Funduskopie (Stauungspapille) AP im Verlauf CT/MRT des befallenen Knochens (z.A. Paget-Sarkom), Skelettszintigrafie: Suche nach weiteren Befallsorten Biopsie: pathognomonische Knochenzeichnung	**konservativ** → NSAR, Bisphosphonate, Vit. D, Ca **operativ** → Entlastung bei Komplikationen (z.B. Radikulopathie) **supportiv** → Physiotherapie, Orthesen
Familienanamnese, Hämatomneigung Skoliose, Schädeldeformität, Zahnfehlentwicklung	Bisphosphonattherapie, Physiotherapie, Schmerztherapie, Schienen und Orthesen **operativ** → prophylaktische innere Schienung der langen Röhrenknochen durch Markraumnägel, „Schaschlik"-Osteotomie bei schon bestehender Verbiegung

10.3 Gangstörung (Dysbasie)

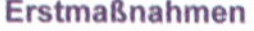

Erstmaßnahmen

Anamnese: Beginn, Verlauf, Vor- und Begleiterkrankungen, Traumata, Apoplex, OPs an Extremitäten oder WS, Familienanamnese, Medikamente, Alkohol, Drogen

Leit- und Begleitsymptome		Verdachtsdiagnosen
Watschelgang Becken nach vorn gekippt, Bauch und Gesäß herausgestreckt, Hohlkreuz		Hüftgelenksdysplasie
Hinken Hüftschmerzen, hüftgelenksferne Schmerzen in Knie und Oberschenkel (Ruhe-, Belastungs-, Anlaufschmerz), Lauffaulheit, Ermüdbarkeit		M. Perthes (Jungen 5.–7. LJ)
Hinken Rückenschmerzen, schnelle Ermüdung		Beinlängendifferenz
Zirkumduktion d. gestreckten Beines, gebeugter Arm homonyme Hemianopsie, Schwindel, Tinnitus, Gleichgewichtsstörungen, Verlust der Geschicklichkeit bei feinmotorischen Leistungen		Wernicke-Mann-Gang bei spastischer Hemiparese
kleinschrittiger Gang Tremor, Rigor, Hypokinese, Bradykinese, Akinese, Maskengesicht, Standunsicherheit, vermehrte Talgsekretion (Salbengesicht), Blasenfunktionsstörung, Mikrografie, Pseudohypersalivation, erhöhte Fallneigung		Parkinson-Syndrom
breitbeinig-unsicheres Gangbild, bei ADCA: Sehstörungen, Schwerhörigkeit, Anosmie		Ataxie bei Kleinhirnschädigung

Definition Störung des normalen Gangablaufs

Untersuchung: Analyse d. Gangablaufs (Rumpfhaltung, Stand, Gehen, Starten, Schrittlänge, Gelenkexkursion, assoziierte Bewegungen), Einbeinstand, Inspektion d. Schuhsohle, neurologische Untersuchung

Spezifische Diagnostik	Spezifische Therapie
Familienanamnese, Sectio, Frühgeburt, Beckenendlage Faltenasymmetrie Iliolumbalbereich, Abspreizhemmung d. Beine, ein Bein erscheint kürzer Sono Hüfte (Säugling), Rö Beckenübersicht (älteres Kind), Rö beide Beine im Stand, ggf. mit Unterlage, Ausmessen d. Beinlängen	Spreizhose, Physiotherapie **konservativ** → geschlossene manuelle Reposition mit Arthrografie und Gipsfixation/Pavlik-Bandage, Extensionsbehandlung **operativ** → - operative Reposition - Korrekturosteotomie am Becken - Korrekturosteotomie am proximalen Femur
Familienanamnese progr. Abspreiz- und Rotationsdefizit des betroffenen Beines, Muskelatrophien, Leistendruckschmerz Rö Beckenübersicht, MRT Becken	Entlastung durch Orthesen, Physiotherapie, NSAR **operativ** → intertrochantäre Varisationsosteotomie, Pfannendachschwenkung durch Beckenosteotomie nach Salter, im Alter ggf. Hüftkopfendoprothese
Poliomyelitis, Gelenkentzündungen, Hüftgelenksdysplasie Skoliose, Beckenschiefstand, Untersuchung d. Beine (Neutral-Null-Methode) Rö beide Beine im Stand (ggf. mit Unterlage), Ausmessen d. Beinlängen	orthopädische Schuherhöhung **operativ** → nur bei ausgeprägtem Befund, Kallusdistraktion mit Verlängerungsmarknagel, Ringfixateur
TIA, PRIND, Apoplex, kardiale Vorerkrankungen internistische Untersuchung inkl. Pulsstatus, gesteigerte Muskeleigenreflexe, Pyramidenbahnzeichen, erhöhter Muskeltonus BB, E'lyte, INR/Quick, PTT cCT/cMRT, Karotis-Doppler, transkranieller Doppler, EKG, Langzeit-EKG, Langzeit-RR, TTE intraarterielle DSA	Physiotherapie, orthopädische Hilfsmittel, psychosomat. Begleitung, Gesprächstherapie **medikamentös** → Antikoagulation (Prävention), Benzodiazepine (Spastik), Antispastika mit zentralem Angriffspunkt (Baclofen)
Neuroleptika, Trauma, Familienanamnese für Parkinson, Fremdanamnese, Frühsymptome L-Dopa-Test, Muskeltonus: Zahnradphänomen, Nasopalpebralreflex gesteigert Liquoranalyse (Tau-Protein, β-Amyloid) Sono transkraniell, CT/MRT/PET Schädel, DAT-SPECT Lumbalpunktion	Physiotherapie, psychosoziale Betreuung, Levodopa (in Kombination mit einem Decarboxylasehemmer), Dopaminagonisten, MAO-B-Hemmer, COMT-Inhibitoren, NMDA-Antagonisten, Anticholinergika
Alkoholabusus, MS, Antiepileptika in hoher Dosis, Schwermetalle (Hg), Trauma, Familienanamnese für Ataxie Inspektion d. Rachens (Hg-Saum, Hg-Rachen, Ulzerationen), neurologische Dysmetrie, Hypermetrie, Asynergie, Dysdiadochokinese, Erlöschen d. Bauchhautreflexe (MS), ophthalmolog.: temporale Papillenabblassung (MS) γ-GT, CDT (z.A. Alkoholabusus), B-Vitamine, Erytrozytenenzym Transketolase, Hg i. Blut und Urin (z.A. Hg-Vergiftung), Phytansäure i.S. (z.A. ADCA), Molekulargenetik cMRT Liquorpunktion (z.A. MS)	**Alkoholabusus** → Entzug, Vit. B_1 **MS** → Immunsuppression **Arzneimittelüberdosierung** → Medikamentenumstellung, Dosisreduktion **Schwermetallvergiftung** → Expositionskarenz, forcierte Diurese, ggf. Gabe v. Chelatbildnern **ADCA** → phytansäurearme Diät, Lipidapherese

10.4 Gelenksteife (Ankylose)

Erstmaßnahmen

Anamnese: Beginn und Verlauf, funktionelle Auswirkungen, Beeinträchtigung der angrenzenden Gelenke, Vor- und Begleiterkrankungen, Trauma, OPs, Medikamente, Nikotin, Alkohol, Drogen, psychosoziale Anamnese
Untersuchung: Inspektion (funktionelle Verkürzung, Atrophie d. Muskulatur)/Palpation (Durchblutung Sensibilität/DS), Untersuchung der Gelenkfunktion im Seitenvergleich (Wackelsteife, vollständige Ankylose, günstige oder ungünstige Ankylosestellung), Untersuchung d. angrenzenden Gelenke im Seitenvergleich (sekundäre Beeinträchtigungen)

Leit- und Begleitsymptome		Verdachtsdiagnosen
fibröse Gelenksteife nächtliche und morgendliche symmetrische Gelenkschmerzen, Morgensteifigkeit, Abgeschlagenheit, subfebrile Temperaturen, Myalgien	→	rheumatoide Arthritis
schmerzhafte funktionelle Sperre, allmähliche Gelenkeinsteifung Schwellung, Überwärmung, Rötung, Fieber, starke Schmerzen		Osteomyelitis
Einschränkung der Beweglichkeit, allmähliche Gelenkeinsteifung Schwellung, Überwärmung, Hautblässe, starke Schmerzen, Hinken	→	Knochentuberkulose

Definition

vollständige Aufhebung der Gelenkbeweglichkeit infolge Knochenverwachsung (ossäre Ankylose) oder durch fibröses Gewebe (fibröse Ankylose)

Labor: BB, CRP, BSG

Bildgebung/Funktionsdiagnostik: Rö/MRT/CT/Szintigrafie betroffenes Gelenk, Rö Nachbargelenke (Folgeschäden)

Therapie: Schienen-Hülsen-Apparate, orthopädische Hilfsmittel (Arthrodesenstuhl), Physiotherapie zur Vorbeugung der Überlastung der angrenzenden Gelenke, operative Überführung von schmerzhaften Wackelsteifen in schmerzlose stabile ossäre Ankylosen oder von ungünstigen Ankylosestellungen in günstigere, Mobilisierung durch Implantation einer Endoprothese

Spezifische Diagnostik	Spezifische Therapie
schmerzhafter Händedruck (Gaenslen-Zeichen) subkutane Rheumaknoten, Schwanenhals-, Knopflochdeformität, ulnare Deviation der Finger, Gelenkankylosierung, polyartikuläres, symmetrisches Verteilungsmuster in den Prädilektionsregionen (HG, MCP, PIP, MTP) IgM-Rheumafaktor, AK gegen zyklische, citrullinierte Peptide/Proteine (ACPA), Urinuntersuchung, ANA, ANCA, HLA-B27, Hrse, Gelenkpunktat Rö/Sono/MRT betroffene Gelenke, Szintigrafie Arthroskopie mit Biopsie, Gelenkpunktion	**physikalisch** → Thermo-, Hydro-, Kryo-, Physiotherapie **medikamentös** → NSAR, Kortikoide, DMARD z.B. Methotrexat, Infliximab, Tocilizumab **invasiv** → Radiosynoviorthese (RSO), Synovektomie, Gelenkersatz
intraartikuläre Injektion oder OP, Verletzung, Streuherd bei Otitis media, Angina tonsillaris (meist S. aureus oder epidermidis) Druck- und Stauchschmerz Diff.-BB, BK, Erregernachweis aus Punktat, Antibiogramm Arthrosonografie Gelenkpunktion	Ruhigstellung der betroffenen Extremität, Kühlung, Schmerztherapie, i.v. Antibiose, ggf. Umstellen der Antibiose nach Antibiogramm **operativ** → Ausräumung des Herds durch Osteotomie, bei Beteiligung von Epiphysenfugen Korrekturosteotomie eines Schiefwuchses nach Abschluss des Wachstums
Zeitpunkt der viszeralen Primärinfektion Druckempfindlichkeit Erregernachweis (mikroskopisch, histologisch, Kultur, PCR) Rö Thorax, CT/MRT des betroffenen Gelenks CT-gestützte Punktion, chirurgische Biopsie	Ruhigstellung **medikamentös** → Schmerztherapie, tuberkulostatische Chemotherapie (2 Monate INH, RMP, PZA, EMB, 7 Monate INH, RMB) **operativ** → Synovektomie und Ausräumung eines Knochenherds, Resektion der Gelenkflächen und Arthrodese, periossäre Abszesse und Senkungsabszesse sollten primär drainiert werden

10.5 Haltungsfehler

Erstmaßnahmen

Anamnese: Beginn und Verlauf, Rücken-/Kopfschmerz, Vor- und Begleiterkrankungen (Beinlängendifferenz, M. Scheuermann), Trauma, OPs, Sport, Medikamente, Nikotin, Alkohol, Drogen, psychosoziale Anamnese

Leit- und Begleitsymptome	Verdachtsdiagnosen
verstärkte BWS-Kyphose, abgeflachte/aufgehobene LWS-Lordose, Bauch kann leicht vorgewölbt sein, Abstehen der Schulterblätter nach hinten (Flügelschultern) Ischialgie, Knie-, Kopfschmerzen	Rundrücken, zwischen dem 10. und 16. LJ die häufigste Variante
verstärkte BWS-Kyphose, vermehrte LWS-Lordose, Beckenneigung nach ventral, Verlagerung der Schultern nach ventral, Brustkorbabflachung, kompensatorische Bauchvorwölbung, Abstehen der Schulterblätter nach hinten (Flügelschultern) leichte Ermüdbarkeit, Rückenschmerzen	Hohlrundrücken, häufig bei jüngeren Kindern sowie bei Kindern im Vorschulalter
vermehrte LWS-Lordose, abgeflachte BWS-Kyphose, vermehrte Beckenneigung nach ventral Verspannungen in Brust- und Schultermuskeln, Rückenschmerzen	 Hohlrücken
verminderte, abgeflachte BWS und HWS, Steilstellung des Beckens Rückenschmerzen, Schmerzen in den ISG-Gelenken	Flachrücken

Definition

aktiv korrigierbare Abweichung der WS von der Normalhaltung, keine nachweisbare Wirbelkörper- oder Weichteilveränderungen

Untersuchung: Inspektion (Gangbild, Becken-/Schulterschiefstand, Skoliose, Muskelatrophie, Trainingszustand), Palpation/Perkussion WS (Druck-, Klopfschmerz), Größe, Gewicht, BMI, Beweglichkeit WS (Schober und Ott), Haltungstest (Matthias)

Bildgebung/Funktionsdiagnostik: Rö WS, beide Beine im Stand

Therapie: Gewichtsnormalisierung, Rückenschule, geeignete Sitz- und Schlafmöbel, regelmäßig Sport und körperliche Erholung

Spezifische Diagnostik	Spezifische Therapie
Osteoporose, Tennis, Schwimmen, langes Sitzen ohne Ausgleichssport Überdehnung der Rückenmuskulatur, Abschwächung der Brustmuskulatur	**Physiotherapie** → Kräftigung der Brust-, Bauch- und der tiefen Rückenmuskulatur
RF angeborene Hüftluxation Überdehnung der oberen und Verkürzung der unteren Rückenmuskulatur Rö z.A. M. Scheuermann (Schmorl-Knötchen)	 **Physiotherapie** → Streck- u. Kräftigungsübungen für Rücken- und Bauchmuskulatur
Verkürzung der unteren Rückenmuskulatur	 **Physiotherapie** → Übungen zur Kräftigung der Bauchmuskulatur
Unterentwicklung der tiefen Rückenstrecker	 **Physiotherapie** → Kräftigung der Rückenmuskulatur

10.6 Muskelatrophie

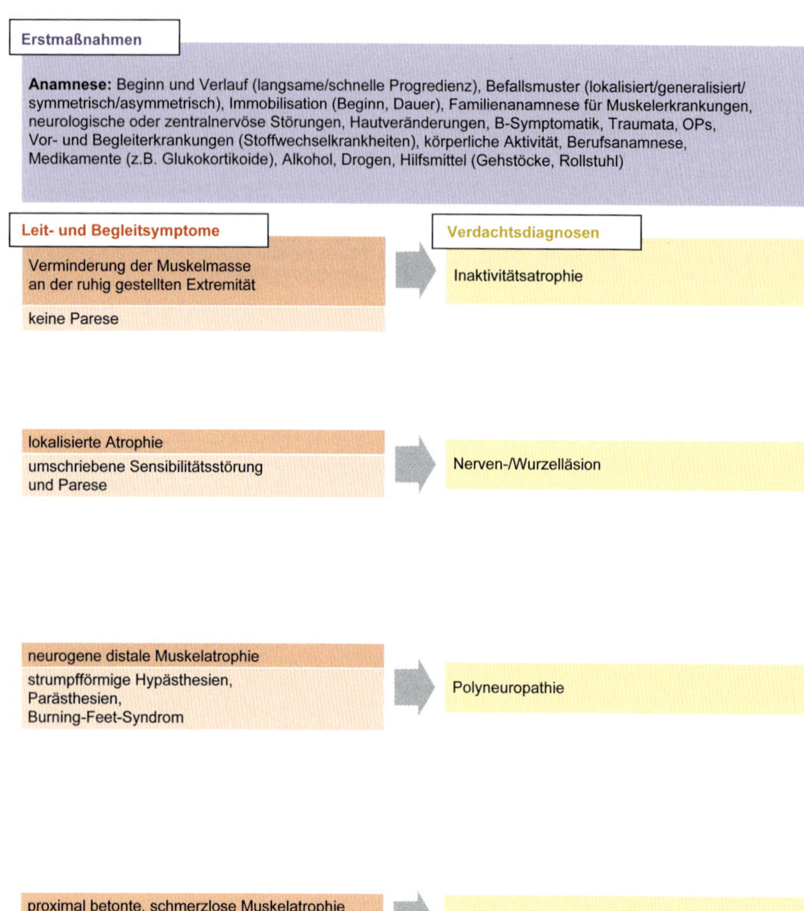

Definition

Verminderung der Skelettmuskelmasse durch Verkleinerung der Muskelzellen (Verschmälerung der Fasern, Schwinden der kontraktilen Substanz) oder durch Verringerung der Zellzahl (numerische Atrophie)

Untersuchung: Inspektion/Palpation (Asymmetrie, Faszikulationen, Hautveränderungen, Druckschmerzhaftigkeit), neurologische Untersuchung: Händedruck – seitengleiche Kraftentfaltung, MRC-Skala, Arm-, Beinhalteversuch, Feinmotorik, Reflexstatus, Oberflächen- und Tiefensensibilität, Vibrationsempfinden, Untersuchung der Muskeln im Seitenvergleich (Tonus, Maximalkraft, Ausmaß, Geschwindigkeit der Bewegung, Umfangsmessung)

Bildgebung/Funktionsdiagnostik: EMG

Spezifische Diagnostik	Spezifische Therapie
schmerzbedingte Hemmung d. Bewegungsfunktion, Bewegungsmangel, Ruhigstellung einer Extremität im Gipsverband normaler Muskeltonus, MER auslösbar	**prophylaktisch** → frühzeitige körperliche Aktivität oder Physiotherapie **bei manifester Atrophie** → aufbauende Physiotherapie
Engpasssyndrome, Bandscheibenvorfall, Trauma, Tumor in der Anamnese, Druckbelastung (z.B. durch zu engen Gips) Sensibilitätsstörung und Parese mit spezifischem Verteilungsmuster (z.B. Dermatom) NLG, MRT/Sono	Physiotherapie, Ergotherapie ggf. OP, Ruhigstellung
Diabetes, Alkohol, Niereninsuffizienz, Hepatitis, HIV, Chemo, Intensivaufenthalt gestörter Vibrations- und Lagesinn, MER an d. Beinen abgeschwächt TSH, HbA1c, Vit. B_{12}, Immunglobuline, Serum-/Urinelektrophorese, Krea, GFR, GOT, GPT, Auto-AK (ANA, Rheumafaktor, HU etc.), HIV-/Hepatitis-Screening NLG Nerven-, Muskelbiopsie, Lumbalpunktion	**symptomatisch** → Pregabalin, Trizyklika, Physiotherapie, Fußpflege **axonale PNP** → Grunderkrankung behandeln, Noxenkarenz **demyelinisierende PNP** → Immunglobuline, Kortikoide, Plasmapherese
Familienanamnese, Manifestationsalter Trendelenburg- und Gowers-Zeichen pos., Pseudohypertrophie d. Wadenmuskulatur, Skoliose CK, Gen-Test NLG, EKG, Lufu Muskelbiopsie	je nach Grunderkrankung, **symptomatisch** → Physio- und Ergotherapie, genetische Beratung, ggf. Gentherapie

10.7 Extremitätenschmerz

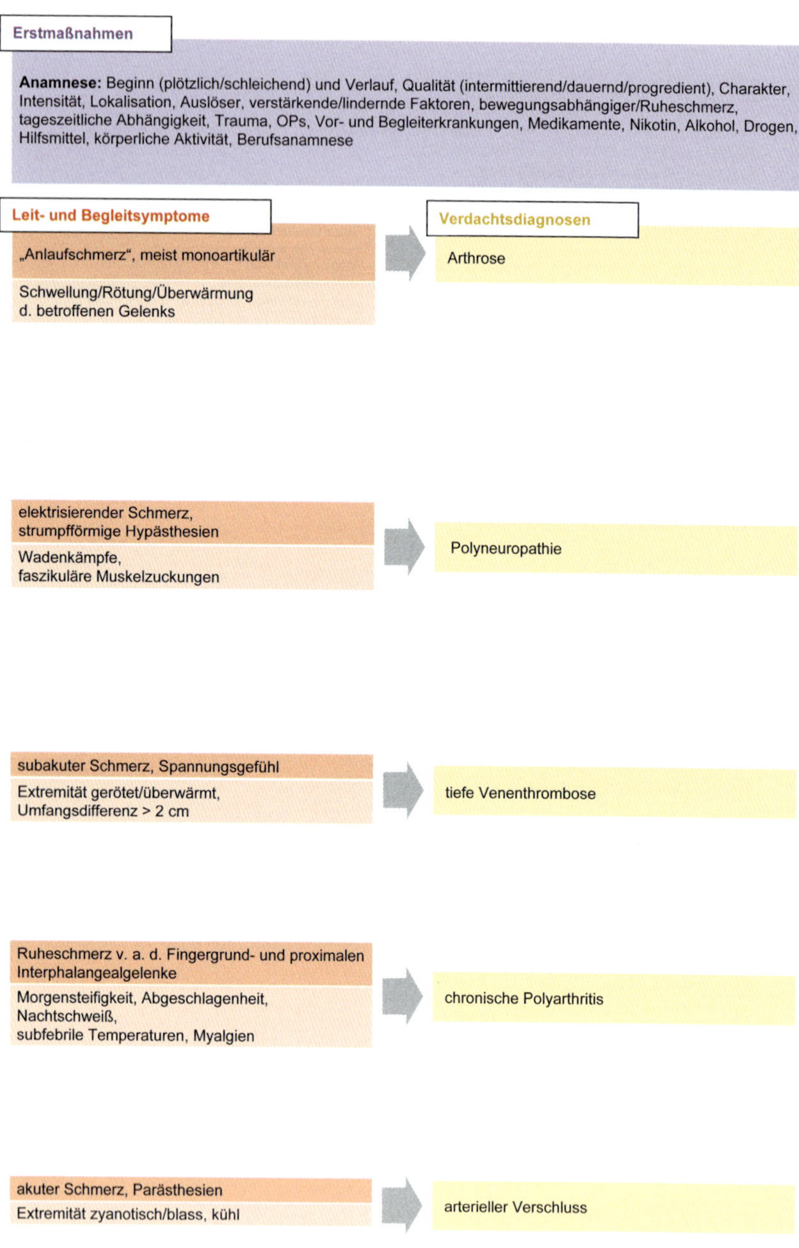

Definition

Schmerzen in Armen und Beinen

Untersuchung: Inspektion (Rötung/Zyanose/Gangbild/Schonhaltung/Bewegungsdefizite/Wunden/Schwellung/Fehlstellung), Palpation (Temperatur/Schwellung/Seitendifferenz/Druckdolenz/Sensibilität)
Labor: BB, E'lyte, CRP, BSG, RF, D-Dimere
Bildgebung: Sono, Rö

Spezifische Diagnostik	Spezifische Therapie
frühere Verletzungen, schmerzfreie Gehstrecke Palpation eines Gelenkergusses Rö Geröllzysten, Osteophyten Arthroskopie	**Allgemeinmaßnahmen** → Gewichtsreduktion, Schwimmen und Radfahren, Hilfsmittel (Unterarmgehstützen) **konservativ** → NSAR, Physiotherapie, Kälteanwendung **chirurgisch** → Abrasio, Umstellungsosteotomie, Arthrodese, Endoprothese
Diabetes, Alkohol, Niereninsuffizienz, Hepatitis, HIV, Chemo, Intensivaufenthalt gestörter Vibrations- und Lagesinn, MER an d. Beinen abgeschwächt TSH, HbA1c, Vit. B_{12}, Immunglobuline, Serum-/Urinelektrophorese, Krea, GFR, GOT, GPT, Auto-AK (ANA, Rheumafaktor, HU etc.), HIV-/Hepatitis-Screening NLG, EMG Nerven-, Muskelbiopsie, Lumbalpunktion	**symptomatisch** → Pregabalin, Trizyklika, Physiotherapie, Fußpflege **axonale PNP** → Grunderkrankung behandeln, Noxenkarenz **demyelinisierende PNP** → Immunglobuline, Kortikoide, Plasmapherese
Immobilisation, OP, Exsikkose, Malignom, Östrogentherapie, Polyzythämie, Zweitereignis, bekannte Gerinnungsstörung Schwellung, livide Rötung, Kollateralvenen, Druckschmerz, Druckpunkte D-Dimere Duplexsonografie, ggf. Angio CT	**Antikoagulation** → Heparin/Faktor-Xa-Hemmer **Sekundärprophylaxe** → orale Antikoagulation Kompressionstherapie + Mobilisation; ggf. Cavafilter **Phlegmasia coerulea dolens** → i.v. Thrombolyse
schmerzhafter Händedruck (Gaenslen-Zeichen) Gelenkschwellung, Rheumaknoten, Schwanenhals-, Knopflochdeformität, ulnare Deviation der Finger, Gelenkankylosierung BSG, CRP, Anti-CCP, IgM-Rheumafaktoren Rö/Sono/MRT d. betroffenen Gelenke	**physikalisch** → Thermo-, Hydro-, Kryo-, Physiotherapie **medikamentös** → NSAR, Kortikoide, Basistherapeutika (Methotrexat, Leflunomid), Biologika (z.B. IL-6-Antagonist, Anti-TNF-α) **invasiv** → Radiosynoviorthese
Vorhofflimmern, Claudicatio intermittens, Nikotinabusus, Diabetes, Hypertonie fehlende Pulse, Paralyse, Schockzeichen BB, E'lyte, INR/PTT, Krea, GFR, Myoglobin, CK, BGA + Laktat, Kreuzblut Doppler-Sonografie, Farbduplex, EKG CT-Angio, DSA	**Erstmaßnahme** → Extremität tief lagern, Polsterung, Analgetika i.v., Heparin, Volumensubstitution **Revaskularisierung** → Embolektomie mit Fogarty-Katheter/kathetergestützt, lokale Fibrinolyse

10.8 Gelenk- und Knochenschmerzen

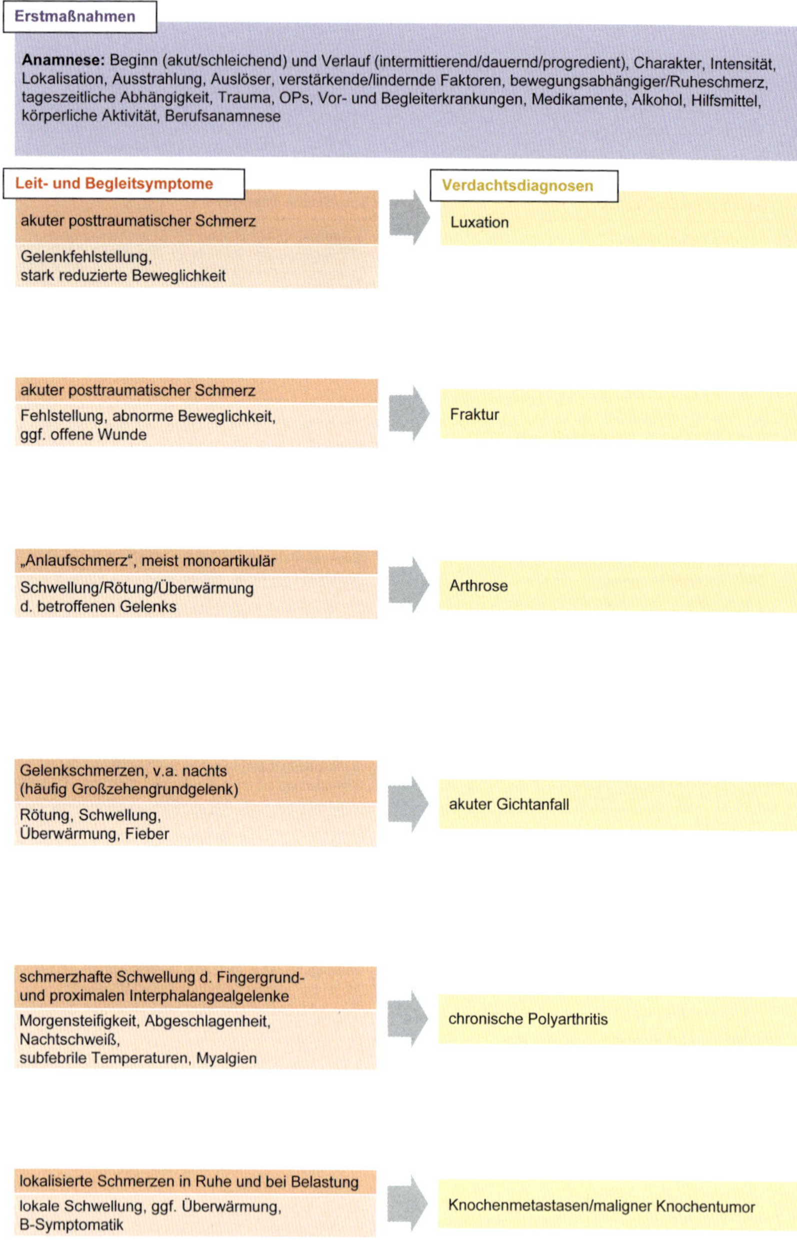

Definition

Wahrnehmung von Störungen der Integrität von Knochen und Gelenken

Untersuchung: Inspektion (Gangbild/Bewegungsdefizite/Schonhaltung/Wunden/Rötung/Schwellung/Fehlstellung von Gelenken)/Palpation (Schwellung/ Hauttemperatur/Druckdolenz/Krepitus/Sensibilität), Untersuchung des Bewegungsumfangs (Einschränkung/abnorme Beweglichkeit/Instabilität/aktiv – passiv) im Seitenvergleich

Bildgebung/Funktionsdiagnostik: Rö betroffene Extremität/betroffenes Gelenk

Spezifische Diagnostik	Spezifische Therapie
Unfallhergang, Häufigkeit von früheren Luxationen „leere Gelenkpfanne“	**konservativ** → geschlossene Reposition, Ruhigstellung **chirurgisch** → offene Reposition, Ruhigstellung **medikamentös** → NSAR Physiotherapie
Unfallhergang Blutgruppe ggf. CT	**konservativ** → Reposition, Ruhigstellung im Gipsverband **chirurgisch** → Osteosynthese **medikamentös** → NSAR Physiotherapie
frühere Verletzungen, schmerzfreie Gehstrecke Palpation eines Gelenkergusses Rö Geröllzysten, Osteophyten Arthroskopie	**Allgemeinmaßnahmen** Gewichtsreduktion, Schwimmen und Radfahren, Hilfsmittel (Unterarmgehstützen) **konservativ** → NSAR, Physiotherapie, Kälteanwendung **chirurgisch** → Abrasio, Umstellungsosteotomie, Arthrodese, Endoprothese
Auslöser (Ess- oder Trinkexzess), frühere Episoden, pos. Familienanamnese Colchicin diagnostisch Blut → BB, Hsre, Kreatininclearance Urin → Hsre-Ausscheidung im 24-h-Urin, Quotient Hsre/Krea (mg/dl) im Spontanurin (normal < 0,8) Synoviaanalyse → Hsre-Kristalle Arthroskopie mit Biopsie der Synovialis	**akuter Anfall** → Colchicin, NSAR, PPI, Kortikoide, Kühlung, Hochlagern **Allgemeinmaßnahmen** → Gewichtsreduktion, purinarme Diät, Alkoholkarenz **Dauerbehandlung** → Allopurinol, Febuxostat, Urikosurika (Benzbromaron, Probenecid)
schmerzhafter Händedruck (Gaenslen-Zeichen) Gelenkschwellung, Rheumaknoten, Schwanenhals-, Knopflochdeformität, ulnare Deviation der Finger, Gelenkankylosierung BSG, CRP, Anti-CCP, IgM-Rheumafaktoren Rö/Sono/MRT d. betroffenen Gelenke	**physikalisch** → Thermo-, Hydro-, Kryo-, Physiotherapie **medikamentös** → NSAR, Kortikoide, Basistherapeutika (Methotrexat, Leflunomid), Biologika (z.B. IL-6-Antagonist, Anti-TNF-α) **invasiv** → Radiosynoviorthese
länger bestehende Schmerzen, Spontanfraktur in der Anamnese, B-Symptomatik, Tumor in der Anamnese tastbare einseitige Schwellung, Druckschmerz Probeexzision	**chirurgische Resektion** und **stadiengerechte Therapie**

10.9 Rückenschmerzen

Erstmaßnahmen

Anamnese: Beginn (akut/einschleichend) und Verlauf (konstant andauernd/intermittierend/progredient), Schmerzcharakter (dumpf/scharf messerartig), -intensität, -lokalisation, -ausstrahlung, -frequenz, Auslöser (körperliche Betätigung, Tragen von schweren Lasten, abrupte Bewegung), verstärkende und lindernde Faktoren (Ruhe oder Bewegung), sensible oder motorische Störungen, Beschwerden bei Miktion oder Stuhlgang, Vor- und Begleiterkrankungen (Malignome), Trauma, OPs am muskuloskelettalen System, Medikamente, körperliche Aktivität, Berufsanamnese, psychosoziale Belastungsfaktoren, subjektive Krankheitsvorstellungen

Leit- und Begleitsymptome		Verdachtsdiagnosen
plötzlich auftretender, persistierender stechender Schmerz in der LWS, ausstrahlend in Glutealregion und Bein eingeschränkte Beweglichkeit der WS, Schonhaltung, Steifheit im unteren Rückenbereich		Lumbago („Hexenschuss“)
wiederkehrende Schmerzen mäßiger Intensität, Schmerzen beim Liegen		degenerative Veränderungen: Spondylose/Spondylarthrose/Osteochondrose
plötzlich auftretender Schmerz mit radikulärer Ausstrahlung sensomotorische Ausfälle, Blasen-Mastdarm-Störungen		Nervenwurzelschädigung durch Bandscheibenprolaps
chronische Rückenschmerzen Frakturneigung, Körpergrößenabnahme, Rundrücken		Osteoporose
chronische Rückenschmerzen, auch in Ruhe B-Symptomatik		Myelom/Wirbelkörpermetastasen V.a. Mamma-CA, Bronchial-CA, Prostata-CA
nächtlicher Rückenschmerz länger als 30 min andauernde Morgensteifigkeit		M. Bechterew

Definition Schmerzen im Bereich der WS und der Rückenmuskulatur

Untersuchung: Inspektion (Stand, Körperlot, Gangbild, Flachrücken, Hohlkreuz, Rundrücken, Gibbus, Skoliose, Rippenbuckel, Becken- und Schulterschiefstand, Muskelatrophien, Muskelfibrillationen), Palpation und Perkussion der WS (Muskeltonus, Muskelhartspann, lokalisierte Druckdolenzen), Kinn-Jugulum-Abstand, Bewegungsumfang von HWS nach der Neutral-Null-Methode, Finger-Boden-Abstand, Untersuchung der WS-Beweglichkeit nach Schober und Ott, neurol. Untersuchung (Zehen- und Hackenstand, Lasègue-Test, PSR, ASR, Sensibilität)

Therapie: Gewichtsreduktion, körperliche Aktivität, Wärme-/Kältetherapie, TENS, Physiotherapie, Rückenschule, Rückentraining, Akupunktur, Entspannungstherapie, medikamentöse Schmerztherapie (Paracetamol, NSAR, Muskelrelaxanzien, Opioide, Antidepressiva, topische Antiphlogistika und Hyperämika, Lokalinfiltration mit Anästhetika und Kortikoiden)

Spezifische Diagnostik	Spezifische Therapie
Auslöser, meist schnelle Drehbewegung der LWS Verspannung der Rückenmuskulatur, Druckschmerz, neurol. Untersuchung o.B.	s. o.
Verschlimmerung bei Belastung der WS Druck- und Klopfschmerzhaftigkeit der Wirbel, Muskelhartspann, neurol. Untersuchung o.B. Rö WS: Spondylophyten	s. o.
Lasègue-Zeichen pos., dermatombezogene sensible und motorische Ausfälle (Kennmuskel, MER), Inkontinenz CT/MRT WS	**operativ** → Nukleotomie (Ektomie der Bandscheibenanteile aus dem Rückenmarks- oder Spinalnervenkanal)
pathologische Frakturen in der Anamnese, Untergewicht, Rauchen, Immobilisation, Alter, Menopausenstatus, Medikamente (Steroide) Rundrücken, Tannenbaumphänomen klopfschmerzhafte WS Ca^{2+}, PO_4^-, AP, GFR, CRP, BSG, TSH, Eiweißelektrophorese DXA LWS + Femur, Rö WS	**symptomatisch** → Physiotherapie, Sturzprophylaxe, Vit.-D-/Ca-Substitution, Rauchen einstellen, Untergewicht vermeiden **spezifisch** → Bisphosphonate, Strontiumranelat, Teriparatid, Denosumab **WK-Fraktur** → minimalinvasive Vertebroplastie
Tumoranamnese, neu aufgetretener, lokalisierter Schmerz starke Klopfschmerzhaftigkeit über dem betroffenen Bereich Diff.-BB, Ca^{2+}, Leichtketten, Eiweißelektrophorese Serum/Urin, Immunfixation MRT, CT WS, Knochenszintigrafie (nicht bei Myelom) Probeexzision, Knochenmarkpunktion	**kausal** → stadiengerechte Therapie der Grunderkrankung **symptomatisch** → Physiotherapie, Sturzprophylaxe, Vit.-D-/Ca-Substitution, Analgesie nach WHO-Schema, Bisphosphonate, ggf. Radiatio, bei Frakturgefahr Stabilisierung (OP/Korsett)
Besserung der Beschwerden bei Bewegung Untersuchung der ISG-Gelenke: Mennell-Handgriff HLA-B27, BB, CRP, BSG Rö/MRT LWS, ISG-Gelenke	**medikamentös** → NSAR, TNF-α-Blocker Sulfasalazin, Methotrexat **operativ** → Aufrichtung und Versteifung der WS

10.10 Akromegalie

Erstmaßnahmen

Anamnese: Kopfschmerzen, Schielen, Gesichtsfeldausfälle, Zunahme an Kopfumfang und Schuhgröße, Veränderung der Gesichtszüge und der Zahnstellung (neue Zahnlücke), tiefere Stimme, verstärkte Körperbehaarung, verstärktes Schwitzen, Knochenschmerzen, nächtliche Kribbelparästhesien der volaren Hand und Finger I–III, Lipidoverlust, Polydipsie und Polyurie (aufgrund Glukosurie)

Körperliche Untersuchung: große und vergröberte Zunge; Hepatosplenomegalie; vergröberte Gesichtszüge mit vorspringendem Kinn, Supraorbitalwülsten und Prognathie; ggf. Okulomotorius- oder Abduzensparese, arterielle Hypertonie

Leit- und Begleitsymptome		Verdachtsdiagnosen
keine zusätzlichen Begleitsymptome	→	GH-sezernierendes Hypophysenadenom
Großwuchs	→	Gigantismus bei GH-sezernierendem Hypophysenadenom
Hyperkalzämie	→	GH-sezernierendes Hypophysenadenom bei MEN-1
ggf. Rückenschmerzen	→	GH-sezernierender Pankreastumor
Leistungsminderung, Husten, ggf. Hämoptysen, Atemnot, Gewichtsverlust, Nachtschweiß	→	paraneoplastisches Syndrom bei SCLC
keine zusätzlichen Begleitsymptome		Hamartom des Hypothalamus

Definition

GH-induziertes Wachstum der Akren, begleitet von endokrinen Dysregulationen und erhöhtem kardiovaskulärem Risiko und Karzinomrisiko

Labordiagnostik: IGF-1 (alterskorrigiert), oraler Glukosetoleranztest mit GH-Level, HbA1c

Bildgebung/Funktionsdiagnostik: cMRT zur Darstellung der Hypophyse

Therapie: operative Resektion des Tumors

bei Inoperabilität: Somatostatin-Analoga (Octreotid), alternativ: Dopamin-D2-Agonisten (Bromocriptin), oder GH-Rezeptor-Agonisten (Pegvisomant)

Langzeitpropylaxe von Komplikationen: Einstellung kardiovaskulärer RF/Kontrolle und Behandlung kardiovaskulärer Erkrankungen, Wahrnehmen der CA-Vorsorge

Spezifische Diagnostik	Spezifische Therapie
(junges) Erwachsenenalter nach Schluss der Wachstumsfugen	transsphenoidale Adenomresektion, alternativ: stereotaktische Radiochirurgie mittels Gamma-Knife oder konventionelle Radiotherapie ggf. Hormonsubstitution nach Resektion
Kindesalter	transsphenoidale Adenomresektion, alternativ: stereotaktische Radiochirurgie mittels Gamma-Knife oder konventionelle Radiotherapie ggf. Hormonsubstitution nach Resektion
Familienanamnese, bestehender primärer Hyperparathyreoidismus, stattgehabtes Nierensteinleiden Ca, PTH, BZ Sono Abdomen, CT/MRT Abdomen (ggf. endokriner Pankreastumor)	transsphenoidale Adenomresektion, alternativ: stereotaktische Radiochirurgie mittels Gamma-Knife oder konventionelle Radiotherapie ggf. Hormonsubstitution nach Resektion begleitende Therapie des Syndroms: endokrinologische Betreuung und Kontrolltermine, genetische Beratung
Sono Abdomen, CT/MRT Abdomen	operative Resektion (pyloruserhaltende partielle Duodenopankreatektomie, Whipple-OP, Pankreaslinksresektion)
Nikotinkonsum ggf. asymmetrische Atemexkursion, ggf. abgeschwächtes AG, ggf. hyposonorer Klopfschall GHRH (Erhöhung) Rö Thorax (Lungenrundherd), CT Thorax mit KM Bronchoskopie mit Biopsie oder CT-gesteuerte Punktion	Behandlung des SCLC: Therapieentscheidung in der Tumorkonferenz unter Berücksichtigung d. Allgemeinzustands des Patienten/Patientenwunsch/Einschließbarkeit in Studien Therapie nach Stadium: - Very Limited Disease: OP mit adjuvanter Chemotherapie (Cisplatin/Etoposid), gefolgt von prophylaktischer Schädelbestrahlung; alternativ wie Limited Disease, gefolgt von prophylaktischer Schädelbestrahlung - Limited Disease: simultane Radiochemotherapie (Cisplatin/Etoposid), gefolgt von prophylaktischer Schädelbestrahlung - Extensive Disease: palliative Chemotherapie, gefolgt von prophylaktischer Schädelbestrahlung oder regelmäßgen Kontrollen mittels cMRT **supportiv** → psychotherapeutische/palliative Betreuung
GHRH (Erhöhung)	Adenomresektion, alternativ: stereotaktische Radiochirurgie mittels Gamma-Knife oder konventionelle Radiotherapie

10.11 Hoch- und Kleinwuchs

Erstmaßnahmen

Anamnese: Geburtsgewicht, -größe, bisherige Längenentwicklung und Wachstumsgeschwindigkeit, Größe der Eltern und Geschwister, Pubertätsentwicklung, Ernährung, Appetit, körperliche Aktivität, Verdauung, Vor- und Begleiterkrankungen, Medikamente, psychosoziale Anamnese

Leit- und Begleitsymptome		Verdachtsdiagnosen
Kleinwuchs (symmetrisch/asymmetrisch) ggf. neurologische Auffälligkeiten	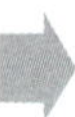	intrauterine Wachstumsrestriktion (IUGR)
dysproportionierter Großwuchs mit langen Extremitäten kleine Hoden bei normaler Penisgröße, Gynäkomastie, femininer Körperbau, reduzierter Bartwuchs	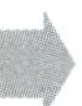	Klinefelter-Syndrom (47, XXY-Karyotyp)
Kleinwuchs (durchschnittliche Erwachsenengröße von ca. 1,45 m) Ausbleiben der Pubertätsentwicklung, primäre Amenorrhö, Infertilität, Pterygium colli, tiefer Haaransatz, Schildthorax		Ullrich-Turner-Syndrom (45, X0-Karyotyp)
Großwuchs Madonnenfinger, Arachnodaktylie, Sehstörungen, ggf. Linsenluxation, Überstreckbarkeit der Gelenke, Trichter- oder Kielbrust		Marfan-Syndrom
Riesenwuchs bei weitgehend erhaltenen Körperproportionen übermäßiges Wachstum an den noch nicht verknöcherten Zonen (Nase, Kinn, Finger und Schädelknochen sowie alle Weichteile)		STH-Überproduktion = Gigantismus

Definition

Hochwuchs ⟶ path. gesteigertes Längenwachstum (> 97. Perzentile der Wachstumskurve),
Kleinwuchs ⟶ path. vermindertes Längenwachstum (< 3. Perzentile der Wachstumskurve)

Untersuchung: Allgemeinzustand, Ernährungszustand, Größe, Gewicht, BMI, Körperproportionen, Skelettdysplasien

Labor: BB, BSG, Krea, Hst, GOT, GPT, Ca, Ph, AP, TSH, fT_3, fT_4, IGF-I, STH, Chromosomenanalyse

Bildgebung/Funktionsdiagnostik: Rö der linken Hand zur Bestimmung des Knochenalters

Spezifische Diagnostik	Spezifische Therapie
symmetrisch ⟶ Nikotin-, Alkohol-, Drogenmissbrauch, intrauterine Infektion (Toxoplasmose, Zytomegalie, HIV, Röteln), genetische Erkrankung, Mehrlingsgeburt asymmetrisch ⟶ hypertensive Schwangerschaftserkrankung, Plazentainsuffizienz fetales Schätzgewicht < 10. Perzentile und/oder nicht perzentilengerechtes Wachstum im Verlauf, neurologische Untersuchung Screening auf Defekte im Gerinnungssystem bei Mutter und Kind, Infektionsabklärung Sono pränatal, mit Fruchtwassermengen-Bestimmung und sonografischer Feindiagnostik, Doppler-Sonografie der A. uterina	**bei der Schwangeren** ⟶ präventiv bei erhöhtem Risiko für IUGR ASS (z.B. bei IUGR in vorheriger Schwangerschaft) bei nachgewiesener IUGR: Verlaufskontrollen (Doppler-Sonografie der A. umbilicalis und A. cerebri media, CTG) **beim Kind postpartal** ⟶ Muttermilchernährung, STH-Gabe
Einsetzen der Symptome mit Pubertätsbeginn andrologische Untersuchung (keine Spermienproduktion)	Testosterongabe ab Beginn der Pubertät, Logopädie, falls erforderlich
Lymphödeme von Händen und Füßen gynäkol. Untersuchung, Inspektion/Palpation/Perkussion/Auskultation d. Thorax (z.A. Herzvitien), Hörtest (z.A. Innenohrschwerhörigkeit) endokrinologische Diagnostik (niedriger Östrogen-, hoher Gonadotropinspiegel) gynäkol. Sono (Streak-Gonaden), Sono Nieren/ableitende Harnwege (z.A. Nierenfehlbildungen), TTE (z.A./z.N. Herzfehler)	Östrogen- und Gestagensubstitution
pos. Familienanamnese Inspektion/Palpation/Perkussion/Auskultation d. Thorax (z.A. Herzvitien), ophthalmologische Untersuchung (z.A. Iridodonesis, Katarakt, Glaukom, Amotio retinae), Untersuchung der WS (Skoliose) und Gelenke (Subluxationen), Steinberg-Zeichen, Walker-Zeichen Genanalyse (Chromosom 15: Mutation des Fibrillin-Gens oder Mutation des TGF-β2-Rezeptors) TTE (z.A. Aortenaneurysma)	**prophylaktisch** ⟶ zur Prävention der Aortendilatation und -dissektion: β-Blocker **chirurgisch** ⟶ Korrektur v. Herzvitien, ggf. künstlicher Aortenersatz, ggf. Kunstlinse, regelmäßige Kontrollen durch Kardiologen, Augenarzt und Orthopäden
Beginn der Symptome im Kindesalter, neurologische Untersuchung (Gesichtsfeldausfälle, andere Hirnnervenausfälle) STH-Suppressionstest beim oGTT: Nachweis autonomer STH-Sekretion, wenn der STH-Spiegel während der oralen Glukosebelastung nicht unter 1,0 µg/l absinkt Rö Schädel seitlich, cMRT	**medikamentös** ⟶ Dopaminagonisten (Cabergolin), Somatostatin-Analoga (Octreotid), Wachstumshormonantagonisten **chirurgisch** ⟶ Adenomektomie

11 Neugeborenenperiode, Wachstum und Entwicklung

11.1 Abnormer Fontanellen-Tastbefund

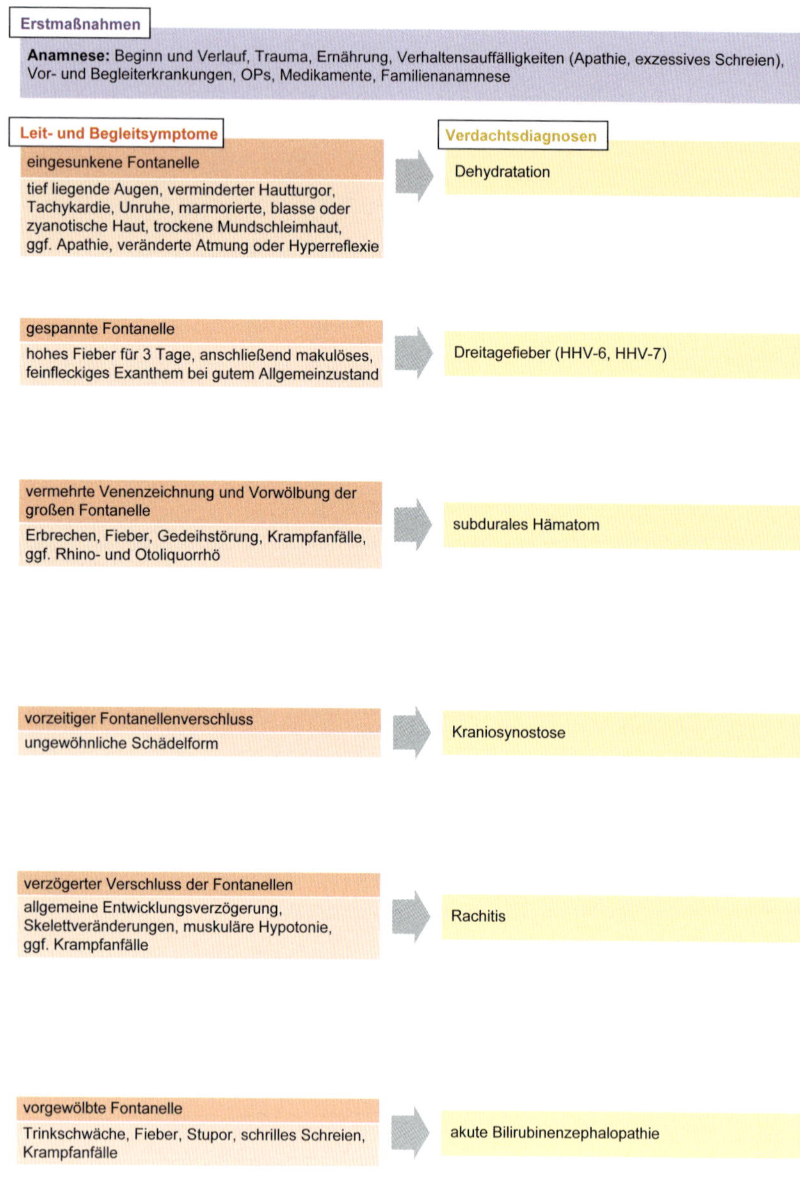

11.1 Abnormer Fontanellen-Tastbefund

Definition

Abweichung vom alters- und größenabhängigen regelrechten Fontanellen-Tastbefund:
große viereckige Fontanelle (Fonticulus anterior) – Verschluss im 2. LJ,
kleine dreieckige Fontanelle (Fonticulus posterior) – Verschluss im 3. LM,
Seitenfontanellen (Fonticuli sphenoidales et mastoidei) – Verschluss kurz nach der Geburt

Untersuchung: Puls, RR, Atemfrequenz, Körpertemperatur, Hautkolorit (Ikterus, Zyanose), Exsikkosezeichen, Inspektion des Mund-/Rachenraums, Verhaltensauffälligkeiten, Palpation der Fontanellen (eingesunken/vorgewölbt, Verschluss), Größe, Gewicht und Kopfumfang des Kindes

Spezifische Diagnostik	Spezifische Therapie
Diarrhö, Infektion, verminderte Nahrungs-/Flüssigkeitsaufnahme, hypertrophe Pylorusstenose, adrenogenitales Syndrom mit Salzverlust Rekapillarisierungszeit (verlängert), RR, Puls Diff.-BB, CRP, BZ, E'lyte, Krea, Hst, Laktat, BGA (metabolische Azidose), ggf. Stuhlkultur	**Allgemeinmaßnahmen** → Rehydratation und E'lytausgleich (falls möglich oral; alternativ: parenteral), Monitoring zusätzlich: je nach zugrunde liegender Ursache
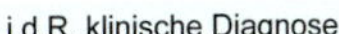i.d.R. klinische Diagnose ggf. BB und Serologie	**symptomatisch** → Fiebersenkung (auch zur Vorbeugung von Fieberkrämpfen)
Hinweise auf geburtstraumatische Ursache oder auf postnatales Trauma, genauer Unfallhergang (forensische Konsequenzen) Funduskopie (Stauungspapille, präretinale Blutungen), neurologische Untersuchung, Suche nach weiteren Verletzungen (Skelett, innere Organe, sichtbare Wunden) BGA, Dextrostix-Streifen (z.N. der Liquorrhö) Diaphanoskopie, Sono Schädel, EEG Fontanellenpunktion (xanthochromblutige Flüssigkeit mit hohem Eiweißgehalt)	Sicherung und Überwachung der Vitalfunktionen, wiederholte Fontanellenpunktionen **operativ** (bei ausbleibender Besserung) → Anlegen einer Drainage oder Schädeltrepanation mit Entfernen der Membranen, operativer Verschluss der Liquorfistel
Trisomie 21, M. Crouzon, M. Apert, M. Pfeiffer ggf. weitere Fehlbildungen/kraniofaziale Auffälligkeiten Rö Schädel, cCT, ggf. Fundoskopie (Stauungspapille?)	Therapie erforderlich, wenn mehrere Fontanellen betroffen sind (fehlender Platz für Gehirnwachstum): minimalinvasiv oder offen operativ
Mangelernährung, Nieren- oder Lebererkrankung, Familienanamnese Rachitis-Rosenkranz, Marfan-Zeichen, ggf. Tetanie Ca, AP, Ph, PTH, 25-Hydroxyvitamin D_3; 1,25-Hydroxyvitamin D_3 Urin: Ph, Krea, ggf. Molekulargenetik (bei V.a. VDAR) Rö der linken Hand	**kausal** → Vit. D_3 + Ca **symptomatisch** → bei Tetanie/hypocalcämischen Krämpfen: Kalziumglukonat i.v. Prophylaxe: Vit.-D-Gabe im 1. LJ
Geburtsverlauf (Frühgeburt), Fütterfrequenz und Nahrungsaufnahme, Mangelernährung, Hypothyreose, Sepsis, Medikamente mit Albuminbindung (Sulfonamide) abgeschwächte Neugeborenenreflexe transkutane Bilibestimmung; Gesamtbili, konjugiertes/unkonjugiertes Bili, Evaluation der zugrunde liegenden Pathologie: CRP, ggf. Procalcitonin, Albumin, Coombs-Test	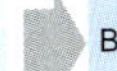Blutaustauschtransfusion über Nabelvenenkatheter

11.2 Neugeborenen-Hyperexzitabilität

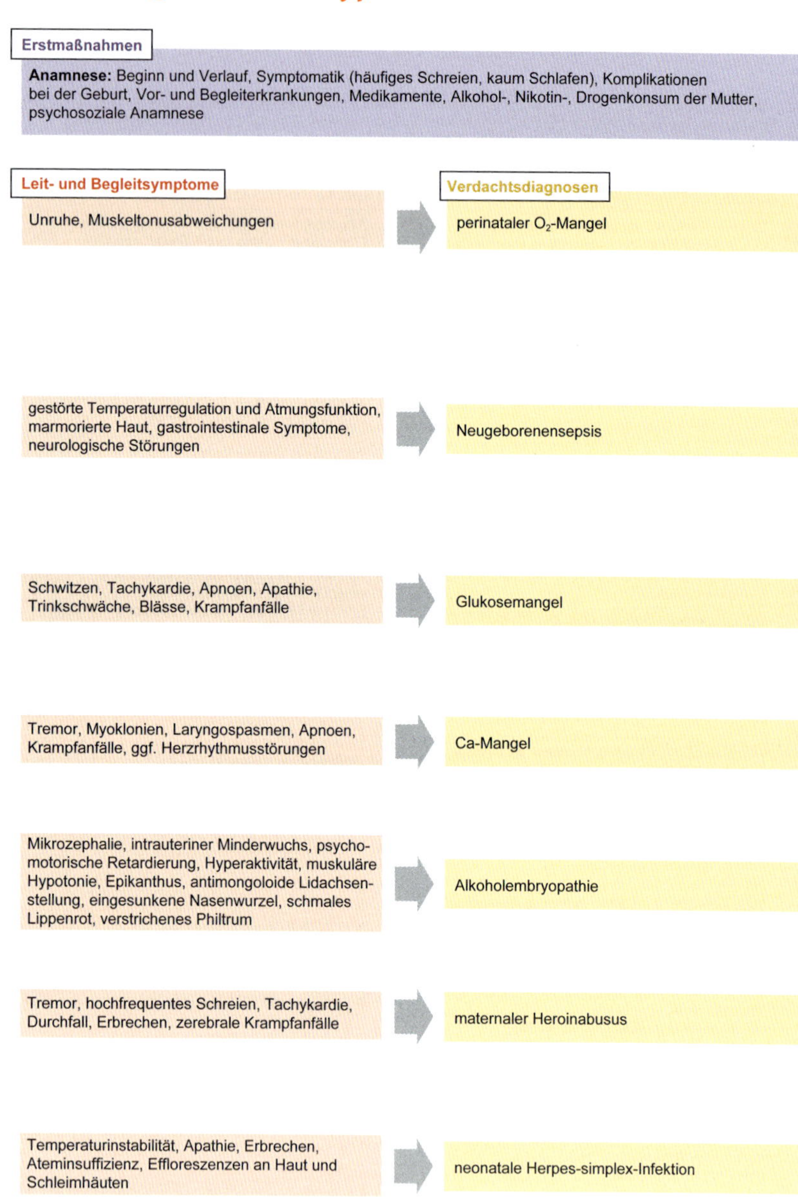

Definition

Übererregbarkeit der frühkindlichen Reflexe

Untersuchung: Hautfarbe, pädiatrische Untersuchung, Apgar-Score, Puls, RR, Atemfrequenz, Temperatur, neurologische und ophthalmologische Untersuchung

Labor: BB, E'lyte, Glu, BGA

Spezifische Diagnostik	Spezifische Therapie
Geburts-/Schwangerschaftkomplikationen Apgar-Score ≤ 5, Sarnat-Score Nabelschnur-pH-Wert ≤ 7,15 EEG, Sono Schädel	Sauerstoffgabe, Intensivmonitoring, Hypothermiebehandlung für 72 h, ggf. restriktive Flüssigkeitszufuhr **Atemversagen** → Beatmung **Kreislaufversagen** → Inotropika Therapie von Hypoglykämie oder Krampfanfällen
Dauer zwischen Blasensprung und Entbindung > 18 h, Fieber der Schwangeren peripartal > 38 °C, Frühgeburt Procalcitonin, CRP, BSG, GBS-Schnelltest (PCR), BK, Erregernachweis (typische Erreger: Streptokokken [Gruppe A/B], E. coli, Pseudomonas aeruginosa, Haemophilus influenzae, Proteus mirabilis, Listeria monocytogenes), Antibiogramm	kalkulierte/gezielte Antibiose, Intensivüberwachung
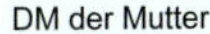 DM der Mutter Blutglukosebestimmung (1, 3, 6, 12 h präprandial) aus Kapillarblut	 Zufuhr von Glukoselösung i.v. **Prophylaxe** → in der 3. Lebensstunde Beginn mit der Fütterung von Maltodextrin 15% oder Formula-Nahrung
Familienanamnese typische Tetaniezeichen (Chvostek-Zeichen, Trousseau-Zeichen) 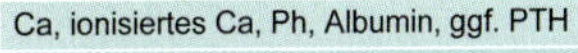 Ca, ionisiertes Ca, Ph, Albumin, ggf. PTH EKG	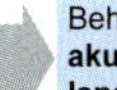 Behandlung zugrunde liegender Ursache **akut** → Ca-Substitution i.v. **langfristig** → ggf. tägliche Ca-Substitution
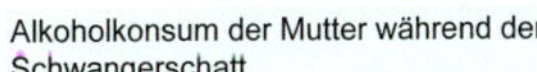 Alkoholkonsum der Mutter während der Schwangerschaft AEP, VEP, EKG/TTE (z.A./z.N. Herzfehler)	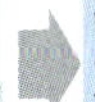 kausale Therapie nicht möglich, symptomatische Versorgung von Fehlbildungen wie Lippen-Kiefer-Gaumen-Spalten, Hernien und angeborenen Herzfehlern, Frühförderung **akut** → bei Krämpfen kurzfristig Phenobarbital
Ausmaß des Heroinabusus, Konsum anderer Drogen 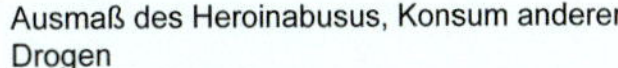 CRP, BSG, Serologie (Hepatitis B, C, HIV), Urintoxikologie	 Ausschluss weiterer Erkrankungen **medikamentös** → Morphin, Tinctura opii oder Phenobarbital
HSV-Infektion der Mutter CRP, BSG, Erregernachweis (PCR oder direkter Erregernachweis) cCT, EEG Lumbalpunktion	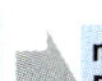 **medikamentös** → Aciclovir **Prävention** → Geburt durch Sectio bei florider genitaler HSV-Infektion der Mutter

11.3 Apathie

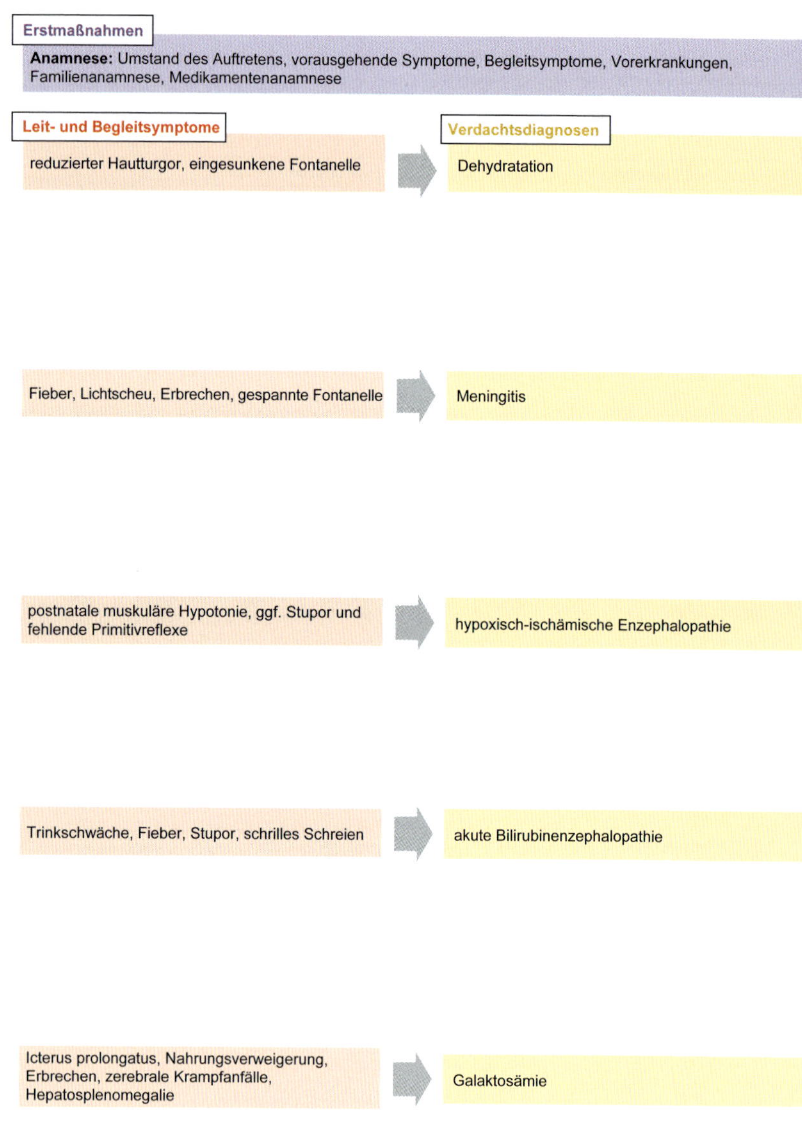
Erstmaßnahmen
Anamnese: Umstand des Auftretens, vorausgehende Symptome, Begleitsymptome, Vorerkrankungen, Familienanamnese, Medikamentenanamnese
Leit- und Begleitsymptome
Verdachtsdiagnosen
reduzierter Hautturgor, eingesunkene Fontanelle
Dehydratation
Fieber, Lichtscheu, Erbrechen, gespannte Fontanelle
Meningitis
postnatale muskuläre Hypotonie, ggf. Stupor und fehlende Primitivreflexe
hypoxisch-ischämische Enzephalopathie
Trinkschwäche, Fieber, Stupor, schrilles Schreien
akute Bilirubinenzephalopathie
Icterus prolongatus, Nahrungsverweigerung, Erbrechen, zerebrale Krampfanfälle, Hepatosplenomegalie
Galaktosämie

Definition

Teilnahmslosigkeit, Gefühlsarmut

Körperliche und neurologische Untersuchung: RR, Puls
Labor: BB mit Diff.-BB, CRP, BZ, E'lyte, Krea, Hst, Laktat, BGA

Spezifische Diagnostik	Spezifische Therapie
Diarrhö, Infektion, verminderte Nahrungs-/Flüssigkeitsaufnahme, hypertrophe Pylorusstenose, adrenogenitales Syndrom mit Salzverlust Rekapillarisierungszeit, RR, Puls BGA (metabolische Azidose), ggf. Stuhlkultur	**Allgemeinmaßnahmen** → Rehydratation und E'lytausgleich (falls möglich oral; alternativ: parenteral), Monitoring **kausal** → Therapie, je nach zugrunde liegender Ursache
Exanthem, Meningismus Sono Schädel Blut: Kulturen, Quick/INR, PTT Liquor: Zellzahl, Gesamteiweiß, Glu, Laktat, Liquor-Serum-Quotient (Albumin, IgG, IgA, IgM), Kultur EEG, cMRT Lumbalpunktion	**Meningitis** → kalkulierte Antibiose (Ceftriaxon + Ampicillin) Intensivüberwachung
Schwangerschafts- und Geburtsanamnese (Verlauf, Vorkommnisse), bekannte Sauerstoffunterversorgung des Fetus Sarnat-Score Nabelarterien-pH-Wert, arterieller pH-Wert des Neugeborenen in der 1. Stunde, Base Excess EEG, Sono Schädel	**akut** → Sauerstoffzufuhr, Hochlagerung des Oberkörpers (30°) für 72 h, Monitoring, ggf. Intubation und Beatmung, Hypothermiebehandlung bei 33,5 °C ± 0,5°C für 72 h (indiziert bei schwerer Azidose + mittelgradiger/schwerer Enzephalopathie + Gestationsalter ≥ 36 **langfristig** → regelmäßige entwicklungsneurologische Nachbetreuung
Geburtsverlauf (Frühgeburt), Fütterfrequenz und Nahrungsaufnahme, Mangelernährung, Hypothyreose transkutane Bilibestimmung; Gesamtbili, konjugiertes/unkonjugiertes Bili, Evaluation der zugrunde liegenden Pathologie: CRP, ggf. Procalcitonin	Blutaustauschtransfusion über Nabelvenenkatheter
Manifestation in Neugeborenenperiode, Familienanamnese Neugeborenenscreening: Galaktose, Galaktose-1-Phosphat, Beutler-Test (Enzymanalyse) Bestätigungstest: Plasma-Galaktose und -Galaktose-1-Phosphat, Enzymaktivitätsbestimmung in Erythrozyten, Mutationsdiagnostik Urindiagnostik: Galaktose Ausmaß der Leberbeteiligung: Transaminasen, Bili, Quick/INR Sono Abdomen	lebenslange galaktose- und laktosefreie Ernährung

11.4 Dehydratation/Exsikkose

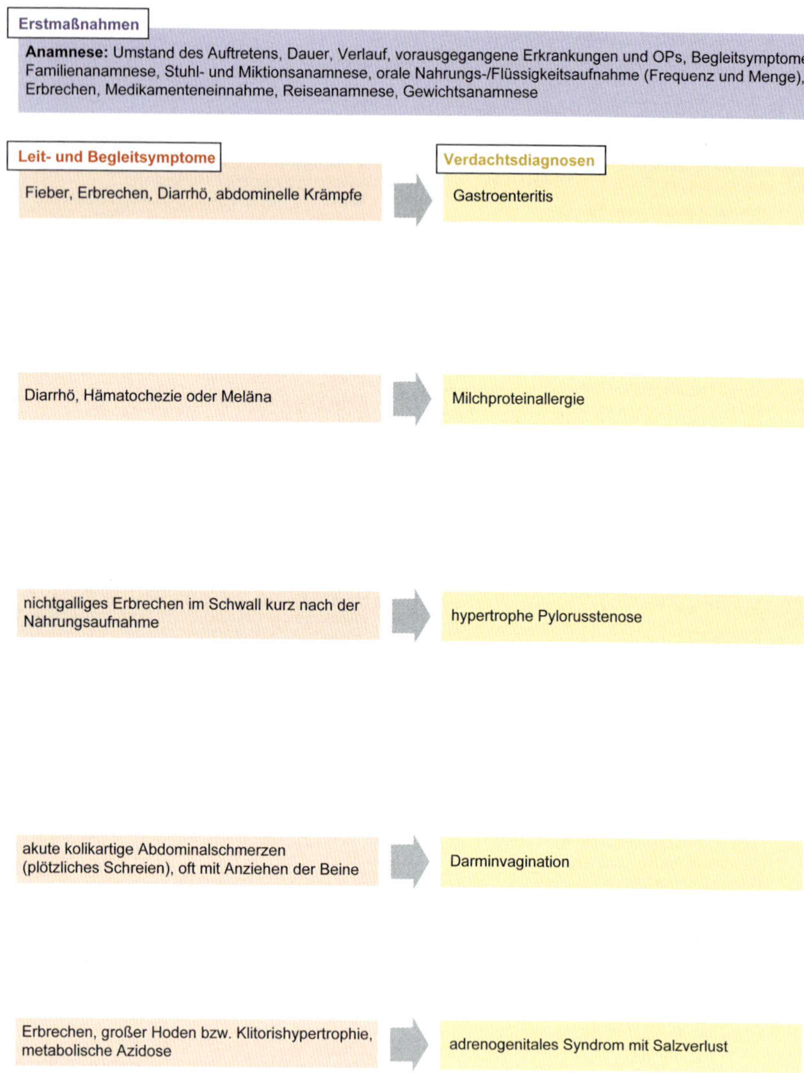

Definition

Störung des Wasserhaushalts mit Verminderung des körperlichen Wassergehalts

Körperliche Untersuchung: RR, Puls, Hautkolorit und -turgor, Rekapillarisierungszeit, Fontanellentastbefund
Allgemeinmaßnahmen: Rehydratation und E'lytausgleich (falls möglich oral; alternativ: parenteral), Monitoring

Spezifische Diagnostik	Spezifische Therapie
Erkrankte im Lebensumfeld (Familie, Kita), Impfung (Rotavirus), Nahrungsaufnahme/ Lebensmittelhygiene stark reduzierter Allgemeinzustand ggf. Stuhlkultur	Allgemeinmaßnahmen (s.o.) bei **Persistenz der Symptomatik, Shigellen-** oder **Clostridium-difficile-Nachweis** oder **Komplikation** (Sepsis, extraintestinale Infektionen oder Osteomyelitis) → Antibiotikatherapie
Alter i.d.R < 2. LJ, Atopie, pos. Familienanamnese, Immundefizienz, milchbasierte Formula geblähtes Abdomen, evtl. Ödeme Stuhlkultur (z.A. infektiöser Ursache), ggf. Test auf okkultes Blut und Eosinophilie im Stuhl, Gesamt-IgE, RAST, Pricktest	**akut** → Allgemeinmaßnahmen (s.o.) **langfristig** → kuhmilchfreie Ernährung; cave: ggf. Kreuzallergie mit Sojaprodukten; Casein-hydrolysierte Formula
3.–6. Lebenswoche, Gedeihstörung, Gewichtsverlust gequälter Gesichtsausdruck, evtl. sichtbare Magenperistaltik und „palpable Olive" BGA (metabolische Alkalose), E'lyte (Hypokaliämie, Hypochlorämie, Hyponatriämie) Sono Abdomen (Schnabelzeichen, verdickter Pylorusmuskel), ggf. Bariumkontrastdarstellung	**supportiv** → nasogastrale Sonde und parenterale Ernährung zur Magenentlastung **operativ** → Korrektur nach präoperativem E'lyt- und Flüssigkeitsausgleich: offene Pyloromyotomie nach Weber-Ramstedt oder laparoskopische Pyloromyotomie
Alter i.d.R. 3.–24. LM; stattgehabter gastrointestinaler Infekt, „freie Intervalle" zwischen den kollikartigen Schmerzperioden Abdomen-Druckschmerz, Blässe, tastbarer Tumor, sichtbare frustrane Darmperistaltik, hochgestellte Darmgeräusche, als Spätsymptom: blutiger, himbeergeleeartiger Stuhl bei der DRU Sono Abdomen (Kokardenphänomen), Rö Abdomen	**konservativ** → hydrostatische Desinvagination unter sonografischer Kontrolle oder pneumatische Desinvagination; anschließend 24 h Überwachung aufgrund Rezidivgefahr **operativ (bei Versagen der konservativen Therapie, Rezidiv, Komplikation)** → laparoskopische oder offene (sog. Hutchinson-Handgriff) Darmreposition, ggf. partielle Darmresektion **supportiv** → Allgemeinmaßnahmen (s.o.)
Säugling, Familienanamnese 17-Hydroxyprogesteron, Kortisol, ACTH, Na, K, BGA	**supportiv** → Allgemeinmaßnahmen (s.o.), Substitution der Glukokortikoide (Hydrokortison) und der Mineralokortikoide (Fludrokortison)

11.5 Gedeihstörung

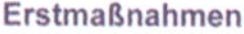

Anamnese: Beginn und Verlauf, Ernährung, Stuhlgang, Wasserlassen, Vor- und Begleiterkrankungen (v.a. Erkrankungen des GI-Trakts), Medikamente, Schwangerschafts- und Geburtsanamnese, sozioökonomische Anamnese

Untersuchung: Hautkolorit (Blässe, Zyanose), Hydratationszustand, Greisengesicht, Tabaksbeutelgesäß, prominentes Abdomen, Gewicht, Größe, Wachstumsgeschwindigkeit, Kopfumfang, motorischer und psychosozialer Entwicklungsstand, Vergleich des Somatogramms mit Referenzdaten, Nahrungsprotokoll

Leit- und Begleitsymptome

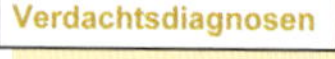

tägliches Erbrechen, Verweigerung von (fester) Nahrung, geringer Appetit, ggf. Schluckprobleme → ungenügende Nahrungsaufnahme

Trinkschwäche, Schreien, Unruhe beim und nach dem Trinken, Überstrecken des Kopfes und Oberkörpers nach hinten, Blut im Stuhl, häufiges Erbrechen nach den Mahlzeiten

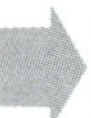

gastroösophageale Refluxkrankheit

wässrige Durchfälle, Erbrechen, ggf. Asthma, ggf. Hautekzeme, ggf. Urtikaria

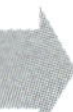

intestinale Kuhmilchproteinallergie

Diarrhö mit Steatorrhö, Erbrechen, Appetitlosigkeit, Müdigkeit, Misslaunigkeit

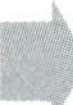

Zöliakie

chronische Diarrhö (teils blutig-schleimig bei Colitis ulcerosa), Bauchschmerzen, Erbrechen, Fieber

CED: M. Crohn, Colitis ulcerosa

Definition

Abweichung der Verlaufskurven von Körpergewicht (und -länge) unter die 3. Perzentile

Labor: BB, CRP, BSG, E'lyte, GOT, GPT, Bili, Krea, Hst, Urinstatus
Bildgebung/Funktionsdiagnostik: Sono Abdomen, ggf. Rö der nichtdominanten Hand (Knochenalterbestimmung)

Spezifische Diagnostik	Spezifische Therapie
psychosoziale Anamnese, RF: Frühgeburt, Familienanamnese Ernährungsprotokoll, tägliche Gewichtskontrolle, ggf. pH-Metrie (z.A. gastroösophagealer Reflux) Ösophagusbreischluck, MDP ggf. ÖGD mit Biopsien, ggf. Ösophagusmanometrie (z.A. gastroösophagealer Reflux)	psychologische Begleitung und Psychotherapie von Säuglingen **Ösophagusstenose** ⟶ Bougierung
stillende Mutter: Nikotin- und/oder Medikamentenkonsum, Einnahme von Adrenergika, Anticholinergika, Xanthinen, Ca-Antagonisten pH-Metrie Ösophagusbreischluck ÖGD ggf. mit Biopsien, Ösophagusmanometrie	mehrere kleinere Mahlzeiten, nach Mahlzeiten Oberkörperhochlagerung, angedickte Nahrung **stillende Mutter** ⟶ Meiden von Nikotin, Kaffee, Alkohol, fettem Essen, Zitrusfrüchten, Tomaten und kohlensäurehaltigen Getränken **bei Kardiainsuffizienz und schwerem Verlauf** ⟶ ggf. OP
Sorte und Menge der Milch(-produkte), Zeitpunkt des Auftretens der Symptome nach dem Essen oder Füttern, atopische Diathese Pricktest, Epikutantest, diagnostisch: kuhmilchfreie Diät, oraler Provokationstest Gesamt-IgE, RAST	strenge kuhmilchfreie Diät **Prophylaxe** ⟶ Vermeidung der Zufütterung von Fremdproteinen
Familienanamnese für Zöliakie, Vorerkrankungen mit Assoziation zu Sprue: u.a. DM, Schilddrüsenerkrankungen ggf. Hautausschlag (Dermatitis herpetiformis Duhring), ggf. Ekchymosen (Vit.-K-Mangel) Transglutaminase-AK oder Endomysium-AK, Gesamt-IgA (z.A. IgA-Mangel), ggf. Testung auf HLA-DQ2 oder HLA-DQ8, Dünndarmhistologie: Zottenatrophie, Kryptenhyperplasie, Lymphozyteninfiltration intraepithelial ÖGD mit Dünndarmbiopsien (mind. 6 Biopsien)	lebenslange glutenfreie Diät
Familienanamnese für CED Inspektion d. perianalen Gebiets auf Fistelöffnungen und Abszesse, DRU Haemoccult-Test, bakteriologische und parasitologische Stuhluntersuchung, Calprotectin und Lactoferrin im Stuhl Rö oder Dünndarm-MRT nach Sellink ÖGD, Ileokoloskopie mit Biopsien	Allgemeinmaßnahmen ⟶ eiweißreiche Vollwertkost, Nikotinkarenz (M. Crohn) ggf. Colestyramin (bei chologener Diarrhö) **M. Crohn** ⟶ Glukokortikoide (topisch oder oral), ggf. + TNF-α-AK, ggf. + Azathioprin bei Fisteln: antibiotische Therapie (Metronidazol) **Colitis ulcerosa**: Aminosalizylate (topisch und/oder oral), Glukokortikoide (topisch und/oder oral), ggf. + Calcineurininhibitoren, TNF-α-AK oder Azathioprin

11.6 Entwicklungsstörung

Erstmaßnahmen

Anamnese: Meilensteine der kindlichen Entwicklung

Diagnostik: körperlich-neurologische Untersuchung; testpsychologische Verfahren (Intelligenztestung, Fragenbogen, emotionale Diagnostik), EEG

Leit- und Begleitsymptome	Verdachtsdiagnosen
Entwicklungsverzögerung, die soziale Interaktion, Sprache und Motorik umfassen kann anhaltende Traurigkeit, Ängstlichkeit, Zurückgezogenheit oder Distanzlosigkeit, Stimmungslabilität	Vernachlässigung
nächtliches Einnässen ab dem 6. LJ	Enuresis nocturna
motorische Entwicklungsverzögerung, variable kognitive Entwicklungsstörung kraniofaziale Auffälligkeiten (Brushfield Spots, Epikanthus, nach außen ansteigende Lidachsen, Hyperglossie, Brachyzephalus, kleine Ohrmuschel, hypoplastische Nasenwurzel) Kleinwuchs, Muskelhypotonie, Vierfingerfurche, Sandalenfurche, Herzfehler, Magen-Darm-Fehlbildungen, Infektanfälligkeit, ggf. Kryptorchismus	Down-Syndrom
geistige Retardierung, Sprachentwicklungsstörung, Störung der feinmotorischen Entwicklung faziale Auffälligkeiten (schmales Lippenrot, fehlendes Philtrum, Hypertelorismus, abfallende Lidachsen, fliehendes Kinn), Mikrozephalie, Kleinwuchs, Skelettanomalien, Herzfehler (oft VSD)	fetales Alkoholsyndrom
Störung der Sprachentwicklung und der sozialen Entwicklung fehlendes soziales Lächeln, eingeschränkter Blickkontakt, Objektbezogenheit, stereotypes, repetitives Verhalten (Motorik, Rituale)	frühkindlicher Autismus
soziale Entwicklungsstörung mit mangelnder Fähigkeit zu Empathie und sozialem Beziehungsaufbau, fein- und grobmotorische Entwicklungsstörung meist hoher Intelligenzquotient, keine Sprachentwicklungsstörung, zwanghaftes Verhalten, Inselbegabung	Asperger-Syndrom
motorische Entwicklungsstörung, oft auch Störung der kognitiven Entwicklung epileptische Anfälle, variable Ausprägung motorischer Symptome: spastische Parese: gesteigerte MER, Babinski-Zeichen, Scherengang, Spitzfußstellung dyskinetische Parese: Athetose, Dystonie, choreatische Bewegungen	infantile Zerebralparese
initial: Verlangsamung der motorischen Entwicklung ab 6.–18. LM: Verlust der bereits erlernten Sprachfähigkeiten, der Gebrauchsfähigkeit der Hände und der kognitiven Fähigkeiten stereotype Drehbewegungen der Hände, Mikrozephalie, Rumpfataxie, zerebrale Krampfanfälle	Rett-Syndrom

Definition

von der Normentwicklung abweichender Entwicklungsstand, der Motorik, Sprache, Kognition und Verhalten betreffen kann

Allgemeinmaßnahmen: Frühförderung, interdisziplinäres Therapiekonzept unter Einbeziehung von Logopädie, Ergotherapie, Physiotherapie, Psychotherapie; Psychoedukation der Eltern, Fördermaßnahmen in Kindergarten und Schule

Spezifische Diagnostik	Spezifische Therapie
Sozialanamnese, Gedeihstörung, Magen-Darm-Symptome Ganzkörperstatus, Wachstumsparameter, ggf. Auffälligkeiten in Hygiene	bei begründetem Verdacht: Einschalten des Jugendamtes; Unterstützung der Eltern; ggf. psychotherapeutische Behandlung des Kindes
Häufigkeit des Auftretens, Sozialanamnese, Belastungsstörung, ADHS, Autismus, Auffälligkeiten im Sozialverhalten Ausschluss organischer Ursachen Urindiagnostik Sono Nieren	**apparative Verhaltenstherapie** → operante Konditionierung mithilfe einer Klingelhose oder Klingelmatratze; ggf. zusätzliche medikamentöse Therapie (Desmopressin)
Alter der Mutter, Familienanamnese Chromosomenanalyse Nachweis assoziierter Herzfehler: Echokardiografie	keine kurative Therapie verfügbar **supportiv** → Allgemeinmaßnahmen (s.o.), kardiologische Betreuung und Behandlung; Behandlung von Magen-Darm-Fehlbildungen und Kryptorchismus
Alkoholkonsum während der Schwangerschaft kardiale Auskultation Diagnostik von assoziierten Herzfehlern: Echokardiografie	keine kurative Therapie verfügbar **supportiv** → Allgemeinmaßnahmen (s.o.), kardiologische Betreuung und Behandlung
Angst vor neuen Situationen und Veränderung, Rituale, soziale Anamnese; Auffälligkeiten in sozialer Interaktion, Kommunikation und im Verhalten Echolalien und Neologismen, Beobachtung des kindlichen Verhaltens, standardisierte Testverfahren (ADI-R, ADOS-G)	keine kurative Therapie verfügbar Verhaltenstherapie und Kompetenztraining, Elternberatung und -training, Etablierung stabiler sozialer Strukturen, Allgemeinmaßnahmen (s.o.)
Geschlecht (Jungen > Mädchen), > 3. LJ, unaufällige Entwicklung in den ersten 3 LJ, (u.a. ADHS, Angststörung, Tic-Störungen) Gestik, Mimik, Blickkontakt vermindert; standardisierte Testverfahren (u.a. Marburger Beurteilungsskala zum Asperger-Syndrom oder Autism Diagnostic Interview)	keine kurative Therapie verfügbar Verhaltenstherapie und Kompetenztraining, Elternberatung und -training, Etablierung stabiler sozialer Strukturen, Allgemeinmaßnahmen (s.o.)
pränatale Asphyxie (Schwangerschafts- oder Geburtskomplikationen), Frühgeburtlichkeit, pränatale/perinatale Infektionen oder Hirnblutungen Lagereaktionen nach Vojta, Beobachtung des Gangbilds, Testskalen (u.a. Gross Motor Function Classification System, Manual Ability Classification System) Sono Schädel, cMRT	keine kurative Therapie verfügbar **supportiv** → Physiotherapie nach Bobath und Vojta, konduktive Förderung nach Petö, Botulinumtoxininjektionen, psychotherapeutische Betreuung, Allgemeinmaßnahmen (s.o.)
meist Mädchen, normale Pränatal- und Perinatalzeit, unauffällige psychomotorische Entwicklung in den ersten LM, Familienanamnese Beobachtung des Gangbilds: Gangstörung Mutationsanalyse (MECPP2-Gen), EEG cMRT (Hirnatrophie)	keine kurative Therapie verfügbar **supportiv** → Allgemeinmaßnahmen (s.o.), psychotherapeutische Betreuung der Familie, genetische Beratung bei **zerebralen Krampfanfällen** → antikonvulsive Therapie

11.7 Störungen der Pubertätsentwicklung

Erstmaßnahmen

Anamnese: bisheriger Verlauf der Pubertätsentwicklung, Ernährung, Appetit, körperliche Aktivität, Verdauung, Geburtsgewicht und -größe, bisherige Größenentwicklung, Größe der Eltern und Geschwister, Vor- und Begleiterkrankungen, Medikamente, psychosoziale Anamnese

Leit- und Begleitsymptome

verzögerte Pubertätsentwicklung

Wachstumsstörungen, Verhaltensstörungen

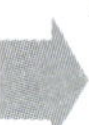

Verdachtsdiagnosen

Pubertas tarda (temporäre Störung bei konstitutioneller Entwicklungsverzögerung oder chronischen Erkrankungen)

verfrühte Pubertätsentwicklung (Jungen < 9. LJ, Mädchen < 8. LJ)

zunächst gesteigertes Längenwachstum, dann verfrühter Schluss der Epiphysenfugen mit vorzeitigem Wachstumsende (Kleinwuchs), ggf. neurologische Auffälligkeiten

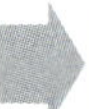

Pubertas praecox vera (GnRH-abhängig, oft idiopathisch, andere Ursachen: bei Hydrozephalus, Neurofibromatose, ZNS-Läsion)

verzögerte Pubertätsentwicklung

Ullrich-Turner-Syndrom → Kleinwuchs
Klinefelter-Syndrom → dysproportionierter Großwuchs
Kallmann-Syndrom → Anosmie
Hirntumor → Sehstörung, Hirndruckzeichen

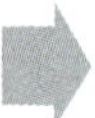

Pubertas tarda (krankhafte Störung bei konnataler Anorchie, beidseitig erworbener Hodenschädigung, Ullrich-Turner-Syndrom, Klinefelter-Syndrom, Kallmann-Syndrom, nach Chemotherapie oder bei Hirntumor)

verfrühte Pubertätsentwicklung

AGS beim Mädchen → Virilisierung

Pseudopubertas praecox (GnRH-unabhängig, bei Ovarialtumoren, NNR-Tumoren, AGS, exogener Hormonzufuhr)

Definition

pathologisch frühe oder späte Pubertätsentwicklung, physiologisch: Jungen 12.–20. LJ, Mädchen 10.–18. LJ

Untersuchung: Untersuchung der Pubertätsmerkmale (Stadien nach Tanner), Allgemeinzustand, Testesvolumen, Ernährungszustand, Größe, Gewicht, BMI, Körperproportionen, Skelettdysplasien, Untersuchung der Schilddrüse, gynäkol. Untersuchung

Labor: BB, TSH, fT_3, fT_4, Östradiol, Testosteron, DHEA, Chromosomenanalyse

Bildgebung/Funktionsdiagnostik: Rö der linken Hand zur Bestimmung des Knochenalters, Sono Uterus/Ovarien/Nebenniere

Spezifische Diagnostik	Spezifische Therapie
Wachstumsstörung und Retardierung schon vor dem Pubertätsalter, chronische Erkrankungen, Essstörungen, Leistungssport, späte Menarche bei der Mutter, Längenwachstum nach dem 18. LJ beim Vater, späte Pubertät bei den älteren Geschwistern basales LH/FSH, GnRH-Test, Prolaktin, HCG-Test (Leydig-Zell-Stimulationstest)	Therapie der Grunderkrankung, vorübergehende Gabe von Testosteron (Jungen) oder Östradiol (Mädchen)
Traumata, Familienanamnese beidseitige Hodenvergrößerung, neurologische, ophthalmologische und dermatologische (Café-au-Lait-Flecken bei Neurofibromatose) Untersuchung basales LH/FSH (bei Neurofibromatose) GnRH-Test (Stimulationstest) → LH und FSH ↑ cCT/cMRT (z.A. Hirntumor)	GnRH-Analoga vor dem 6. LJ (bei späterem Beginn kein pos. Effekt mehr vorhanden), wenn möglich Therapie der Grunderkrankung
Wachstumsstörung und Retardierung erst bei Erreichen des Pubertätsalters, erworbene Hodenschädigungen, Chemotherapie, Radiatio, Hyp- oder Anosmie, Sehstörung, Hirndruckzeichen (V.a. Tumor) Riechprüfung (V.a. Kallmann-Syndrom) Genanalyse (V.a. Kallmann-Syndrom) basales LH/FSH, GnRH-Test, Karyotyp (V.a. Klinefelter-Syndrom: 47, XXY, V.a. Ullrich-Turner-Syndrom: 45, X0), Prolaktin, HCG-Test (Leydig-Zell-Stimulationstest) cMRT (bei V.a. Hirntumor oder Kallman-Syndrom)	**konnatale Anorchie, beidseitige Hodenschädigung** → Testosteronsubstitution ab Pubertätsalter, bei atrophischen/fehlenden Hoden Implantation einer Hodenprothese **Ullrich-Turner-Syndrom** → Östrogen-Gestagen-Substitution **Klinefelter-Syndrom** → Testosteronsubstitution **Kallmann-Syndrom** → Substitution von Sexualhormonen, genetische Beratung
exogene Hormonzufuhr basales FSH und LH, AFP, β-HCG (V.a. gonadotropinproduzierenden Tumor), DHEAS, Androstendion + 17-Hydroxyprogesteron basal und nach ACTH-Gabe, Urinsteroidprofil, Genanalyse (V.a. AGS) Sono Testes (z.A. Tumor), MRT Abdomen	**Testes-, Ovarial-, NNR-Tumoren** → Tumorexstirpation, Gestagene zur Hemmung der hypophysären Gonadotropinsekretion **exogene Hormonzufuhr** → Absetzen „irrtümlich“ eingenommener Hormonpräparate

11.8 Bindungsstörungen

Erstmaßnahmen

Anamnese: Beziehung zu Betreuungspersonen, Interaktion mit Gleichaltrigen, Auto- oder Fremdaggression, Lern- und Schulprobleme, RDC-PA-Kriterien

Fremdanamnese (Eltern, Kindergarten/Schule, Jugendamt, Hausarzt und/oder Kinderarzt): Hauptbezugsperson in den ersten LJ, Begleitsymptome (Einnässen, Einkoten, Nacht- oder Einschlafängste), Krankenhaus- oder Heimaufenthalte, „Weglaufen", Vor- und Begleiterkrankungen (ADS, ADHS), Schwangerschaft und Geburt (Infektionen in der Schwangerschaft, Frühgeburt, perinatale Erkrankungen), Vorsorgeuntersuchungen, Impfungen, allgemeiner Entwicklungsverlauf, Beziehung zu Geschwistern, Alkohol-/Drogenmissbrauch und psychische Erkrankung eines Elternteils, kultureller Hintergrund, sozioökonomische Situation, Sorgerecht, Entwicklungsverzögerung, umschriebene Entwicklungsstörungen, Intelligenzniveau, körperliche Erkrankungen, Lebensbedingungen, Wechsel von Bezugspersonen, aktive oder passive Misshandlung und/oder sexueller Missbrauch

Leit- und Begleitsymptome

widersprüchliche oder ambivalente soziale Reaktionen, reduziertes Teilen von Affekten und reduzierter Blickkontakt

sozialer Rückzug, aggressive Reaktionen auf eigenes Unglücklichsein, ängstliche Überempfindlichkeit, eingeschränkter pos. Affekt, Irritabilität, Traurigkeit

Verdachtsdiagnosen

reaktive Bindungsstörung des Kindesalters

übertrieben vertrautes Verhalten mit reduzierter oder fehlender Zurückhaltung gegenüber fremden Erwachsenen, Bereitschaft mit Fremden mitzugehen, kein/kaum Trostsuche bei Unglücklichsein und wenn, dann wahllose Personenwahl

Anklammerungsverhalten, aufmerksamkeitssuchend

Bindungsstörung des Kindesalters mit Enthemmung

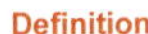

Definition

anhaltende Störung der sozialen Beziehungsfähigkeit, meist als Folge von emotionaler und/oder körperlicher Deprivation, Trennungen, Beziehungsabbrüchen, Misshandlung oder Heimunterbringung

Untersuchung: Größe, Gewicht, BMI, umfassende körperliche Untersuchung, Beobachtung des Bindungsverhaltens (Video mit Trennung und Wiederannäherung von Kind und Bezugsperson), Spielbeobachtung/projektive Untersuchungsverfahren, entwicklungsneurologische Untersuchung, Untersuchung von Sprechen und Sprache sowie schulischer Fertigkeiten hinsichtlich Teilleistungsstörungen, Intelligenzdiagnostik

Labor: endokrinologische Abklärung bei Wachstumsstörungen

Bildgebung/Funktionsdiagnostik: EEG

Therapie: Beratung der Bezugsperson, ambulante Eltern-Kind-Psychotherapien, Behandlung von Komorbiditäten (Physiotherapie, schulische Förderung), kindzentrierte psychodynamische Therapie, teilstationäre/vollstationäre Mutter-Kind-Therapie, Einschaltung des Jugendamts und ggf. Fremdplatzierung, Nachkontrollen

Spezifische Diagnostik	Spezifische Therapie
Beginn nach dem 9. LM und vor dem 5. LJ Ausschluss einer tief greifenden Entwicklungsstörung	s.o.

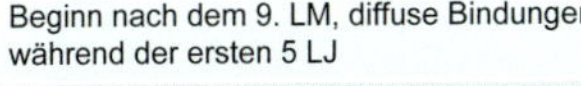

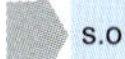

Beginn nach dem 9. LM, diffuse Bindungen während der ersten 5 LJ Ausschluss einer tief greifenden Entwicklungsstörung	s.o.

Register

Hinweis: Die Fundstellen verweisen prinzipiell auf das entsprechende Diagramm, daher ist hier immer eine gerade Seitenzahl angegeben. Der gesuchte Begriff kann aber auch auf der rechten (ungeraden) Seite beim entsprechenden Diagramm zu finden sein.

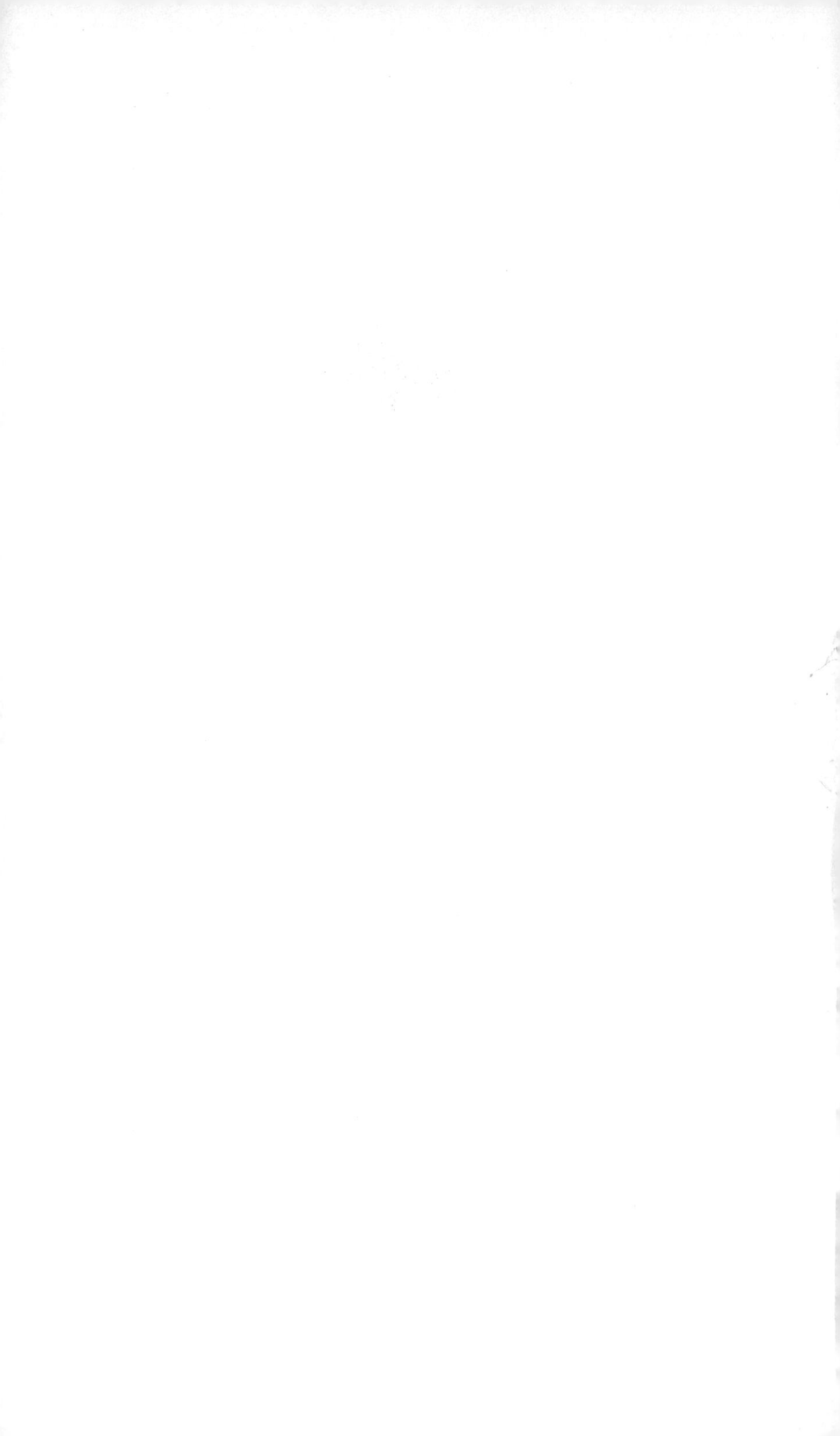